뇌호흡

Brain Respiration

뇌호흡

초판 1쇄 발행 1997(단기 4330)년 11월 27일
개정 2판 50쇄 발행 2019(단기 4352)년 12월 1일

지은이 · 이승헌
펴낸이 · 심정숙
펴낸곳 · (주)한문화멀티미디어
등 록 · 1990. 11. 28. 제 21-209호
주 소 · 서울시 강남구 봉은사로 317 논현빌딩 6층 (06103)
전 화 · 영업부 2016-3500 편집부 2016-3527
http://www.hanmunhwa.com

ⓒ이승헌, 2002
ISBN 978-89-5699-122-1 03590

뇌호흡®은 (재)한국뇌과학연구원에서 개발된 두뇌개발 프로그램의
등록상표이므로 임의로 사용하는 것을 금합니다.

잘못된 책은 본사나 서점에서 바꾸어 드립니다.
저자와의 협의에 따라 인지를 생략합니다.
본사의 허락 없이 임의로 내용의 일부를 인용하거나 전재, 복사하는 행위를 금합니다.

뇌호흡

Brain Respiration

일지 이승헌

한문화

차 례

저자 서문   6

이 론 편

1. 뇌호흡의 정의
호흡과 인간의 세 가지 몸   12
물질적인 차원에서의 뇌호흡   15
에너지적인 차원에서의 뇌호흡   17
영적인 차원에서의 뇌호흡   21

2. 뇌와 뇌호흡
뇌도 몸의 일부이다   32
뇌 속의 풍경   39
뇌세포와 뇌회로   45
뇌의 3층 구조   49

3. 뇌호흡의 원리
기에 대한 이해   64
뇌호흡의 3대 원리   73

4. 뇌호흡의 목적 및 효과
뇌호흡과 건강   84
뇌호흡과 행복   86
뇌호흡과 깨달음   89
뇌호흡과 뉴휴먼   93

실기 편

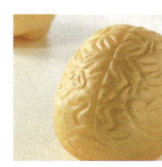

1. 뇌호흡에 들어가기 전에
　　뇌호흡을 위한 마음의 준비　　100
　　뇌호흡을 위한 몸의 준비　　102

2. 뇌호흡 기본 단계
　　뇌호흡 기본 단계란 무엇인가　　108
　　1단계 | 몸 감각 깨우기(뇌호흡 체조)　　110
　　2단계 | 기 에너지 느끼기(지감수련)　　122

3. 뇌호흡 5 단계
　　뇌호흡 5단계란 무엇인가　　132
　　1단계 | 뇌 감각 깨우기　　138
　　　　뇌 바라보기 140　뇌 에너지 느끼기 146
　　2단계 | 뇌 유연화하기　　150
　　　　뇌 유연화 체조 155　뇌 팽창 수축 161
　　　　뇌 마사지 164　이름 다시 붙이기 167
　　3단계 | 뇌 정화하기　　169
　　　　뇌 씻기 171　뇌로 숨쉬기 174　릴리스 수련 176
　　4단계 | 뇌 통합하기　　188
　　　　뇌회로 수련 189　옴 진동 수련 196
　　　　자율 진동 수련 199　비전과 의식 성장 206
　　5단계 | 뇌 주인되기　　221
　　　　비전 명상과 비전 기도 223　자기 창조 229　지구 느끼기 232

부록　뇌호흡 체험기 및 추천사 238　논문으로 본 뇌호흡의 효과 253

저자 서문

당신은 당신 뇌의 주인인가?

　하루에 서너 시간밖에 안 자면서 보통 사람들보다 훨씬 더 많은 활동을 하는 나를 보며 사람들은 그 비결이 무엇이냐고 묻곤 한다. 나에게는 다른 사람들보다 피로를 훨씬 빨리 풀고 에너지를 재충전하는 특별한 방법이 있다. 바로 호흡이다. 내게 있어서 호흡은 단순히 폐에서 이루어지는 가스의 교환을 의미하지 않는다. 내게 있어서 호흡은 에너지의 흐름이고 생명의 실체이다. 나는 호흡을 통해 우주의 에너지와 교류하며 생명의 실상을 체험한다.

　호흡은 곧 생명이다. 음식은 일주일을 굶어도 살 수 있지만, 숨은 5분만 못 쉬어도 목숨이 위험하다. 숨줄이 끊어짐과 동시에 생명도 사라지는 것이다. 호흡이 곧 생명 현상 자체인데 사람들은 생명을, 진리를 먼 곳에서 찾고 있다. 내가 발견한 생명의 실상은 바로 호흡 속에 있었다. 또한 호흡 속에 깨달음이 있었다. 생명과 진리와 깨달음은 멀리 있는 것이 아니라 우리가 매순간 체험하는 호흡 속에 있다는 이 간단한 진리를 알리면서 나는 20년 동안 이 길을 걸어 왔다.

　그런데 내가 호흡 중에서도 뇌호흡을 강조하는 이유는 무엇인가? 한 개인의 삶과 사회 전체의 향방, 더 나아가 인류의 미래까지 그 모든 것을 관통하는 단 하나의 키워드가 바로 인간의 '뇌'이기 때문이다. 인간의 어떠한 활동도 뇌를 통하지 않고서는 이루어질 수 없다. 한 개인의 뇌 속에 어떤 정보가 들어 있고 어떤 정보를 선택하느냐에 따라 개인의 운명이 결정되고, 인류의 집단적인 뇌 속에 어떤 정보가 들어 있느냐에 따라 인류의 운명이 결정된다. 그만큼 뇌는 중요하다.

문제는 누구나 뇌를 가지고 있지만 대개는 뇌를 사용하는 주체에 대한 자각이 없고, 그렇기 때문에 자기 뇌의 주인으로서 자신의 뇌를 온전히 사용하지 못하고 있다는 것이다. 스스로 정보를 선택하거나 창조하지 못하고 주위 사람들과 환경에 의해 입력된 정보에만 의존한 채 살아간다면 스스로 자기 뇌의 주인 되기를 포기하고 자기 뇌를 다른 사람에게 빌려 주고 있는 것이나 마찬가지다. 그래서 나는 뇌호흡을 지도할 때 사람들에게 이렇게 묻곤 한다. '당신은 당신 뇌의 주인인가?' 이것은 곧 '당신은 당신 삶의 주인인가?'라는 질문과도 일맥상통한다. 어떻게 하면 뇌의 주인이 될 수 있는가?

나는 깨달음이 다름 아닌 뇌의 변화 과정이자 통합 과정이며 뇌의 주인이 되는 과정임을 나 자신의 체험을 통해 생생하게 터득했다. 그리고 그 체험을 가능하면 많은 사람들과 공유할 수 있는 대중적인 수련법을 만들기 위해 오랜 시간 연구를 거듭해 왔다. 그런 과정을 거쳐 세상에 나온 것이 바로 단학과 뇌호흡이다.

뇌호흡은 뇌를 중심으로 하는 새로운 철학이며, 뇌를 개발하고 활용하는 방법론이다. 뇌호흡은 뇌철학에 바탕을 둔 영적 자각을 통해 자기 뇌의 주인으로서 주체적이고 창조적으로 뇌를 활용하는 법을 알려 준다. 뇌호흡을 통해 우리는 자기 뇌의 주인이 되고, 우리의 뇌는 파워 있는 뇌, 곧 생산적이고, 창조적이고 평화적인 뇌가 된다.

뇌호흡의 궁극적인 목적은 평화의 실현이다. 뇌호흡을 통해 영혼을 자각한 사람은 인류가 추구해야 할 최고의 가치는 결국 평화밖에 없다는 것을 알게 된다. 그동안의 호흡 수련의 목적이 대체적으로 개인의 건강 추구에 국한되었다면 뇌호흡은 평화의 의미를 깨닫고 이를 생활 속에서 실천하기 위한 것이다. 그리고 그 평화는 개인의 평화나, 한 가족이나 집단의 평화, 혹은 한 국가의 평화가 아니라 인류의 평화이고 지구의 평화이다. 뇌호흡은 지구 평화를 실현하기 위한 체험적인 교육방법이다.

지난 1997년 『뇌호흡』이 출간된 이후 많은 교육자와 과학자들에 의해 뇌호흡의 효과를 밝히는 논문이 쏟아져 나왔다. 뇌호흡은 특히 아이들의 집중력 향상 및 정서 안정, 두뇌 개발을 위한 뛰어난 대안 교육으로 주목받으며 여러 학교에 보급되었고 최근에는 서울대학교에서 뇌호흡의 교육적 가치를 주제로 한 교육학 박사 논문이 나오기도 했다.

뇌호흡에 대한 관심과 연구 활동은 국내뿐 아니라 미국에서도 활발하다. 미국의 여러 학교에서 뇌호흡을 정식 교과목으로 채택했으며 현대 교육의 맹점을 보완하는 통합 교육으로서 뇌호흡이 지닌 가치를 밝힌 연구 논문이 발표되기도 했다.

지난 1990년에 설립한 한국인체과학연구원은 1999년 과학기술부 재단법인 인가와 함께 본격적인 뇌 연구를 시작했다. 2002년 (재)한국인체과학연구원은 그동안 뇌과학 및 두뇌 개발에 관한 다양한 연구성과를 바탕으로 (재)한국뇌과학연구원으로 개명, 국내 뇌관련 전문 연구원으로서의 위상을 새롭게 정립하고 전세계 뇌과학 발전을 선도하여 인류문명의 진보에 기여할 수 있는 다양한 연구를 추진 중에 있다.

최근의 이러한 뇌호흡과 관련한 일련의 활동에 발맞추어 이번에 더욱 충실하고 폭넓어진 뇌호흡 개정증보판을 출간하게 되었다. 지난 5년 동안 뇌호흡이라는 이름으로 축적된 모든 정보가 이 한 권에 압축되어 있다. 더 거슬러 올라가자면 뇌호흡의 출발점이 된 단학의 철학과 기본 원리까지 이 책 안에 함축되어 있다.

평범한 우리 모두가 실천하는 평화를 위한 『숨쉬는 평화학』과 그 구체적인 방법론인 『뇌호흡』이 많은 사람들에게 읽혀지기를 바란다. 그리하여 물질과 정신이 조화를 이룬 새로운 시대가 열리는 데 일조하기를 바라면서 이 책을 세상에 내놓는다. 이 책을 읽는 모든 독자들이 뇌호흡을 통해 삶의 궁극적인 목적과 생명의 실상을 깨달아 생산적이고, 창조적이고, 평화적인 뇌의 주인이 되기를 바란다. 아울러 평화의 주체로서 건강하고 평화로운 삶과 인류의 미래를 함께 창조해 나갈 수 있기를 기원한다.

2002년 10월 31일

일지 이승헌

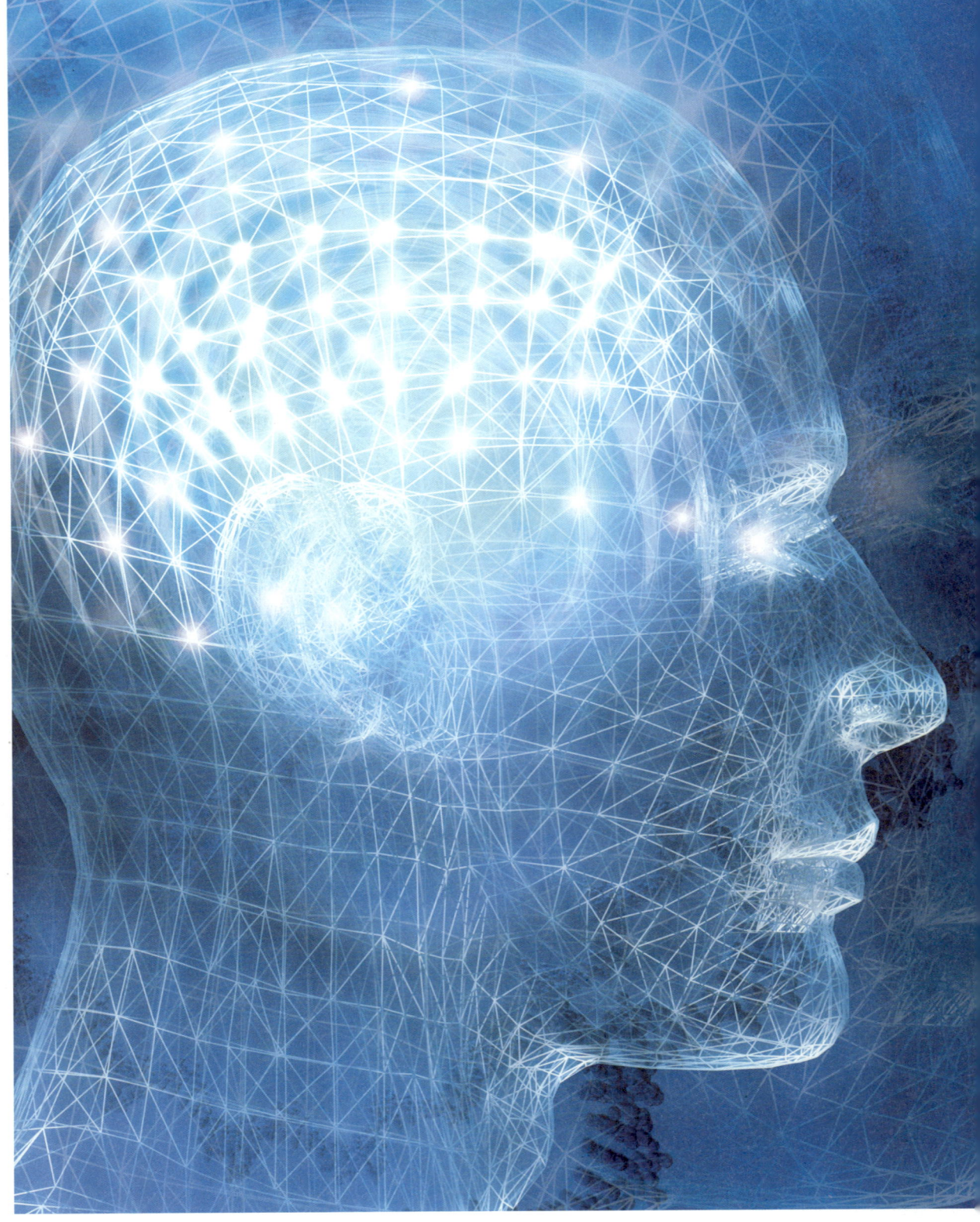

뇌호흡의 정의

이론편 1

뇌호흡의 철학은 천지인정신이다.
천지인정신은 하늘과 땅과 사람을 하나로 보는 조화와 완성의 철학이다.

호흡과 인간의 세 가지 몸

'뇌'나 '호흡'은 늘 들어 익숙한 말인데 도저히 어울릴 것 같지 않은 두 단어를 결합해 '뇌호흡'이라고 하니 그 뜻이 잘 와 닿지 않을지도 모른다. 호흡은 코와 폐로 하는 것으로 알고 있는데 뇌호흡이라고 하면 코로 숨을 쉬는 것처럼 실제로 뇌로 숨을 쉰다는 것인지, 정말 그렇다면 뇌로 숨을 쉬는 것은 어떤 것인지 궁금해 하는 사람들이 많을 것이다.

뇌호흡을 이해하기 위해서는 먼저 존재의 세 가지 차원을 이해해야 한다. 존재의 차원은 크게 물질적인 차원, 에너지적인 차원, 영적인 차원으로 나눌 수 있다. 이러한 기준으로 우리 자신의 존재를 보자면, 물질적인 차원에서는 육체(physical body)로, 에너지적인 차원에서는 에너지체(energy body)로, 영적인 차원에서는 정보체(spiritual body, 영체靈體)로 존재한다.

컴퓨터를 예로 들어 설명해 보자. 컴퓨터는 하드웨어와 소프트웨어로 나뉜다. 모니터, 본체, 키보드처럼 눈에 보이는 부분이 하드웨어이고, 컴퓨터에서 실행되는 갖가지 프로그램은 소프트웨어이다.

그러나 하드웨어와 소프트웨어만 있다고 해서 컴퓨터를 사용할 수 있는 것은 아니다. 이 두 시스템을 작동하기 위해서는 전기가 필요하다. 이처럼 우리 몸도 컴퓨터의 하드웨어와 같은 육체, 소프트웨어처럼 정보가 담겨 있는 정보체, 그리고 이 둘을 움직이는 전기에 비유할 수 있는 에너지체로 나눌 수 있다.

첫 번째 몸인 육체는 볼 수 있고 만질 수 있다. 우리는 시각, 청각, 후각, 미각, 촉각의 오감을 통해 육체를 느낄 수 있다. 두 번째 몸인 에너지체는 만질 수는 없지만 느낄 수 있다. 몸과 마음이 충분히 이완되고 그러면서도 의식이 명료하게 깨어 있을 때, 우리 몸을 둘러싸고 있는 에너지장을 느낄 수 있다. 이 에너지장은 몸의 안팎을 자유

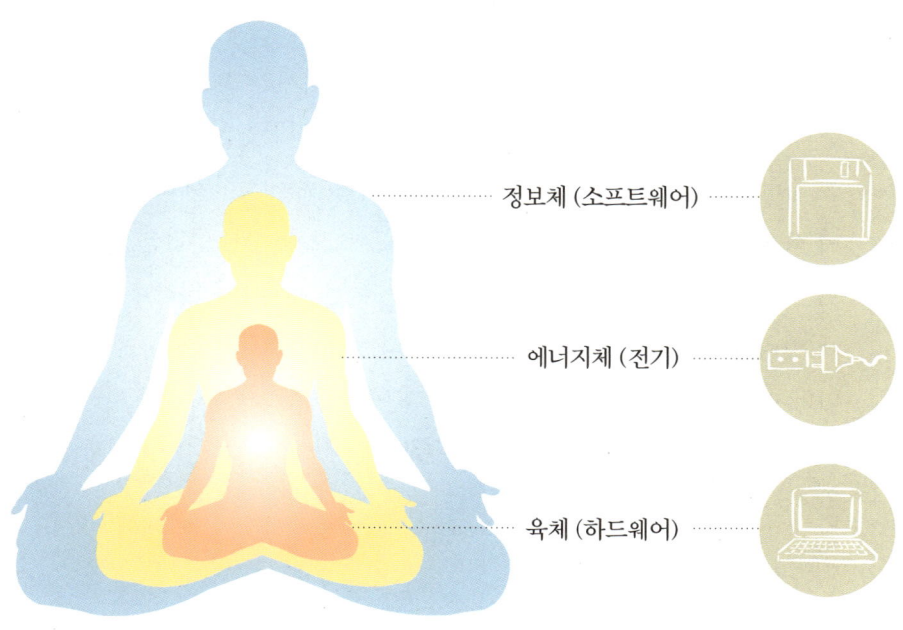

인간의 세 가지 몸과 컴퓨터 시스템의 비교

롭게 드나들면서 우리 몸 주위를 감싸고 있는데, 기氣를 찍는 키를리안 사진기로 촬영할 수도 있고, 감각이 예민한 사람은 눈으로 볼 수도 있다.

세 번째 몸인 정보체는 오감으로 감지되지 않는 정보의 영역이다. 정보 자체는 볼 수도 만질 수도 느낄 수도 없다. 우리는 단지 정보가 실린 매체를 볼 수 있을 뿐이다. 뇌호흡에서 말하는 정보는 책, 신문, 방송, 인터넷 등의 매체나 다른 사람을 통해서 받아들이는 사실이나 지식만을 의미하는 것이 아니다. 이때의 정보는 훨씬 포괄적인 개념으로 외부에서 받아들이는 지식은 물론, 상상, 생각, 아이디어, 느낌 등을 모두 포함한다. 넓게 보면 우리가 이 세상에 태어나서 경험하는 모든 정신적-물리적 자극, 우리가 하는 모든 말과 생각과 행동을 정보라고 할 수 있다.

대부분의 사람들은 눈에 보이는 육체만을 자기 존재의 전부인 줄 알고 살아간다. 그러나 실제로는 육체와 에너지체와 정보체가 불가분의 상호관계를 맺으며 하나의 유기체로 통합되어 있는 다차원적인 존재가 바로 인간이다. 육체와 정보체를 이어 주는 것이 에너지체이며 육체와 에너지체를 주관하는 것이 바로 정보체이다. 인간은 이처럼 세 가지 차원으로 이루어진 존재이며, 어떤 차원에서 바라보느냐에 따라 호흡도 각기 다른 의미를 갖는다. 흔히 생각하듯이 숨을 들이마시고 내쉬는 것만이 호흡의 전부가 아니라, 존재의 차원에 따라서 크게 세 가지 차원의 호흡이 있는 것이다.

물질적인 차원에서의 뇌호흡

　물질적인 차원에서의 호흡은 우리가 잘 알고 있는 '가스 교환'으로, 산소를 들이마시고 이산화탄소를 내뿜는 과정을 말한다. 이러한 가스 교환 과정을 통해 우리 육체는 체내 물질을 산화하고 분해하여 생명 활동에 필요한 에너지를 얻는다. 이것은 우리의 의지와 상관없이 의식하지 않아도 저절로 이루어진다. 만약 우리가 일일이 신경을 써야만 호흡을 할 수 있다면 아마 다른 활동은 전혀 할 여유가 없이 생명을 유지하는 것 자체에만 매달려야 할 것이다.

　기계적 차원에서의 호흡은 주로 폐에서 이루어지지만, 화학적·생리적 차원에서의 호흡은 모든 세포에서 동시에 이루어진다. 폐로 숨을 쉰다는 것은 기계적 차원에서의 설명이지 실제로 생명과 직결된 대사기능과 관련해서는 우리 몸의 모든 세포가 숨을 쉬고 있는 것이다. 호흡을 통한 혈액과 산소의 공급의 변화에 특히 민감한 것은 뇌세포이다.

　뇌의 무게는 전체 체중의 약 2% 정도밖에 되지 않지만 심장에서 공급되는 혈액의 15% 이상을 사용하고 있으며, 우리가 별다른 활동을 하지 않고 쉴 때도 몸 속으로 들어오는 산소의 20~25%를 소비한다. 만약 뇌에 혈액 공급이 15초 정도만 차단되어도 의식불명이 되고, 4분간 중단되면 뇌세포는 복원할 수 없을 정도로 손상을 입는다.

그렇기 때문에 '뇌호흡'이라는 말은 기적인 차원에서만의 설명이 아니다. 물질적인 차원에서도 뇌호흡은 비유적인 표현이 아니라 실제 사실을 가리키는 말이다. 실제로 우리 몸의 모든 세포가 숨을 쉬고 있고, 뇌세포에 있어서 호흡은 더욱 중요한 의미를 갖기 때문이다. 뇌호흡은 뇌의 혈류 속도와 혈류량을 개선하여 뇌 속에 더 많은 산소를 공급하고, 신경회로에 더 많은 에너지를 공급함으로써 항상 깨어 있고 활력이 넘치는 뇌를 만들어 준다.

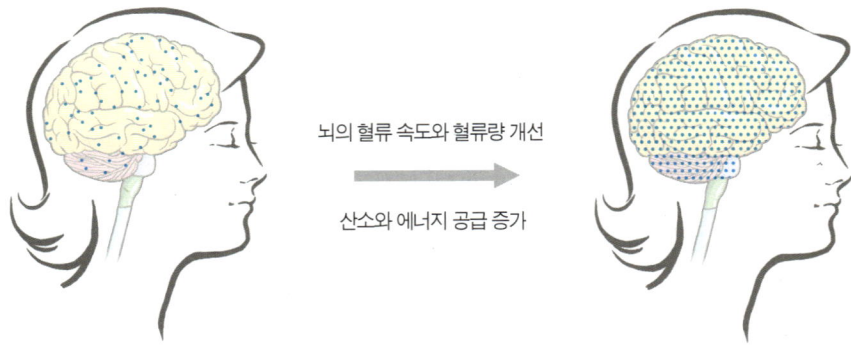

물질적인 차원에서의 뇌호흡

에너지적인 차원에서의 뇌호흡

고차원적인 감각이 깨어나면 보이는 물질계 뒤에 육체만큼이나 생생하게 느껴지는 에너지계가 존재한다. 우주 만물의 실체는 바로 에너지이다. 또한 한 알의 모래에서부터 거대한 행성에 이르기까지 우주 만물은 끊임없이 진동하고 있다. 고정된 것으로 보이는 물질의 덩어리도 사실은 에너지가 뭉쳐진 것에 지나지 않는다. 나무나 바위도 그 근본적인 실체에 있어서는 끊임없이 진동하고 변화하는 에너지 흐름의 일부인 것이다.

생명의 에너지, 기氣의 세계가 최근 들어 과학적으로 입증되면서 새롭게 주목을 받고 있다. '기'가 과학적으로 완전히 인정되고, 인류 문명의 보편적 패러다임의 하나가 되기까지는 다소 시간이 걸리겠지만, 우리가 기를 느끼고 활용하는 것은 굳이 과학적 증명을 필요로 하지 않는다.

기는 과학적인 증명의 대상이기 이전에 체험적인 생명의 실체이다. 그것은 어디에나 존재하고 감각을 깨우고 의식을 집중하면 누구나 느끼고 활용할 수 있다. 인간에게는 본래 기를 느낄 수 있는 감각이 있는데 잘 활용하지 않다 보니 그 감각을 잃어버린 것뿐이다. 기 감각은 누구나 가지고 있는 생명 감각이다. 우리 안에 내재된 기 감각을 회복하는 것은 자전거를 배울 때 균형 감각을 터득하거나 수영을 배울 때 부력을 터득하는 것처럼 쉽고 자연스러운 일이다.

코가 막히면 숨이 막히듯이 혈이 막히면 기가 막힌다

우주는 끝없이 진동하며 파동치는 생명 에너지로 가득 차 있다. 그리고 인체에는 이 생명 에너지와 교류하기 위한 보이지 않는 수많은 작은 구멍이 나 있다. 이것을 혈穴이라고 하는데 보이지 않는 수많은 작은 코들이 머리부터 발끝까지 피부 전체를 덮고 있다고 상상하면 된다.

에너지적인 차원에서의 호흡은 인간의 에너지체에 뚫려 있는 구멍을 통해 에너지가 들어오고 나가는 것을 말한다. 우주의 신선한 에너지가 몸 속으로 들어오고 몸 속의 탁한 에너지는 다시 몸 밖으로 배출되는 과정이다. 육체의 호흡이 가스를 교환하는 과정이라면 에너지체의 호흡은 생명 에너지를 교환하는 과정이다. 뇌호흡은 뇌에 있는 보이지 않는 구멍들을 통해 우주의 신선한 생명 에너지를 곧바로 뇌 속으로 받아들이고 뇌 속의 탁한 에너지를 뇌 밖으로 내보냄으로써 뇌세포를 항상 생명력 넘치는 에너지로 충전시켜 준다.

코가 막히면 숨이 막히듯이 혈이 막히면 에너지의 흐름이 막히게 된다. 숨이 막히면 답답한 것처럼 기가 막혀도 답답함을 느낀다. 아직 기 감각이 열리지 않은 사람들은 기가 막혔을 때 심적인 답답함을 느낀다. 그러나 기 감각이 열리면 막연한 심적인 답답함뿐만 아니라 몸의 특정 부위에 에너지가 정체되어 막혀 있는 것을 느끼게 된다.

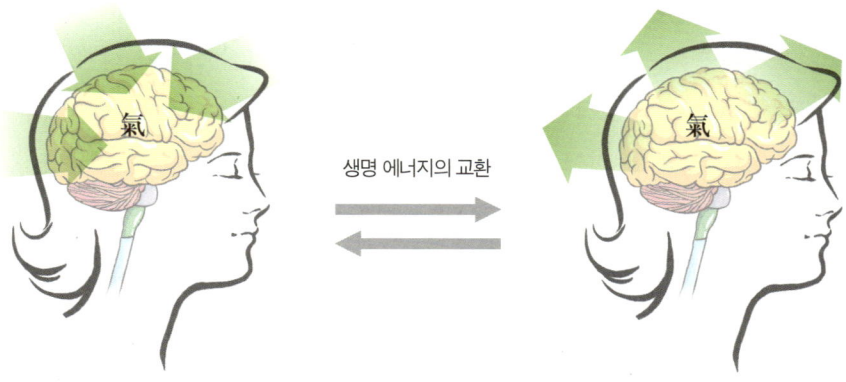

에너지적인 차원에서의 뇌호흡

그리고 몸의 온도, 냄새, 색깔, 느낌 등 구체적인 감각을 통해 에너지체의 상태를 파악할 수 있게 된다.

혈이 막혀 우주와 인체 사이에 생명 에너지의 교류가 원활하게 이루어지지 않으면 몸 속에 고인 탁한 에너지가 온갖 질병을 만들어낸다. 질병이란 에너지적인 차원에서 보면 인체가 우주 에너지의 흐름으로부터 단절된 상태를 가리킨다. 거대한 생명 에너지의 바다인 우주로부터 끊임없이 새로운 에너지를 공급 받아 체내의 에너지를 항상 신선한 상태로 유지하면 병이 들고 싶어도 들 수가 없다. 뇌호흡은 영원한 생명의 원천인 우주 에너지에 자신의 몸과 마음을 연결함으로써 무한의 에너지를 사용할 수 있게 해 주는 수련법이다.

뇌호흡은 뇌에 집중하는 '의식적인' 호흡이다

　육체의 호흡은 의식하지 않아도 일어나는 자율적인 현상인 반면, 에너지 호흡은 의식적인 집중을 통해 이루어진다. 에너지는 언제나 어디에나 있다. 그것이 없이는 우리의 생명 자체가 유지되지 않는다. 에너지를 느끼지 못하는 것은 그 섬세한 파장을 감지할 수 있을 만큼 뇌가 이완되어 있지 않고 의식이 '지금 여기'에 집중되어 있지 못하기 때문이다.

　평상시 대부분의 사람들의 의식은 외부로부터 끊임없이 들어오는 자극에 끌려 다니거나 내부에서 수시로 떠오르는 수많은 상념을 쫓아다니느라 뇌파가 들뜨고 높은 상태에 있기 때문에 고요하고 낮은 파장의 세계에 존재하는 에너지가 느껴지지 않는 것이다.

　뇌파를 낮추기 위해 뇌호흡에서 제시하는 방법 중의 하나가 호흡에 의식을 집중하는 것이다. 호흡에 온 마음을 실어 규칙적인 리듬으로 반복되는 들숨과 날숨을 따라가다 보면 의식의 해저로 가라앉는 듯한 편안한 느낌이 들면서 생명 에너지와 공명할 수 있을 정도로 뇌파가 가라앉게 된다.

　에너지 호흡은 의식의 힘을 사용하여 에너지의 흐름을 조절하는 의식적인 호흡이기 때문에 호흡이 이루어지는 신체 부위를 임의대로 선택할 수 있다. 그래서 집중하는 부위에 따라 뇌호흡, 단전호흡, 가슴호흡 등 여러 가지로 나눌 수 있다. 그런데 신체의 다른 부위에 집중하는 호흡보다 뇌호흡을 특별히 중요하게 여기는 이유는 어디에 있는가?

영적인 차원에서의 뇌호흡

뇌호흡이 다른 호흡과 명백하게 구분되는 점은 바로 '정보'를 다루며 인간의 정보체에 직접적으로 작용한다는 것이다. 뇌호흡은 에너지의 교환뿐만 아니라 정보의 교환을 포함하는 호흡인 것이다. 정보의 교환, 이것이 바로 영적인 차원에서의 뇌호흡의 의미이다.

인간의 신체 중에서 가스 교환이 이루어지는 곳이 폐라면, 뇌는 정보의 교환이 이루어지는 곳이다. 우리의 뇌로 들어오고, 뇌에서 처리되고, 뇌에서 만들어지는 정보들 중에는 건강한 정보도 있고 그렇지 않은 정보도 있다. 오염된 공기를 계속 들이마시면 육체에 병이 생기며, 정화되지 않은 에너지가 장기간 축적되면 에너지체에 문제가 생기는 것처럼, 부정적이고 파괴적인 정보는 우리의 정보체(spiritual body)를 오염시키고 병들게 한다.

그래서 뇌를 잘 관리한다고 할 때 그 핵심은 자기 뇌에서 이루어지는 정보 처리 과정, 다시 말해, 정보를 수집하고, 판단하고, 전달하는 과정이 원활하게 잘 일어나는 것을 의미한다.

생산적인 뇌의 세 가지 능력

우리 주위에는 너무나 많은 정보들이 있다. 이렇게 넘쳐나는 정보들 가운데 정말로 참되고 유익한 정보를 찾아낸다는 것은 쉬운 일이 아니다. 정보를 찾아 헤매는 일은 많은 시간과 노력이 들고, 사람을 지치게 하는 일이다. 그렇다면 생각을 바꾸어 내가 찾아 다니기보다 좋은 정보가 스스로 나를 찾아 오게 할 수는 없을까? 이것은 뇌의 환경을 얼마나 생산적으로 만들 수 있느냐에 따라 달라진다. 다음은 생산적인 뇌가 갖추어야 할 세 가지 능력이다.

첫째, 정보수집 능력이 있어야 한다.

정보수집 능력은 건강하고 좋은 정보를 얻는 능력이다. 이것은 단순히 많은 정보를 빨리 습득하는 능력과는 다르다. 우리는 책, 신문, TV 등 다양한 매체를 통해 정보를 얻지만, 정보수집의 궁극적인 원천은 인간 관계이다. 좋은 정보를 얻기 위해서는 무엇보다 먼저, 내가 좋은 정보를 필요로 해야 하고, 내가 필요로 하는 좋은 정보를 가지고 있는 사람들과 좋은 관계를 맺고 있어야 한다.

이러한 의미에서 정보수집 능력의 핵심은 미소와 예절이다. 항상 열려있는 마음, 깨어 있는 감각, 편안하고 자연스러운 미소, 신뢰와 호감을 갖게 하는 예절, 이것이 바로 좋은 정보가 제 발로 자신을 찾아오게 하는 열쇠이다.

둘째, 정보판단 능력이 있어야 한다.

정보판단의 핵심은 철학이다. 철학이 있을 때 무엇이 건강하고 바른 정보인지, 무엇이 내게 필요한 정보인지를 판단할 수 있다. 이때의 철학은 삶에 대한 바른 가치기준을 말하며 뇌가 바른 판단을 하기 위한 뇌철학을 말한다. 올바른 철학이 있을 때 뇌는 정상적으로 기능할 수 있다. 왜곡된 교육과정으로 인해 왜곡된 가치기준을 갖고 있을

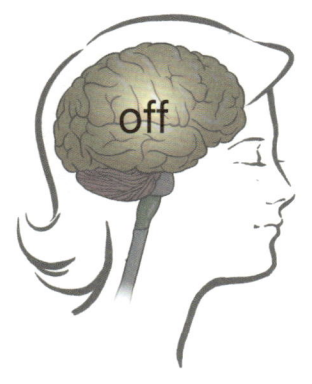
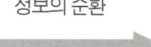
정보의 순환
부정적인 정보의 검색, 처리
생산적·창조적·평화적인
정보의 창조
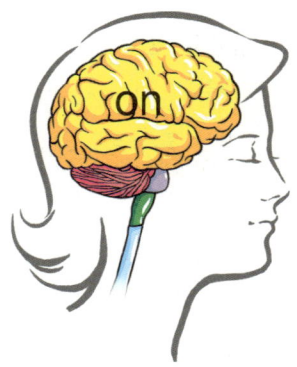

영적인 차원에서의 뇌호흡

때, 뇌는 자기 기능을 제대로 발휘할 수 없다. 이것은 마치 컴퓨터에 잘못된 프로그램을 넣어 놓고 바른 답을 내 놓으라고 강요하는 것과 마찬가지이다. 그렇게 되면 결국은 컴퓨터의 기능이 떨어지고, 오류가 생기고 고장이 날 수밖에 없다. 뇌에 잘못된 가치기준을 심어놓으면 결국 뇌의 기능이 떨어지는 것이다. 나쁜 뇌는 없다. 뇌를 잘 활용하지 못하는 주인과 나쁜 환경이 있을 뿐이다.

셋째, 정보전달 능력이 있어야 한다.

우리 주위에는 정보를 전달하기 위한 수많은 첨단 도구들이 있지만 우리의 정보전달 능력도 그에 비례해서 성장했다고는 말하기 어렵다. 정보전달의 핵심은 그러한 도구가 아니라 전달자의의 신념과 자신감이기 때문이다. 자기가 정보전달 능력이 있는지 없는지 알아보는 간단한 방법이 있다. 언제든지 노래를 부르라면 아주 힘차고 자신 있게 당당하게 부를 수 있는가? 그리고 많은 사람들 앞에서 언제든지 춤을 출 수 있는가? 정보전달 능력은 결국 자기표현 능력의 문제이고, 자신이 생각하는 것을 시도하고 실천하고 행동하는 힘이 있느냐, 없느냐의 문제이다. 우리가 정보전달을 잘 하지 못한다면 그 이유는 대체로 우리 뇌 속에 나쁜 기억, 잘못된 체험, 그릇된 교육과정을 통해 형성된 부정적인 정보들이 있기 때문이다.

이러한 부정적인 정보들이 우리를 긴장하게 하고 소극적으로 만들고 피해의식에 빠지게 한다. 부정적인 정보들이 정화되고, 우리의 뇌에 신념과 자신감이 확고하게 자리잡을 때 우리는 머뭇거리지 않고 자기를 표현할 수 있고, 행동할 수 있다. 내가 깨닫고 난 뒤 가장 처음 한 일은 내가 깨달은 정보를 전달하기 위해 아침에 일찍 일어나 공원에 갔던 일이다. 그 작은 시작이 시간이 지나면서 한 명, 두 명 확산이 되고, 지금과 같은 커다란 운동으로 성장했다.

이제 우리는 우리의 뇌를 자유롭게 해 주어야 한다. 창조주가 인간의 뇌에 부여한 능력이 모두 발휘된다면 이 세상은 정말로 천국이 될 수가 있다. 우리의 뇌는 그러한 조건을 충분히 갖추고 있다. 우리의 뇌가 자기 역량을 제대로 발휘하지 못함으로써 이 세상은 계속 경쟁과 분열, 갈등과 전쟁과 같은 어려움을 겪고 있다. 잘못된 정보의 지배로 우리의 뇌가 제대로 기능하지 못함으로써, 인류가 고통 받고 이 지구가 고통 받고 있는 것이다. 뇌를 자유롭게 하고 뇌가 올바른 가치기준을 갖게 하는 새로운 과학, 새로운 철학이 나와야 하는 것은 이러한 시대적 요청이 있기 때문이다. 그러한 요청에 대한 응답이 뇌호흡이다.

뇌 속에 신성이 있다

뇌호흡이 뇌를 특히 중요하게 여기는 또 하나의 이유는 우리의 뇌 속에 존재의 본질인 정신, 곧 신성이 있기 때문이다. 신성은 정보의 정수이고 가장 순수하고 진실된 정보로서 우리의 뇌 속에 들어와 있다. 신성이 깨어날 때 우리 삶은 목적을 갖게 되고, 방향을 바로 잡게 된다.

신성이 우리의 뇌 속에 깃들어 있기 때문에, 영적 자각에 이르는 가장 빠른 길은 자신의 뇌와 대화하는 것이다. 뇌호흡은 자신의 뇌와 대화하는 방법이고, 더 나아가 자신의 영혼과 교류하는 방법이다. 지식이나 언어를 통해서는 신성과 영혼을 만날 수 없다. 뇌 속의 신성과 가슴 속의 영혼이 교류하기 위한 생명의 언어, 영혼과의 만남을 가능하게 하는 매개체, 그것이 바로 에너지이고 '기'이다. 뇌호흡은 누구에게나 있는 기를 통해 영혼을 느끼고 신성과 교류하는 감각을 일깨우는 수련법이다.

신성을 만나기 위해서는 먼저 영혼과의 만남을 가로막는 의식의 장애물을 제거해야 한다. 세상에 태어날 때 인간의 의식은 백지와 같다. 나이가 들면서 텅 빈 의식의 공간 속에 온갖 정보들이 들어오기 시작한다. 저마다 처한 환경에서 반복적으로 주입되는 정보들이 고정관념을 형성하며 영혼을 두껍게 둘러싸기 시작한다. 본래의 순수한 영혼을 진아眞我라고 한다면, 영혼에 덧씌워진 정보의 덩어리를 가아假我라고 할 수 있다. 진아는 진짜 자아라는 뜻이고, 가아는 가짜 자아라는 뜻이다. 진아를 한 번도 경험해 보지 못한 대부분의 사람들은 진아를 둘러싼 가아의 껍데기를 자기 존재의 실체로 착각하고 살아간다. 그러한 정보의 껍질에 싸여 자기 자신은 물론 다른 사람과 세상에 대한 고정되고 편협한 가치관을 지닌 채 평생을 살아가게 된다.

정보는 내가 아니라 내 것이다

많은 사람들이 정보 자체가 자신을 자유롭게 하고 성공을 보장해 줄 것이라고 생각한다. 그래서 정보에 대한 갈증과 불안감 속에서 쉴새 없이 정보를 찾아 헤맨다.

그러나 아무리 정보가 많아도 그 정보 자체가 더 나은 삶을 보장해 주지는 않는다. 오히려 정보가 너무 많아 의사결정 하기가 어려워지고, 부정적이고 왜곡된 정보가 인간의 가치체계를 왜곡시키는 경우가 많다.

우리는 셀 수 없을 정도로 많은 정보의 조각들이 모여서 이루어진 정보의 조합물이다. 나에 대한 인식은 나의 이름, 나이, 직업, 가족과 친구와 동료, 좋아하는 것들과 싫어하는 것들, 인생에서 행복했던 시절, 미래의 꿈 등의 정보가 합쳐져 결정된다. 다양한 정보들이 모여 나와 다른 사람을 구분 짓는다. 한 인간의 가치는 그 사람이 가진 정보의 질과 양이 결정한다.

우리는 정보의 집합체이면서 동시에 정보의 주인이다. 하지만 대부분의 사람이 자신을 구성하는 다양한 정보들을 변화시킬 힘과 자유의지가 자신에게 있다는 사실을 깨닫지 못한다. 그저 무의식적으로 흘러 들어오는 정보들을 별다른 의문이나 생각 없이 수동적으로 받아들일 뿐이다. 그리고 이렇게 받아들인 정보들이 실제의 자기라고 생각한다. 그러나 정보 자체는 내가 아니다. 우리가 받아들이는 정보는 내가 아니라 나의 것이다.

단순히 정보를 많이 아는 것만으로는 정보의 주인이 될 수 없다. 문제는 정보 자체가 아니라 무엇이 나에게 필요하고 중요한 정보인지를 선택하고 판단할 수 있는 능력이다. 이러한 능력이 없으면 정보의 주인이 되어 정보를 활용하는 것이 아니라 정보의 홍수 속에서 정보의 노예가 되어 지배당하는 생활을 하게 된다.

정보에는 주인이 있다. 정보는 보다 상위 정보인 '나'의 관할 영역이다. 나는 정보를 선택할 수 있고 수정할 수 있고 폐기할 수 있다. 나는 정보를 변화시키고 업그레이드할 수 있다. 이처럼 뇌호흡은 정보에 대한 관점의 전환을 바탕으로 자신의 뇌에 들어오는 정보들을 습관과 관념의 지배로부터 벗어나 올바르게 평가하고 자유롭게 선택하고 활용할 수 있게 한다.

어떤 차원에서의 호흡이든 호흡의 본질은 주고받음, 즉 교류에 있다. 영적인 차원에서의 호흡은 자신의 영혼과 정보를 주고받는 것이며 자신의 영혼과 대화를 나누는 것이다. 뇌호흡은 생명 에너지 고유의 정화 과정과 뇌생리학에 근거한 정보 처리 과정을 통해 가아를 형성하는 고정관념을 제거하고 영혼과 깊은 대화를 나누기 위한 수련법이다. 자신의 영혼을 자각한 사람만이 정보의 노예로서 정보에 지배당하는 것이 아니라, 정보의 주인으로서 삶의 목적을 위해 자유자재로 정보를 활용할 수 있게 된다.

생산적이고 창조적이고 평화적인 뇌, 파워브레인

뇌호흡이 목적으로 하고 있는 것은 파워 브레인이다. 파워 브레인은 생산적이고 창조적이고 평화적인 뇌이다.

생산적인 뇌는 현실적이고 책임감 있는 뇌를 의미한다. 생산적인 뇌는 목적을 이루는 데 도움이 되는 일을 하며, 시간과 자원을 낭비 없이 효율적으로 사용하고, 일 처리를 빈틈없고 야무지게 한다. 또한 자기 관리와 자기 경영을 통해 스스로 선택한 비전을 실현할 수 있다.

창조적인 뇌는 사고를 유연하게 할 수 있고, 상상력을 발휘할 수 있는 뇌이다. 창조적인 뇌는 지금의 현실이 비록 어렵고 힘들지라도, 현실에 굴복하여 주저앉지 않고 밝은 미래를 그릴 수 있다. 또한 자신이 선택한 삶의 비전을 향해 나아가는 과정에서 난관에 부딪혔을 때 그것을 해결하는 방법을 생각해 낼 수 있다.

평화적인 뇌는 자신의 본성이 평화임을 자각한 뇌이고, 평화를 최고의 가치로 삼고 평화를 실천하는 뇌이다. 평화적인 뇌는 평화를 실현하는 데 도움이 되는 정보, 밝고 긍정적인 정보, 힐링(healing, 치유)하는 정보를 생산할 수 있는 뇌이다.

뇌호흡을 통해 뇌가 생산적이고 창조적이며 평화적인 힘을 갖게 되면, 무엇이 감정과 욕망과 사회적 관념에서 나온 가아의 목소리인지, 그리고 무엇이 진정으로 참자아가 원하는 것인지 분명히 알게 되고, 참자아가 원하는 것을 실현할 수 있는 힘과 지혜를 갖게 된다. 그리고 뛰어난 정보수집 능력과, 정보판단 능력과, 정보전달 능력을 갖게 된다. 자연스럽게 좋은 정보들이 모이게 되고, 올바른 가치기준으로 그 정보들을 평가하며, 사회를 힐링하고 지구평화를 실현하는데 도움이 되는 유익한 정보들을 주위에 전할 수 있게 된다. 이렇게 개개인이 생산적이고 창조적이고 평화적인 뇌를 갖게 될 때, 그래서 좋은 정보를 인류 전체가 공유할 수 있을 때, 인류 전체의 의식도 더불어 진화할 수 있다.

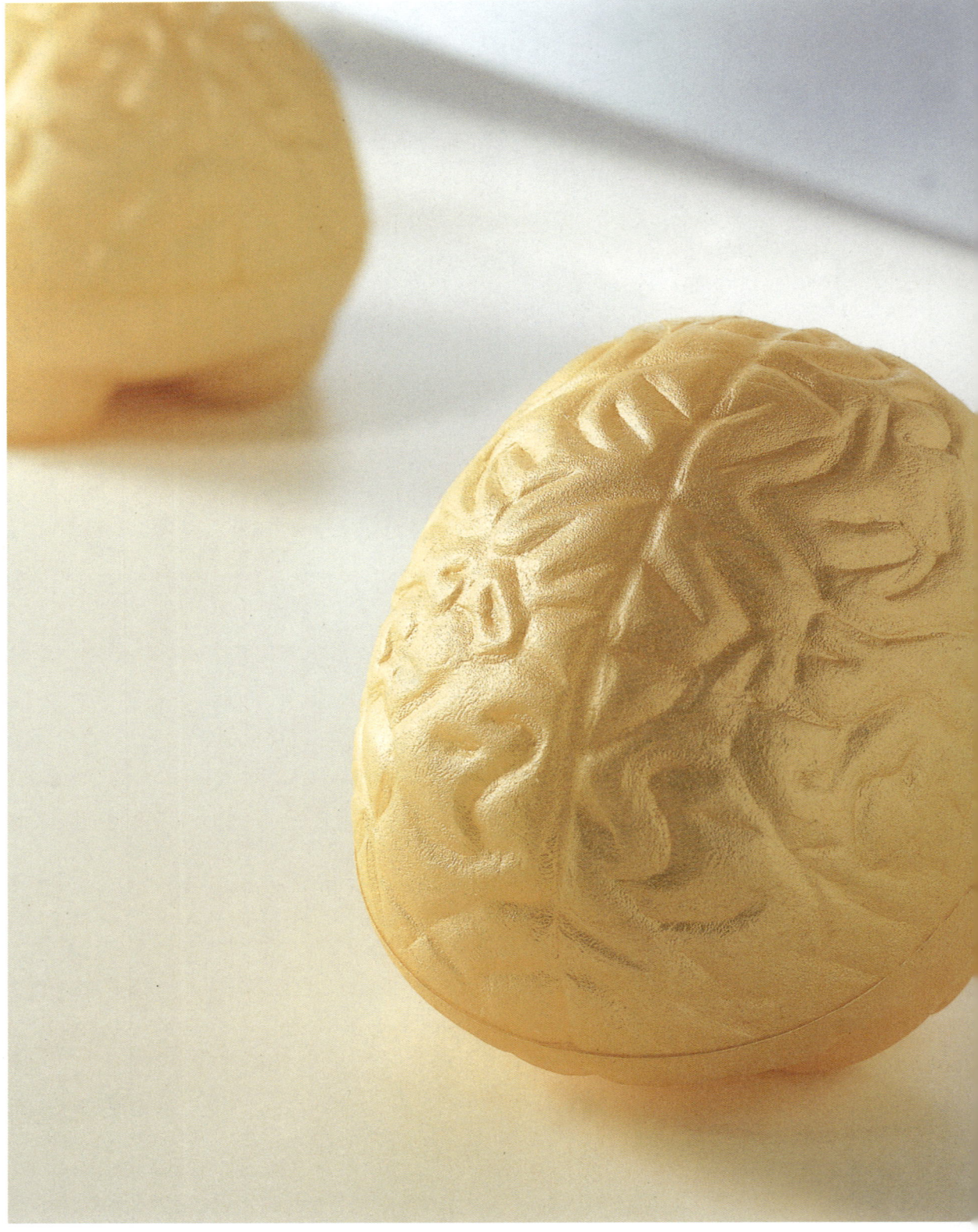

뇌와 뇌호흡

이론편 2

뇌호흡의 3요소는 에너지와 메시지와 액션이다.
에너지는 기氣를, 메시지는 정보를, 액션은 몸과 뇌의 운동 리듬을 뜻한다.

뇌도 몸의 일부이다

대부분의 사람들은 머리가 아플 때나 건망증 때문에 물건을 자꾸 잊어버릴 때 말고는, 자신의 뇌를 거의 의식하지 않고 살아간다. 요즘 들어 우뇌 개발법이 유행하고 치매나 뇌졸중 등의 뇌질환이 심각한 문제로 대두되고 있기는 하지만 자녀들의 학교 성적을 고민하는 부모나 뇌질환 환자가 아니면 뇌에 대해 진지하게 관심을 기울이는 사람은 그리 많지 않다.

자신의 힘이 미치는 영역 밖에 있는 존재, 이것이 바로 사람들이 뇌에 대해 갖고 있는 보편적인 고정관념이다. 뇌가 있기 때문에 보고 듣고 생각하고 말할 수 있지만, 정작 자기의 뇌는 직접 보거나 만질 수 없기 때문에 우리는 뇌가 자기 몸의 일부라는 사실을 잊어버린다. 특히 뇌의 기능은 태어날 때부터 유전적으로 결정되어 있다는 오해와 편견 때문에 스스로 자신의 뇌를 변화시킬 수 있다고 긍정하기가 쉽지 않다.

뇌세포의 노화과정은 태어나면서부터 시작된다. 뇌세포는 재생이 안 되기 때문에 전체 뇌세포의 수는 태어나면서부터 줄어들기 시작한다. 그렇긴 하지만 노화과정에서 자연 감소되는 뇌세포의 수는 인간이 100년을 산다고 해도 원래 가지고 있던 뇌세포의 약 4%정도에 지나지 않는다. 다시 말해 나이가 들어 뇌 세포가 줄어드는 것이 뇌기능 약화의 가장 큰 이유는 아니다. 실제로 뇌의 기능을 결정하는 훨씬 더 중요한 요인은 뇌세포의 수가 아니라 뇌세포 사이의 연결망이다. 뇌의 기본적인 구조는 타고나는 것이지만 뇌세포 사이를 잇는 연결망은 교육과 환경, 개인적인 노력에 의해 얼마든지 변화될 수 있다.

세상에 나쁜 뇌는 없다

중국에서는 컴퓨터를 가리켜 '전기로 움직이는 뇌'라는 뜻으로 전뇌電腦라고 부른다. 이 외에도 우리의 일상 언어 속에는 뇌를 컴퓨터와 비교하는 표현들이 많다. 그래서 우리는 정말로 컴퓨터의 구조와 기능이 우리의 뇌와 비슷하다고 생각하게 된 듯하다. 심지어 많은 사람들이 뇌의 능력을 컴퓨터에 못 미친다고 생각하고, 어떤 사람의 암산 능력이 컴퓨터보다 우수하다는 이야기를 들으며 놀라워하고 신기해한다. 하지만 뇌가 하는 모든 일을 할 수 있는 컴퓨터는 없다.

세상의 어떤 컴퓨터도 스스로 자신의 프로그램을 만들지는 못한다. 그러나 인간의 뇌는 스스로를 돌아볼 수 있을 뿐 아니라 무의식적인 생명 활동에서부터 다른 사람들과의 관계 속에서 이루어지는 의식적이고 조직적인 활동에 이르기까지 스스로를 관리하고 운영하는 프로그램을 만들어 낸다. 또한 스스로를 평가하고 학습하며 환경의 변화에 적응할 줄 알고 동시에 환경을 변화시킬 아이디어를 만들어 낸다.

인류 문명의 놀라운 발전은 모두 인간 두뇌의 힘에서 비롯되었으며, 인류는 뇌를 이용해 자신의 꿈을 실현해 왔다. 따라서 뇌를 이해하는 것은 인간과 인간에 의해 창조된 지구 문명을 이해하는 바탕이 된다. 세상에 나쁜 뇌란 없다. 단지 어떤 정보가 들어 있는가, 어떻게 관리하고 활용하고 계발했는가에 따라 그 수준이 달라질 뿐이다.

   뇌를 제대로 활용하기 위해서는 우선, 뇌를 신체의 한 부위로 바라볼 수 있는 시각이 필요하다. 우리 몸의 근육과 관절이 쓰지 않으면 뻣뻣하게 굳어 유연성과 탄력성을 잃어버리듯, 뇌도 쓰지 않는 부분은 점차 그 기능이 저하되기 마련이다. 뻣뻣하게 굳은 몸을 부드럽게 풀어 주고 그 기능을 정상화하기 위해 운동을 하는 것처럼 뇌도 운동을 시켜 주어야 한다.

   뇌를 운동시키는 방법은 여러 가지가 있다. 뇌는 우리 몸의 모든 부위와 연결되어 있고 모든 활동을 관장하기 때문에 몸을 열심히 움직이고, 바람직한 식습관과 생활습관을 유지하며, 사회적인 교류를 활발히 하는 것이 곧 뇌를 건강하게 하는 길이기도 하다. 또한 독서나 사색, 토론 등의 지적 활동이나 두뇌를 비교적 많이 사용하는 바둑이나 장기 등의 게임도 뇌를 위한 훌륭한 정신운동이라고 할 수 있다. 그러나 뇌호흡에서는 이러한 일상적인 방법보다 더 적극적이고 직접적인 방법으로 뇌를 운동시킨다.

뇌호흡은 뇌를 어떻게 운동시키는가?

   뇌호흡은 육체, 에너지체, 정보체라는 세 차원에서 뇌를 훈련함으로써 뇌의 기능을 활성화하는 원리와 방법을 담고 있다. 앞에서는 이 세 차원의 몸을 '호흡'의 관점에서 살펴 보았는데, 이를 '뇌훈련' 관점으로 살펴 보면 다음과 같이 정리할 수 있다.

육체의 차원에서 뇌를 활성화하는 것은 몸의 감각을 깨우는 것을 의미한다. 우리는 우리의 눈으로 보고 귀로 듣고 혀로 맛을 보며 손가락으로 감촉을 느낀다고 생각한다. 그러나 실상은 이 모든 일이 뇌 안에서 일어나고 눈, 귀, 혀, 손가락은 단순히 정보를 모으는 구실을 할 뿐이다. 우리가 보고 듣고 느낄 수 있는 것은 감각신경을 통해 전달된 정보를 뇌가 해석하기 때문이다. 그래서 뭔가 못 느끼던 것을 느꼈다거나 예전에는 못하던 동작을 하게 되었다면, 그것은 자극을 받아들이는 센서인 눈, 귀, 혀 등의 감각기관과 그 자극의 신호를 해석하는 뇌 영역 두 가지가 모두 깨어났음을 의미한다. 그렇기 때문에 적절한 운동을 통해 몸의 감각을 깨우는 것은 또한 뇌를 깨우고 활성화시키는 것이기도 하다.

우리는 대부분 일정한 행동 및 운동 패턴을 지니고 있다. 그래서 자기도 모르게 몸도 늘 쓰던 부분만, 늘 쓰던 방향대로만 쓰게 되고, 따라서 뇌도 그와 연관된 부분만 주로 활용하게 된다. 그래서 우리가 평소 쓰지 않던 근육을 쓰고, 평소 움직이던 것과 다른 방향으로 몸을 움직이면, 쓰이지 않던 뇌 조직이 깨어나고 활성화되기 시작하는 것이다. 그러므로 몸의 잠든 감각을 깨우는 것이 뇌를 깨우는 가장 기본적인 방법이다.

에너지체의 차원에서 뇌를 활성화하는 것은 기를 이용해 뇌를 숨쉬게 하고 뇌에 에너지를 공급하는 것을 말한다. 몸의 잠든 감각을 하나하나 깨워나가다 보면, 평소에 느끼던 것과는 전혀 다른 종류의 느낌이 찾아오는데, 그것이 바로 우리 몸에 미묘하게 흐르고 있는 에너지에 대한 감각이다. 이 감각은 우리에게 뇌를 다룰 수 있는 새로운 채널을 제공한다.

우리의 뇌는 신경세포들로 이루어져 있고, 몸의 다른 부위들의 작

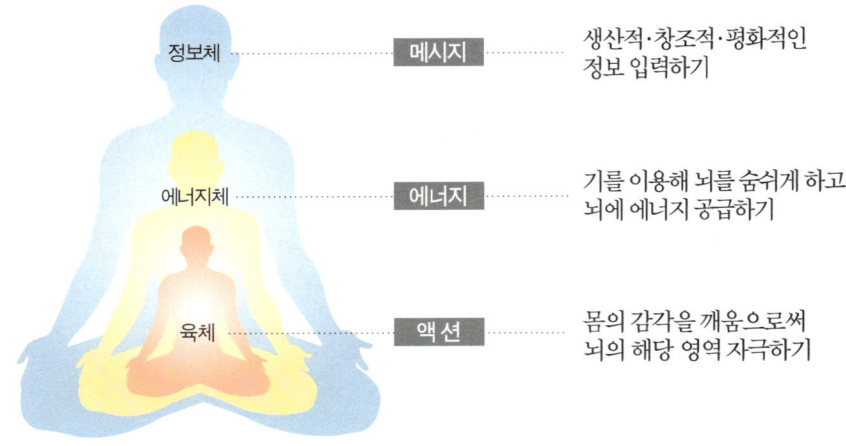

뇌호흡의 3대 요소

동을 통제하고 조절하지만, 스스로를 느낄 수 있는 감각신경도 없고, 스스로를 움직일 수 있는 근육도 없다. 다시 말하면 물리적인 방법으로는 뇌를 느낄 수도, 운동시킬 수도 없다. 그러나 기 에너지와 기적인 감각을 활용하면 뇌를 숨쉬게 하고 운동시킬 수 있다. 마치 팔다리 운동을 하듯 뇌도 직접 운동시킬 수 있는 것이다.

 정보체의 차원에서 뇌를 활성화하는 것은 뇌에 좋은 정보를 제공하는 것이다. 좋은 정보란 생산적이고 창조적이고 평화적인 정보이다. 여러 가지 종류의 정보들 중에서도 특히 중요한 것은 '자기 정체성'과 관련된 정보이다. '나는 누구인가', '내 삶의 목적은 무엇인가'에 대한 정보는 우리의 사고와 행동에 동기를 부여하는 핵심 정보이기 때문이다. 따라서 자기 정체성에 대한 정보가 뇌에 바르게 자리잡을 때 우리는 뇌의 무한 창조력을 경험할 수 있다.

뇌호흡이 지향하는 뇌 연구의 관점

현재까지 이루어진 뇌 연구의 범위는 주로 뇌의 해부학적·생리학적 특성에 집중되어 있었다. 특히 지금은 다양한 뇌 촬영술(Brain scans)을 통해 뇌의 형태는 물론 뇌가 작동할 때 일어나는 물리적·화학적 과정까지도 실시간에 직접 눈으로 확인할 수 있는 수준에까지 이르렀다.

그러나 인간의 뇌는 세포와 섬유, 혈관, 호르몬 등을 배경으로 생명 현상이 일어나는 인체의 한 부위이기도 하지만 동시에 사고, 분석, 추론, 창조 등의 정신 작용이 이루어지는 영역이고, 이 모든 정신활동의 근거인 '의식'을 지니고 있는 기관이다. 의식은 인간 존재의 본질과 연결되어 있는 뇌의 핵심적인 요소로서, 거의 모든 뇌연구가 보편적으로 지향하는 궁극적인 목적은 의식의 해명이다. 뇌호흡도 마찬가지이다.

우리의 모든 생각과 감정과 행동은 뇌 활동의 결과이다. 나의 개성과 습관과 행동방식 등 독립된 인격체로서의 '나'라는 것 전체가 뇌에 저장된 정보의 표현이다. 인간을 이해하는 것은 인간의 뇌를 이해하는 것이고, 뇌를 해명하는 것은 곧 인간을 해명하는 것이다. 뇌의 연구가 해부학적인 혹은 신경외과적인 접근법에 국한될 수 없는 이유가 여기에 있다.

전통적인 뇌과학이 구조적·기능적 입장에서 뇌를 연구하는 일에 집중해 왔다면, 보이지 않는 인간의 의식 세계에 대한 탐구는 인문과학 분야의 심리학이나 종교의 주된 임무였다. 그러나 이제는 인간을 이해하기 위한 모든 탐구가 뇌를 중심으로 통합되어야 한다. 인간이 자신의 뇌를 제대로 알고 제대로 사용할 수 있는지의 여부에 인류의 미래와 지구의 미래가 달려있기 때문이다. 인간의 건강과 행복, 의식의 성장을 위해 뇌를 어떻게 활용할 것인가, 어떻게 하면 인간이 더 생산적이고 창조적이며 평화로운 삶을 살 수 있는지가 뇌를 중심으로 연구되어야 한다.

뇌호흡에서 뇌를 변화시키기 위해 활용하는 세 가지 요소는 에너지, 메시지, 액션이다. 에너지는 생명의 근원인 기를 가리키며, 메시지는 정보의 다른 표현이고, 액션은 말 그대로 행동, 움직임이라는 뜻이다.

뇌호흡은 먼저 에너지를 통해 온몸과 뇌의 에너지 균형을 바로잡아 뇌를 최적의 건강 상태로 만든다. 둘째 뇌의 정보 검색, 정보 처리, 정보 창조 과정을 통해 뇌에 생산적이고 창조적이고 평화적인 정보를 입력한다. 셋째, 그 정보를 일상의 삶에서 구체적인 액션을 통해 실천한다. 좁은 의미에서 볼 때 액션은 몸과 뇌의 감각을 깨우는 체조와 뇌호흡 5단계 등의 수련법을 의미하기도 한다.

현재 선진국에서는 엄청난 국가 예산을 쏟아부으며 경쟁적으로 뇌 연구에 매달리고 있다. 그런데 그러한 뇌 연구가 진정으로 인류의 복지에 기여하는 성과를 이루어 내려면 육체, 에너지체, 정보체라는 세 가지 차원에서 뇌를 연구하는 총체적이고 근원적인 접근이 필요하다. 특히 에너지가 뇌와 인체에 미치는 영향 등이 중요한 연구 과제가 되어야 할 것이다. 우리의 자기 인식이 육체를 넘어 에너지체와 정보체로까지 확대될 때 우리는 생명을 훨씬 더 통합적이고 근원적인 차원에서 이해하게 될 것이다.

뇌 속의 풍경

뇌호흡을 하기 위해 뇌에 대한 전문적인 지식이 필요하지는 않다. 그러나 뇌호흡은 뇌에 관한 해부학적, 생리학적인 사실을 바탕으로 하고 있으므로 뇌의 구조와 기능에 대한 기본 지식은 도움이 된다. 뇌호흡을 잘 하려면 무엇보다 자신의 뇌와 친해질 필요가 있다. 뇌에 관한 배경 지식이 있으면 그렇지 않을 때보다 뇌가 훨씬 쉽고 친밀하게 느껴지게 마련이다.

대뇌와 대뇌변연계

모든 동물 가운데 뇌가 차지하는 비중이 가장 높은 동물이 인간이다. 인간의 뇌의 무게는 1,350g정도로 고래의 8,000g, 코끼리의 5,000g과 비교해 보면 무척 가볍다. 그러나 체중과의 비를 고려하면 고래와 코끼리의 뇌는 전체 체중의 약 1/1200, 유인원은 약 1/100인데 비해 인간의 뇌는 약 1/40로, 모든 포유동물 가운데 체중에 대한 뇌의 비가 가장 높다.

뇌는 두부처럼 연한 구조로 되어 있으나, 뇌 바깥으로 세 개의 막과 딱딱한 두개골이 뇌를 안전하게 보호하고 있다. 또한 뇌는 뇌척수액 위에 떠 있기 때문에 외부로부터의 충격을 최대한 완화시킬 수 있다.

뇌는 크게 대뇌, 소뇌, 간뇌, 중뇌, 뇌교, 연수, 척수로 구성되어 있다. 이 중 머리의 대부분을 차지하는 것은 대뇌로서 뇌 전체 부피의 90%, 무게의 80%를 이루고 있다. 반구 모양으로 생긴 좌뇌와 우뇌로 이루어져 있는데 이 두 대뇌반구는 뇌량을 통해 서로 연결되어 긴밀한 상호 협력 체계를 갖추고 있다.

좌우 대뇌반구 사이에 긴 막대 모양으로 위쪽에서부터 차례로 간뇌, 중뇌, 뇌교, 연수가 있다. 간뇌는 두 대뇌반구 사이에 끼여 있어 밖에서는 보이지 않고, 중뇌와 뇌교, 연수는 뒤쪽이 소뇌로 덮여 있다. 간뇌와 중뇌, 뇌교, 연수를 총칭해 뇌간이라고 한다. 뇌간 외에 대뇌반구 안쪽과 밑면에 있는 부위들을 대뇌변연계라 부른다.

대뇌의 모양은 껍질을 깐 호두 알맹이와 같다. 대뇌를 싸고 있는 우글쭈글한 표피를 대뇌피질이라고 부른다. 그 곳에서 언어, 사고, 판단, 창조 등 인간 고유의 정신 활동이 이루어지며 고도의 기능을 수행하기 위해 140억 개가 넘는 신경세포가 모여 있다. 대뇌피질은 표면에 굵직하게 나 있는 큰 홈을 기준으로 앞쪽의 전두엽, 위쪽의 두정엽, 뒤쪽의 후두엽, 양 옆의 측두엽으로 나뉜다. 전두엽은 사고와 언어 등의 정신 작용이 이루어지는 곳으로 알려져 왔으나 확실한 기능에 대해서는 아직 과학적으로 밝혀진 바가 없다. 고등한 포유동물일수록 전두엽이 발달했으며 특히 인간은 전두엽의 발달이 현저한데 이는 볼록 튀어나온 이마의 외형에서도 잘 나타난다.

대뇌피질의 아래쪽에 있는 대뇌변연계는 뇌의 발달 과정상 비교적 일찍 발생된 부분으로 대뇌피질에 의해 완전히 둘러싸여 있다. 대뇌변연계는 개체 및 종족 유지에 필요한 식욕과 성욕 등 본능적 욕구와 직접 관계가 있는 자리이며, 분노나 슬픔 등 감정이 발생하는 곳이다. 대뇌피질이 사고의 근원지라면, 대뇌변연계는 감정의 근원지라고 할 수 있다. 특히 대뇌변연계를 이루는 한 부분인 편도가 뇌의 감정적 기억과 관련하여 중요한 기능을 하는 것으로 알려져 있다.

소뇌, 간뇌, 중뇌, 연수, 척수

대뇌의 뒤편 아래쪽에 조그맣게 자리 잡고 있는 소뇌는 좌우 한 쌍으로, 전체 표피에 가로로 난 주름이 덮여 있다. 소뇌는 평형 감각과 근육 운동을 조절하는 역할을 한다.

두 대뇌반구와 소뇌 사이에 파묻혀 있는 간뇌는 내장과 혈관의 활동을 조절하는 기관이다. 간뇌의 약 5분의 4를 차지하는 시상은 라틴어로 대기실이란 뜻으로 후각 이외의 모든 감각 수용기로부터 전달된 정보를 대뇌피질에 연결시켜 주는 역할을 한다. 이 외에 신체의 운동 기능을 억제 또는 촉진하는 역할을 하기도 한다.

시상하부는 혈압, 체온, 혈당량, 위산 분비, 수분 대사 등을 조절함으로써 체내의 항상성恒常性을 유지하는 일을 맡고 있다. 체내의 혈압이 높아지면 낮아지도록 명령을 내리고 체내에 수분이 부족하면 더 많은 수분이 공급되도록 인체 시스템을 가동시키는 일을 하는 곳이 바로 시상하부이다. 이렇게 시상하부는 생명에 지장이 없도록 몸을 항상 일정한 상태로 유지시켜 준다. 시상하부는 식욕과 성욕에도 관여하기 때문에 이곳이 손상을 입으면 포만감이 없어져 무한정 먹게 되고 끊임없는 성적 충동에 시달리게 된다.

시상하부를 자세히 관찰하면 콩알처럼 생긴 것이 삐죽 튀어나와 있는 것이 보이는데 그것이 뇌하수체이다. 뇌하수체는 아주 작지만 수많은 호르몬을 분비하는 내분비 기관으로 시상하부에는 뇌하수체의 기능을 조절하는 역할도 있다.

간뇌 밑에 있는 중뇌는 윗부분이 시각의 신경로에, 아랫부분이 청각의 신경로에 관계하고 있는데, 주로 안구 운동, 홍채 수축 등 시각에 관련된 역할을 한다. 중뇌 밑에 있는 뇌교는 좌우의 소뇌반구를 다리처럼 연결하고 있다. 뇌교는 신경세포의 집단으로 대뇌피질과 소뇌피질로 정보를 전달하는 중간 도로로서의 역할을 한다.

뇌의 가장 아래쪽에 있는 연수는 생명과 직접 관계되는 폐, 심장, 위 등 내장기관과 혈관 등의 운동을 지배한다. 연수는 길이가 약 2.5cm밖에 되지 않지만 생체 시스템의 자동 제어 중추로서 심장 박동, 호흡, 소화 등 생명 유지에 필수적인 활동을 주관한다.

간뇌, 중뇌, 뇌교, 연수 등을 묶어 뇌간이라 한다. 인간이 말하고 생각하는 능력을 갖기 훨씬 이전에 생긴 뇌간은 생명을 유지하는 일을 주된 임무로 맡고 있다. 그래서 대뇌나 소뇌를 다쳐도 죽지 않으나 뇌간을 다치면 죽음을 피하기 어렵다. 대뇌나 소뇌 기능은 마비되었으나 뇌간의 기능은 살아 있어서 호흡과 심장 박동이 유지되는 경우를 '식물인간'이라고 한다. 한편 뇌간의 기능이 마비되어 인공호흡기로 겨우 생명을 유지하는 경우를 '뇌사'라고 한다.

뇌간에서 연속적으로 이어지며 뇌의 가장 아랫부분을 차지하고 있는 척수는 백색의 가늘고 긴 원기둥 모양을 하고 있다. 척수는 운동신경과 감각신경, 그리고 자율신경이 지나가는 통로이다.

지금까지 가볍게 뇌 속의 풍경을 훑어 보았다. 뇌의 구조를 머리 속에 한 장의 명료한 그림처럼 영상 정보로 떠올릴 수 있으면 뇌호흡에 큰 도움이 된다.

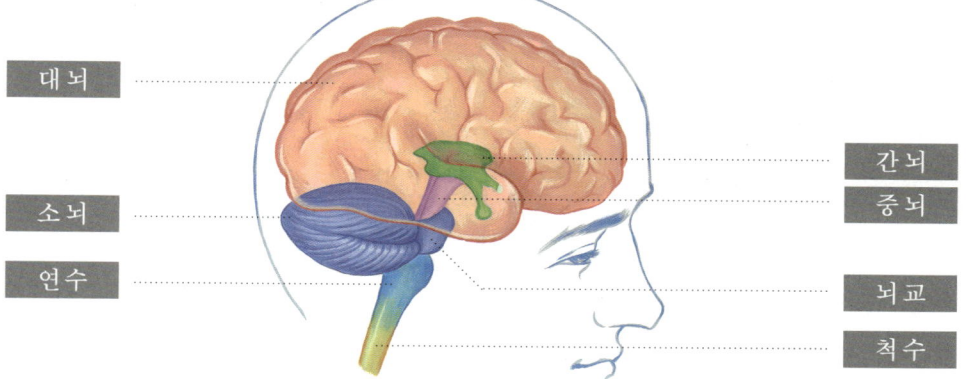

뇌영역	위치 및 기능
대뇌	뇌 전체 부피의 90%를 차지하며 가장 늦게 진화한 부분 언어, 사고, 판단, 창조 등 고도의 정신 활동이 이루어짐
	좌뇌(언어뇌) : 오른쪽 몸의 운동 능력, 피부 감각, 계산, 언어, 논리력, 분석력, 기호 뇌량 : 좌뇌와 우뇌를 연결함 우뇌(이미지뇌) : 왼쪽 몸의 운동 능력, 피부 감각, 직관력, 공간력, 예술 감각, 패턴 인식
소뇌	대뇌 뒤편 아래쪽에 있으며 좌우 한 쌍 평형 감각, 근육 운동 조절, 단순한 학습 반응 기억
간뇌	대뇌와 소뇌 사이에 위치
	시상 : 간뇌의 약 5분의 4를 차지하며 모든 감각 정보가 모이는 감각의 대기실 시상하부 : 시상 아래쪽에 위치하며 항상성 유지 (혈압, 체온, 위산 분비 등을 조절) 뇌하수체 : 시상하부 아래쪽에 위치하며 호르몬 분비 조절
중뇌	안구 운동, 홍채 수축 등 눈에 관련된 활동
연수	심장 박동, 호흡, 소화 등 생명 유지에 필수적인 활동
척수	뇌의 가장 아래쪽에 위치하며 가늘고 긴 원기둥 모양 운동신경, 감각신경, 자율신경이 지나가는 통로

뇌의 구조와 기능

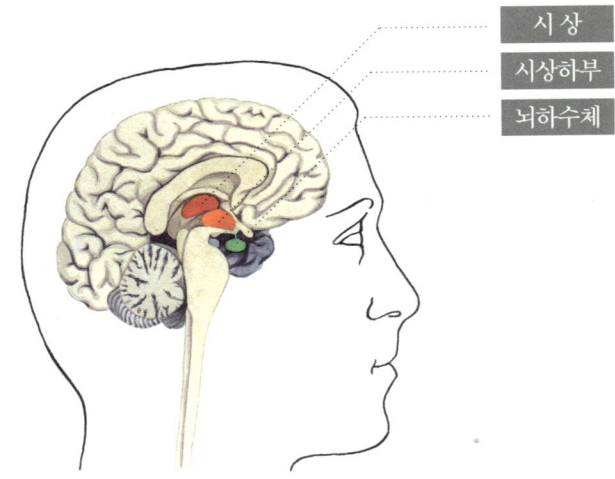
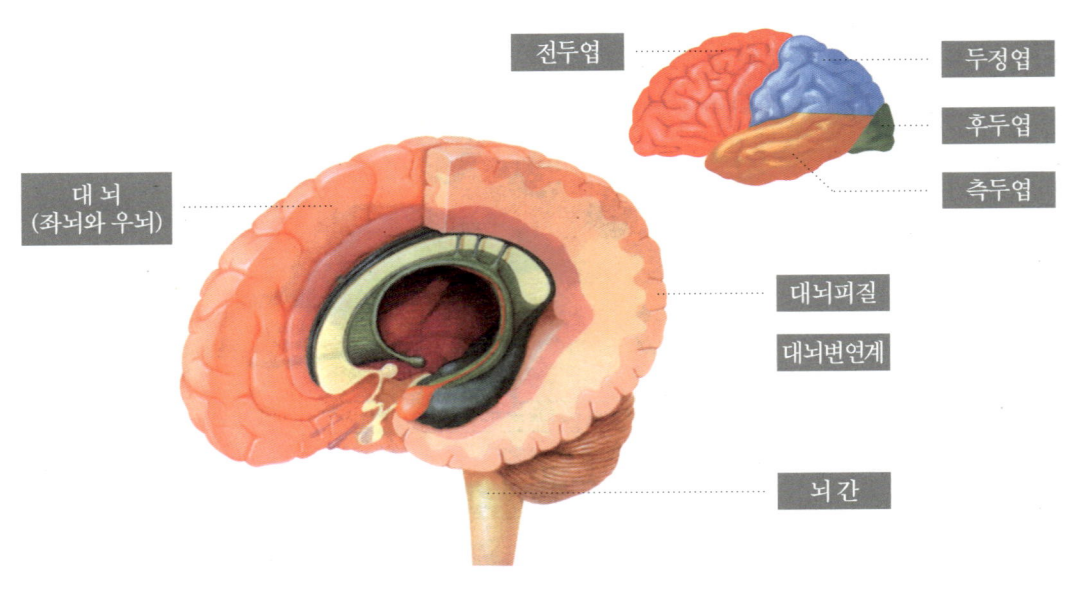

간뇌의 구조(위), 뇌 단면도(아래)

뇌세포와 뇌회로

우리는 약 1천억 개의 뇌 신경세포를 가지고 태어난다. 태어나면서부터 시작해서 매일 평균 약 10만 개씩 잃어가는데, 이 중 5만 개는 대뇌피질 부분에 해당한다. 뇌 기능에 영향을 미치는 여러 가지 화학적·생리적·심리적 요인들에 의해 뇌세포 소실률은 달라진다. 뇌세포를 파괴하는 요인들로는 알코올 및 약물 복용, 장기적인 약물 치료나 스트레스, 우울증, 자극 결핍, 영양 실조, 좌식 생활에서 오는 운동 부족 등이 있다.

하지만 100년을 산 뒤에도 우리는 처음 뇌세포의 96%가 넘는 963억 5천만 개에 달하는 뇌세포를 여전히 보유하고 있는 상태이다. 뇌세포 수가 줄어드는 것은 나이가 들면서 누구나 겪게 되는 일이지만, 뇌의 무게는 나이에 따라 일정한 비율로 감소하거나 증가하지는 않는다. 뇌를 어떻게 쓰느냐에 따라 줄 수도 있고 늘 수도 있다. 뇌세포 수는 줄어드는데 어떻게 뇌의 무게가 늘어날 수 있을까? 뇌를 사용할수록 뇌세포 사이의 연결고리인 시냅스가 새롭게 생성되면서 뇌의 밀도가 증가하기 때문이다.

뇌의 기능을 좌우하는 정보전달망

뇌세포는 뉴런을 기본 단위로 이루어져 있다. 하나의 뉴런은 별 모양의 세포체와 세포체에 달린 잔뿌리 모양의 수많은 수상돌기와 길다란 하나의 축색돌기로 구성된다. 축색돌기는 정보를 보내는 역할을 하고 수상돌기는 정보를 받는 역할을 한다.

한 뉴런의 축색돌기 끝 부분과 다음 뉴런의 수상돌기는 서로 붙어 있는 것이 아니라 2,000분의 1mm정도의 미세한 틈을 두고 떨어져 있는데, 두 신경세포간에 연결이 이루어지는 그 틈을 시냅스라고 부른다. 뉴런에 일정한 크기 이상의 자극이 주어지면 축색돌기 말단에 있는 작은 주머니가 터지면서 신경 전달 물질이라는 화학 물질이 나와 다른 뉴런에 전이되면서 신경세포 간에 정보 전달이 이루어진다.

뇌의 기능을 좌우하는 것은 뇌세포의 수나 뇌의 무게가 아니라, 이들 시냅스들로 이루어진 뇌의 정보전달망이다. 시냅스의 수가 많을수록, 즉 더욱 많은 뇌세포들이 서로 연결되어 있을수록, 그리고 시냅스에서의 신경 전달 물질의 이동이 원활할수록, 즉 뇌세포간의 정보전달이 활발할수록 뇌의 기능이 더욱 좋아진다.

일반적으로 한 개인이 성장하는 동안 3번 정도 시냅스의 수가 극적으로 증가하는 시기가 있다. 처음은 2살 무렵 우리가 막 걷고 말하기 시작할 때이고, 다음은 6살 무렵 읽고 셈하고 쓰는 것을 배우는 때이며, 마지막으로는 12살 무렵 처음으로 추상적 개념을 파악하고 논리적 사고를 시작할 때이다. 이렇듯 시냅스 수의 증가는 주로 학습 및 창조적 행위와 관련 있는데 뇌 중에서도 특히 대뇌피질 부분에서 이루어지게 된다.

뇌회로는 바꿀 수 있다

뇌신경생리학적 용어로 표현하면 지식은 일정하게 형성된 뉴런의 연결방식이며 학습은 그 연결방식의 변화이다. 다시 말해 소프트웨어의 변화가 하드웨어의 변화를 가져오는 것이다. 이것은 하드웨어와 소프트웨어가 긴밀한 관련을 맺고 서로를 변화시키고 서로에게 영향을 주는, 우리의 뇌가 갖는 특징이며, 컴퓨터와 구분되는 중요한 차이점 중의 하나이다. 뇌세포들이 만드는 이러한 연결망이 회로다.

뇌회로는 에너지가 흐르는 길이면서 동시에 정보가 처리되는 패턴이다. 우리가 세계를 이해하고 해석하는 틀을 제공하는 세계관이나 고정관념들도 해부학적인 차원에서는 고정된 뇌회로의 형태를 갖는다. 우리가 경험하는 수많은 정보는 뇌 속에 지식이나 기억이라는 형태로 저장된다. 어릴 때부터 뇌 속에 축적되어 온 정보의 내용에 따라 고유한 뇌회로가 형성되는데 수많은 정보 중에서 뇌회로의 구조에 결정적인 영향을 미치는 것은 삶의 가치체계에 대한 정보이다. 삶에서 가장 중요한 가치를 어디에 두느냐에 따라 그 가치를 실현하기 위한 방향으로 뇌회로가 만들어지는 것이다.

주목할 만한 것은 뇌에 어떤 정보를 넣어주느냐에 따라 뇌회로가 바뀔 수 있다는 사실이다. 존재의 본질적인 차원에서 나오는 높은 수준의 정보를 접하면 뇌회로의 근본 구조 자체가 바뀐다. 뇌회로의 변화는 의식의 변혁을 의미하는 것으로, 뇌 전체의 회로가 바뀔 만큼의 근본적인 의식의 변혁을 우리는 흔히 깨달음이라는 말로 표현한다. 뇌호흡에서 다루는 뇌회로 변화의 가장 궁극적인 방향은 가아에 뿌리를 둔 회로에서 진아, 즉 영혼에 뿌리를 둔 회로로 바꾸는 것이다. 뇌회로의 뿌리가 생명의 뿌리인 진아에 연결될 때 뇌 속에 잠들어 있는 무한한 잠재력이 깨어나기 시작한다.

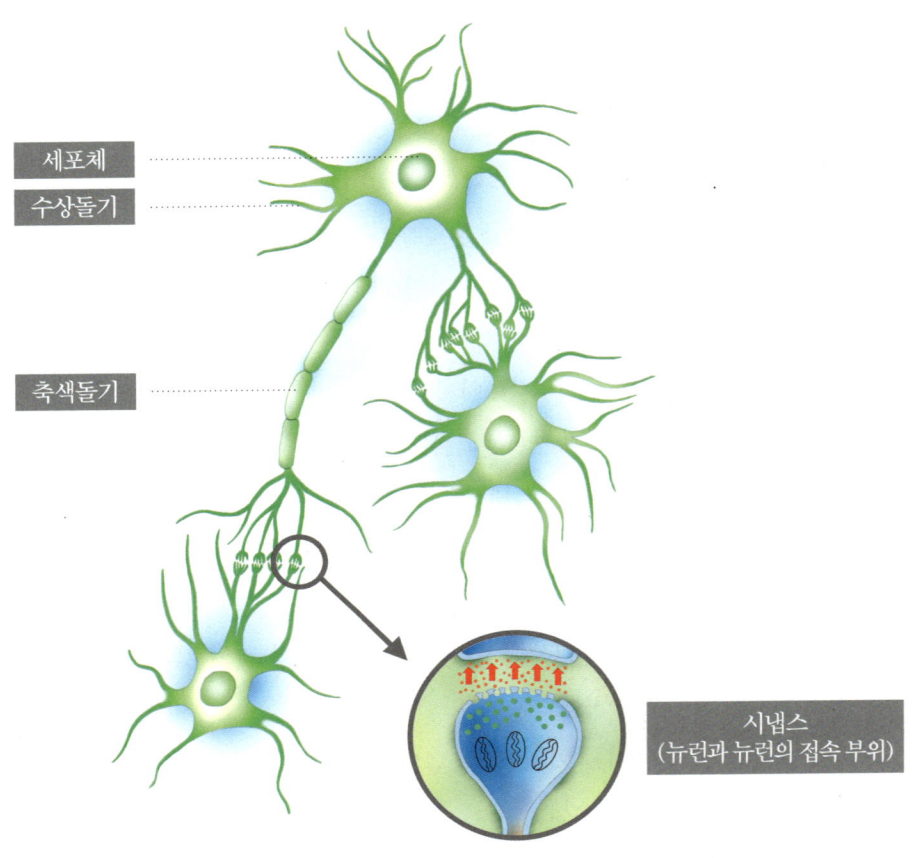

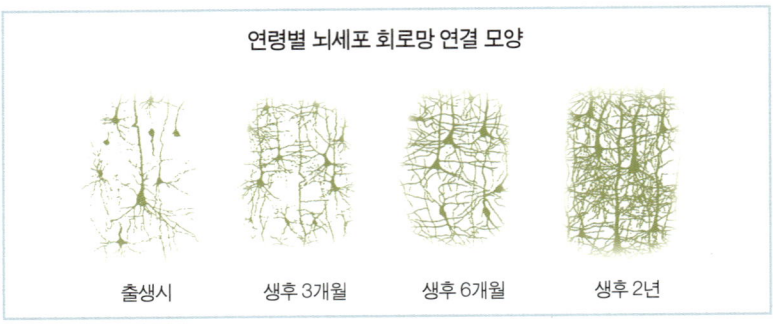

신경세포와 시냅스

뇌의 3층 구조

　도마뱀도 개도 사람도 모두 뇌를 가지고 있는데, 뇌의 어떠한 특징이 사람을 사람이게 하는가? 인간의 뇌는 끊임없이 진화를 거듭해 왔고 지금도 진화하고 있다. 뇌는 동물이 상당히 고등한 단계에 이르러서야 생겨났으며 동물의 진화와 함께 급격하게 발달한 기관이다. 이러한 진화의 정점에서 뇌가 기형적으로 거대하고 비대해진 동물인 인류가 생겨났다.

　낙지나 오징어, 곤충 등의 뇌는 신체 여기저기에 분산되어 있다. 그러다가 척추동물의 단계가 되자 온몸에 흩어져 있던 작은 뇌가 등 쪽으로 모이게 되면서 척추 속에 있는 척수라는 한 가닥의 커다란 뇌를 만들게 된다. 그리고 그 척수의 앞 끝부분이 더욱 비대하게 되어 마침내 뇌다운 뇌가 만들어지게 되었다.

　파충류 단계를 거치면서 뇌간, 포유류 단계를 거치면서 구피질, 영장류 단계를 지나면서 신피질이 차례대로 진화해 현재와 같은 3층 구조로 된 인간의 뇌가 만들어졌다. 인간이 태어나면 진화 단계와 같은 순서를 밟으며 뇌가 발달한다. 즉 수정 6주부터 뇌가 분화하면서 가장 먼저 뇌간 부위가 완성되고 태어나서 3년 동안은 구피질이 우선 발달하며 이를 바탕으로 신피질이 발달하는 것이다. 이처럼 각기 다른 진화 단계의 특징을 반영한 뇌의 3층 구조가 상호작용을 하면서 사람을 사람답게 만든다.

생명의 관리자 뇌간

뇌의 세 층 가운데 가장 안쪽에 있는 층이 뇌간이다. 뇌간은 파충류의 진화 단계에서부터 생긴 것으로 호흡과 순환, 소화, 생식 등 기본적인 생명 기능을 관장한다. 우리가 음식을 먹을 때 씹는 감촉과 맛을 느끼고 그 느낌에 대해 좋다, 나쁘다를 판단하는 것은 신피질의 관리 영역이지만, 음식물이 목구멍을 넘어가는 순간 그것은 뇌간의

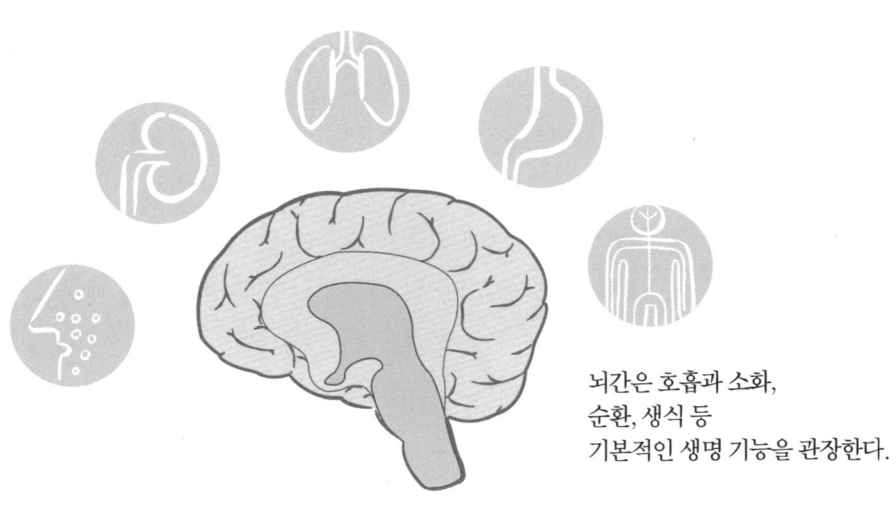

뇌간은 호흡과 소화,
순환, 생식 등
기본적인 생명 기능을 관장한다.

뇌간의 기능

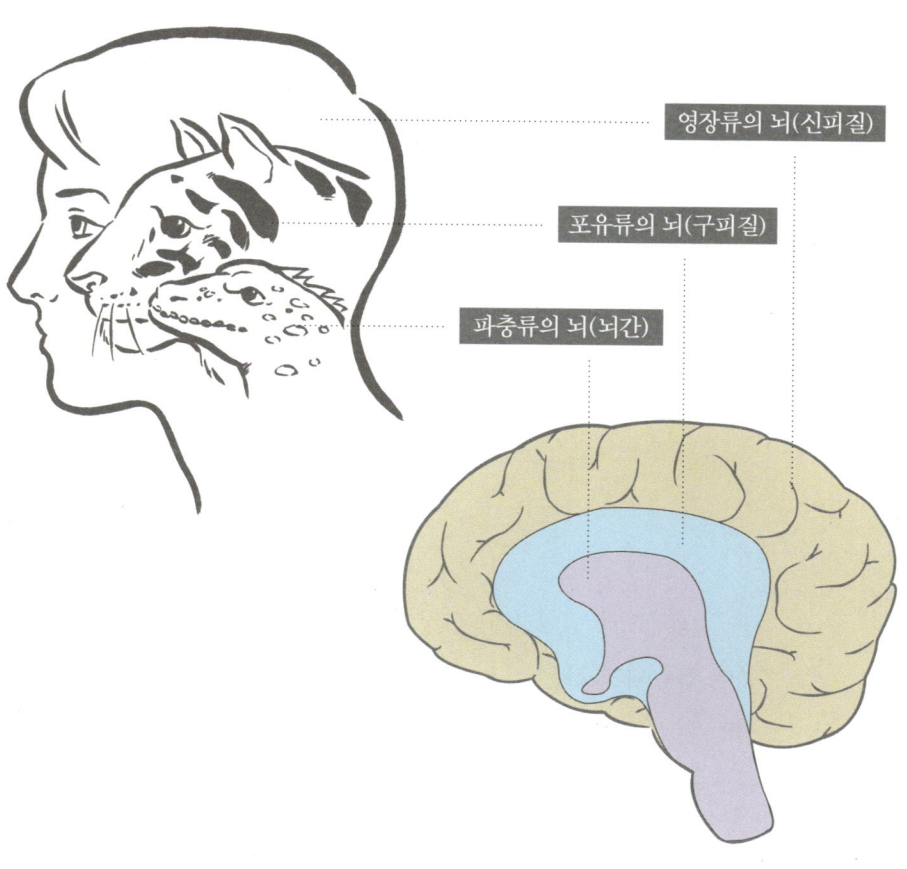

뇌의 3층 구조	진화 단계	역할	속성
신피질 (대뇌피질)	영장류	사고·판단·지각	개체성
구피질 (대뇌변연계)	포유류	감정 반응	집단성·종동일성
뇌간 (뇌줄기)	파충류	생명 활동·자연 치유력	전체성·보편성

뇌의 3층 구조와 기능

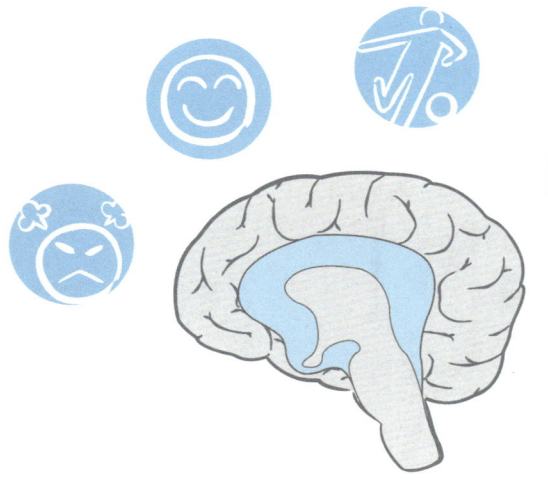

구피질은 다양한 감정 반응과 운동 신경을 관리한다.

구피질의 기능

관리 영역으로 넘어간다. 위장에서 위액이 분비되고 소장에서 영양분이 흡수되게 하는 것은 모두 뇌간의 역할이다. 뒷부분에서 다루겠지만 뇌간은 뇌호흡의 중요한 관심 영역의 하나로서 우리는 뇌호흡 수련의 극점에서 뇌간과 다시 만나게 된다.

감정의 왕국 구피질

뇌간의 윗부분을 감싸고 있는 구피질(대뇌변연계)은 포유류의 진화 단계에서부터 생긴 것으로 운동신경과 다양한 감정반응 기제들을 관리한다. 예를 들어 개는 자기보다 기운 센 상대를 만나면 꼬리를 내리고 겁을 내며, 반가움이나 친밀감의 표시로 꼬리를 흔들기도 한다. 이러한 포유류의 감정적 반응들이 바로 구피질에서 나온다.

도망과 응전(flight, fight)이라는 포유류의 일반적인 위기 대응양식이 나오는 것은 포유류가 구피질을 가지고 있기 때문이다. 구피질에서 만들어지는 '두려움'의 수위가 도망과 응전을 결정한다. 역사적으로 이러한 반응기제가 없는 수많은 파충류가 멸종된 사실로부터, 구피질의 이러한 반응기제는 진화 과정에서 매우 유용한 것이었음을 알 수 있다. 두려움이 있기 때문에 살아 남을 기회를 그만큼 더 많이 가진 것이다.

우리가 구피질의 기능을 제대로 쓸 수만 있다면 감정에 끌려 다니는 것이 아니라 감정의 에너지를 필요에 따라 만들어 내고 목적에 맞게 사용할 수 있게 된다. 뇌호흡에 있어서 구피질의 기능을 제대로 활용하기 위한 가장 빠르고 쉬운 훈련 방법은 '많이 웃고 잘 노는 것'이다.

사고의 근원지 신피질

대뇌 바깥 부분을 둘러싸고 있는 신피질에서는 언어 활동을 토대로 기억하고 분석하고 종합하고 판단하고 창조하는 인간 고유의 두뇌 활동이 이루어진다. 신피질은 영장류가 출현하면서부터 형성된 것이지만, 현재 인간의 뇌처럼 신피질이 고도로 발달하게 된 것은 훨씬 이후의 일로서 언어의 사용과 밀접한 관련이 있다고 한다. 그리고 보면 우주 진화의 긴 역사에 비추어 볼 때 흔히 영원한 진리라고 여겨지는 종교나 사상 그리고 과학도 신피질의 활동 결과로 생겨난 비교적 최신의 정보들이고 우주의 뉴스 News 들인 셈이다.

신피질은 사람에게만 특히 발달했기 때문에 '인간의 뇌'라는 별명을 갖고 있다. 신피질에 저장된 종교나 도덕을 중심으로 한 여러 가

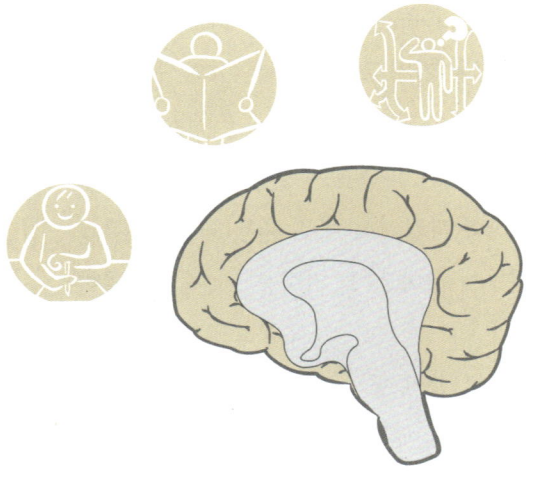

신피질에서는 언어 활동을 토대로 기억, 분석, 종합, 판단 등 인간 고유의 두뇌 활동이 이루어진다.

신피질의 기능

지 규범적 관념들은 구피질의 감정을 억제하고 뇌간의 본능적 욕구가 사회적으로 허용된 방식으로 충족되도록 조절한다. 사회의 일원으로 살아가는 한 신피질의 합리적인 지시를 무시할 수는 없지만 구피질의 본능적 욕구와 감정적 욕구는 살아 있다는 증거이므로 억제하지만 말고 적당한 리듬을 타고 해소시킬 필요가 있다. 자연스러운 두뇌의 생리를 무시한 채 신피질에 새겨진 관념에 억지로 자기 자신을 맞추려고만 하면, 구피질이 스트레스를 받아 정서적 안정을 잃게 되고, 구피질이 계속 스트레스를 받으면 결국 뇌간까지 영향을 미쳐 기본적인 생명 활동에까지 장애를 가져오기도 한다.

신피질이 진화 과정에서 특히 중요한 의미를 갖는 것은 신피질이 수행하는 두 가지 중요한 특성, '성찰'과 '창조'의 기능 때문이다. 신피질이 있기 때문에 우리는 자신이 누구인가를 자문하고 자신을 돌아보는 '성찰'을 하며, 자신의 내면의 욕구를 현실화하는 '창조' 활동을 할 수 있다. 전자의 기능이 종교나 철학 혹은 명상의 형식으로 발전해 온 반면 후자는 주로 기술문명의 발달로 나타났다.

인류가 지구에 존재하는 수많은 생명체 가운데 지금과 같은 진화의 정점에 이를 수 있었던 것은 바로 신피질의 이러한 특성 때문이었다. 그리고 그 결과 우리는 '만물의 영장'이라는 이름으로 인류가 지구에 대해 배타적 소유권을 가지고 있으며 자연을 지배하고 있다는 위험하고도 오만한 생각을 하기도 한다.

하지만 우리는 신피질이 과연 진화 과정에서 유용한 것인지 아직 판명되지 않았다는 사실을 잊지 말아야 한다. 우리의 문명이 자신이 가진 힘을 주체하지 못해 스스로를 파괴할지도 모르는 서툴고 거친 사춘기를 지나, 지구상에 조화로운 생명 공동체를 이룩했을 때 우리는 신피질이 유용했다고 말할 수 있다.

인간은 신피질 활동의 최근 성과물인 소립자물리학과 유전자 공학의 발전을 통해 스스로를 파괴할 수 있는 힘과 자기와 닮은 생명체를 만들어낼 수 있는 힘을 동시에 가지게 됨으로써 이제 마지막 테스트에 접근하고 있는 것으로 보인다. 만약 이 테스트에서 신피질이 자기 파괴적이며 진화 과정에서 유용하지 못한 것으로 판명된다면 그 결과를 지켜보는 것은 우리가 아니라 의연한 지구뿐일 것이다.

뇌간의 놀라운 힘

다시 뇌의 가장 깊숙한 곳에 있는 뇌간으로 돌아가 보자. 뇌의 마지막 성역인 뇌간은 아직 미지의 영역이지만 그 놀라운 기능에 대해서는 흥미로운 몇 가지 사례들이 알려져 있다. 뇌간은 생명을 직접 관리하기 때문에 신피질의 변덕과 오판에 영향을 받지 않도록 기능적, 구조적으로 분리되어 있다. 예를 들어 삶의 의욕을 잃어버린 어떤 사람의 신피질이 죽고 싶다는 생각을 한다고 해서 호흡을 담당하는 뇌간의 연수에서 숨을 멈추어 버리면 어떻게 되겠는가?

생명 그 자체를 보호하기 위해 각 층은 서로 정보 전달을 하고 영향을 주고받으면서도 서로의 영역을 함부로 넘나들지 못하도록 되어 있다. 따라서 아주 특별한 경우가 아니고서는 신피질은 뇌간에서 이루어지는 체온, 심장 박동, 혈압 등 생명 유지에 필요한 기본적인 기능에 마음대로 관여할 수 없다

신피질에서는 시간, 공간, 모양, 냄새, 맛, 무게, 온도 등 여러 가지 항목에 관한 판단을 내리는데, 현재까지 알려진 바로는 약 52가지의 판단 기능이 있다. 이 모든 판단 기능이 모두 '참'이라고 판단한 정보, 다시 말해 0.01%의 의심도 없는 100%의 확실한 판단이라야 뇌간에 접근할 수 있다.

깊은 최면 상태에서 손바닥에 보통 동전을 올려놓고 '지금 당신의 손 위에 뜨거운 동전이 있습니다.'라는 암시를 주면 실제로 화상으로 인한 것과 같은 물집이 생긴다. 최면 상태에서는 신피질의 모든 판단 기능이 차단되어 주어진 암시를 그대로 뇌간까지 전달하기 때문에 일어나는 현상이다. 생명을 유지하는 기능을 맡은 뇌간은 일단 어떤 정보가 자신에게 도달하면 그 정보를 100% 그대로 받아들이기 때문에 실제 화상을 일으킬 정도의 자극이 주어졌을 때와 똑같은 방식으로 반응하게 된다.

뇌간의 기능과 관련해서 흥미로운 신문 기사가 있다. 반신불수의 중풍 환자들이 모여 있는 병실에 어느 날 커다란 뱀 한 마리가 들어왔는데, 평소 몸을 움직이지 못해 화장실 출입도 못하던 환자들이,

뱀을 본 순간 벌떡 일어나 병실 밖으로 달음박질쳤다는 내용이다. 생명의 위기에 처한 순간 그들은 자신들이 움직이지 못한다는 사실을 순간적으로 잊어버린 것이다.

이것을 뇌간과 신피질 사이의 정보 전달 관계로 설명하면, 뱀을 본 순간 환자들의 신피질은 자신이 움직일 수 있다는 사실에 대해 전혀 의심하지 않았고, 이러한 100%의 긍정적인 정보가 뇌간의 잠재능력을 일깨운 것이다.

창조주의 깊은 배려

뇌간의 에너지가 터져 나오면, 이렇듯 초인적인 힘이나 기적적인 치유가 일어나기도 하는데, 왜 우리는 뇌간의 그러한 기능들을 우리 마음대로 활용할 수가 없을까? 우선 그전에 다음과 같은 질문을 던져 보자.

'나는 내가 의도한 대로 생각할 수 있는가?'
'나는 내가 의도한 대로 느낄 수 있는가?'

일반적으로 우리의 생각이나 상상, 감정은 우리 마음대로 되지는 않는다. 사실 우리가 생각한다기보다는 마음의 작용에 우리가 끌려 다닌다는 표현이 더 정확한지도 모른다. 만약 이러한 상태에서 신피질이 뇌간에 접촉하여 뇌간의 무한한 기능과 에너지를 마음대로 사용할 수 있게 되면 어떻게 될까? 나쁜 뜻이 없다 할지라도 마음을 마음대로 쓰는 법을 모르기 때문에, 뇌간의 기능과 에너지로 자기 자신의 몸과 마음에, 그리고 다른 사람에게 해악을 끼칠 수도 있을 것이다. 이렇게 보자면 신피질의 활동이 직접적으로 뇌간에 영향을 미치지 못하도록 한 것은 창조주의 깊은 배려인 셈이다.

뇌호흡 수련을 통해 생각을 바르게 하고 감정을 고요하게 가라앉히면 뇌간의 기능과 에너지를 제대로 사용할 수 있는 지혜와 힘을 갖게 된다. 뇌간의 힘을 자유롭게 사용할 수 있게 되면 우리 안의 자연 치유력을 우리 의도대로 활용할 수 있다. 또한 무한한 생명의 잠재력을 일깨우고 확인하는 과정에서 뇌의 기능도 극대화된다.

의심과 두려움을 넘어 뇌간에 이르는 길

앞서 뇌간은 우리 몸에 깃들인 생명의 관리자이기 때문에 외부의 부정적인 영향, 특히 우리 마음의 변덕과 오판으로부터 영향받지 않도록 몇 겹의 방어막으로 보호되고 있다는 점을 이야기하였다. 그 가운데서도 가장 중요한 두 가지는 의심과 두려움이다. 의심은 신피질의 방어막이며 두려움은 구피질의 방어막이다.

의심이 자신의 삶에서 어떤 역할을 해 왔는지 잠시 생각해 보자. 의심은 때로 도전의 순간에 발목을 잡기도 하지만 수많은 위험을 피하고 위기를 넘어설 수 있도록 우리를 보호해 온 생명의 보호자이기도 하다. 두려움도 마찬가지다. 두려움은 평생 동안 우리와 동행하며 우리를 위험으로부터 지켜 온 인생의 친구이며 수호자이다. 두려움이 없었다면 지금껏 자신이 생명을 유지할 수 있었을지 한번 자문해 보라.

신피질의 의심과 구피질의 두려움은 우리의 의식이 충분히 자라 우리 내부의 생명의 힘을 스스로 주관할 수 있을 때까지 우리를 지켜 온 수호천사인 것이다. 뇌간에 이르는 길, 그것은 우리의 수호천사이며 오랜 친구인 의심과 두려움을 떨쳐내고 가는 길이다.

밝은 지성과 힘있는 기쁨

의심을 넘어서게 하는 것은 믿음이 아니라 앎이다. 이치가 밝아지면 의심은 저절로 사라진다. 믿음에서 앎으로 넘어가는 과정은 약 600년 전 한 천문학자를 통해 '그래도 지구는 돈다' 라는 말로써 예시되었다. 의심은 알지 못하고 보지 못해서 당할 수 있는 위험으로부터 우리를 보호하기 위한 것이다. 바로 보고 바로 알게 되면 의심은 불필요하게 되어 애쓰지 않아도 스스로 사라진다. 의심으로부터 자유로울 때 우리는 생각에 끌려 다니는 것이 아니라 의도한 대로 생각할 수 있다.

두려움은 의심보다 더 오래, 더 가까이에서 우리와 동행하고 우리를 지켜 온 수호자이다. 구피질에서 일어나는 모든 감정적 반응은 궁극적으로 두 가지, 사랑과 두려움으로 단순화된다. 그리고 이 두 가지의 상호작용에 의해 수용과 거부, 나아감과 물러섬 등 인간의 기본적인 행동 양식이 결정된다. 사랑의 에너지가 나누고 어울리고 놀고 싶어하는 것으로 표현된다면, 두려움의 에너지는 피하고 숨고 싸우려는 것으로 나타난다. 이처럼 존재 자체에 깊이 뿌리박은 두려움을 어떻게 넘어설 수 있을까?

우리가 분노할 때 두려움은 한 걸음 물러서고, 용기를 낼 때 두려움은 두 걸음 물러선다. 하지만 필요로 할 때면 언제라도 달려와 우리를 보호하기 위해 여전히 우리를 지켜보고 있다. 두려움이 녹아 내리기 시작하는 것은 우리가 기뻐할 때이다. 두려움과 두려움에서 비롯된 모든 부정적인 감정은 기쁨의 힘에 의해 녹아 내린다. 기쁨의 힘으로 두려움을 넘어섰을 때 우리는 구피질의 기능을 완전히 쓸 수 있게 되고, 느낌과 감정에 끌려 다니는 것이 아니라 의도한 대로 느낄 수 있게 된다.

기쁨의 에너지를 생산하는 '웃음'과 '놀이'가 뇌호흡 수련에서 중요한 부분을 차지하는 것은 바로 이러한 이유에서이다. 많이 웃고 잘 놀면 그 기쁨 속에 두려움은 녹아 내리고 구피질의 저항은 사라진다. 명쾌한 지성과 힘있는 기쁨으로 의심과 두려움을 넘어섰을 때 우리는 비로소 창조의 맥박이 고동치는 생명의 근원, 즉 뇌간에 가 닿을 수 있고 그 환희를 체험할 수 있는 것이다.

신피질의 발달은 우리에게 성찰하고 창조하는 능력을 가져다 주었다. 그리고 창조의 능력은 인간을 포함한 모든 생명체의 생사를 좌우할 만한 정보와 에너지로 우리를 무장시켰다. 이제 우리는 인류 의식의 성장과, 무엇보다도 우리 자신의 생존을 위해 성찰의 능력으로 우리 자신을 깊이 살피고, 우리 안에 깃든 생명의 실체를 만날 때가 되었다. 그렇게 될 때 우리는 그 깨달음을 바탕으로 이 지구상의 모든 생명체가 큰 질서와 조화 속에 어울려 사는 생명의 공동체를 건설할 수 있을 것이다. 뇌호흡은 이 장대하고도 아름다운 여행의 길잡이이다.

뇌호흡과 뇌의 3층 구조

이러한 뇌의 3층 구조와 관련하여 뇌호흡은 각 층이 가진 본연의 기능을 충실하게 하도록 돕는다. 우리는 뇌호흡을 통해 성찰하고 창조하는 신피질의 정신능력을 개발할 수 있다. 또한 구피질의 기능을 제대로 쓰는 법을 익혀 감정에 끌려다니는 것이 아니라 감정의 에너지를 잘 조절하여 풍부한 감성과 조화로운 정서를 가진 사람이 될 수 있다.

뇌호흡을 통해 생각을 바르게 하고 감정을 고요하게 함으로써 우리는 뇌간이 가진 기능과 에너지를 바르게 사용할 수 있는 힘과 지혜를 얻게 된다. 뇌간을 사용하는 법을 익히면 우리 안의 자연 치유력을 충분히 활용할 수 있게 되며, 뇌간이 가진 무한한 생명력을 만날 수 있다.

뇌호흡을 통해 우리는 뇌의 모든 기능을 통합적으로 사용하는 힘과 능력을 갖게 된다. 뇌호흡을 통해 우리는 뇌간의 원초적인 생명력, 구피질의 감성, 신피질의 창조성을 통합적으로 사용할 수 있게 되고, 우리의 뇌는 이상적인 파워브레인이 된다.

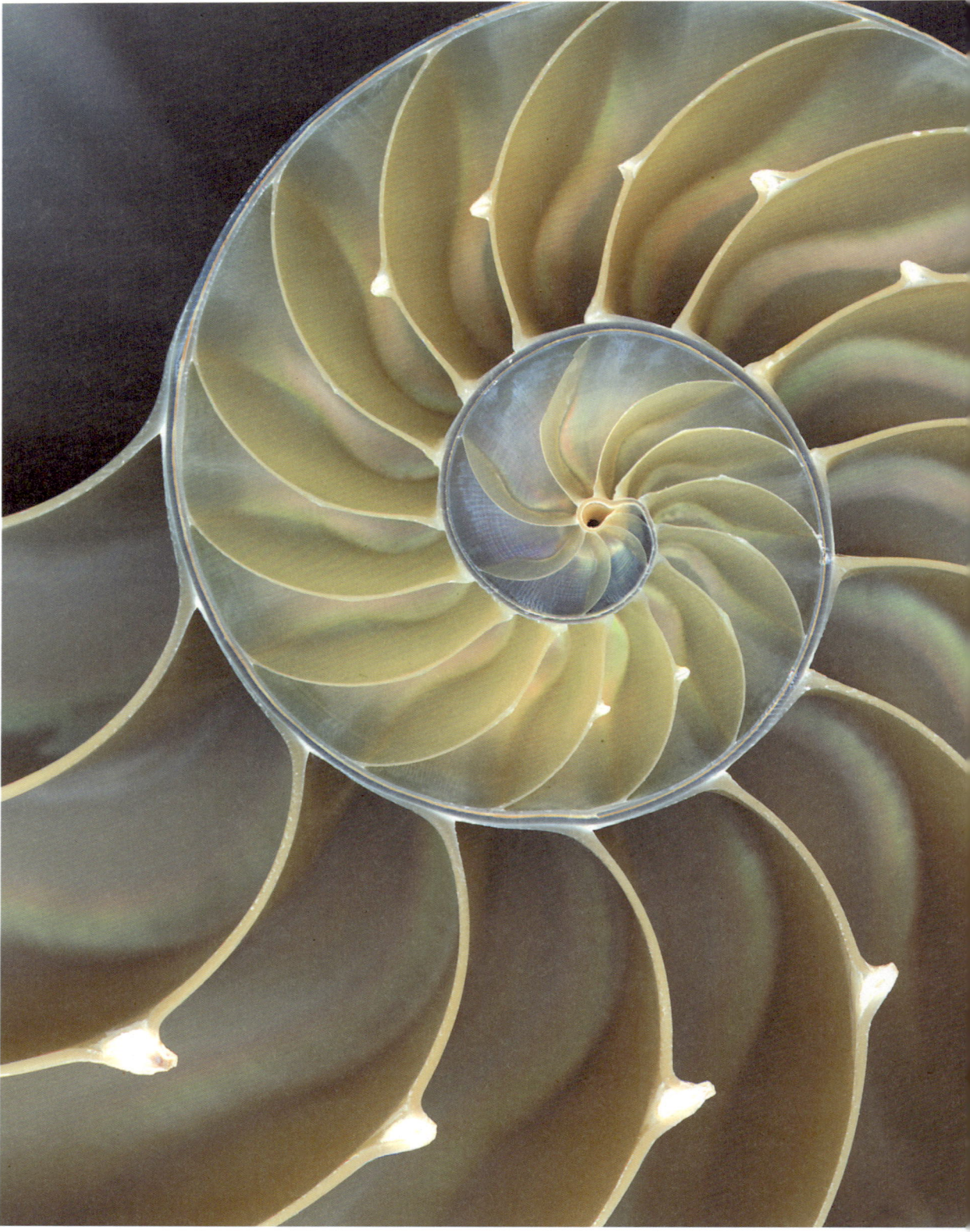

뇌호흡의 원리

이론편 3

뇌호흡의 운동은 볼텍스vortex이다.
볼텍스는 3차원의 나선 운동으로 우주 만물의 근원적인 운동 패턴이며 존재 리듬이다.

기에 대한 이해

1. 기, 몸과 마음을 연결하는 고리

뇌호흡은 파워있는 뇌를 만들기 위해 기 에너지를 이용하는 의식적인 호흡법이다. 그러므로 뇌호흡을 하기 위해서는 기본적으로 기 에너지를 느끼고 활용할 줄 알아야 한다.

기는 물질적인 몸과 정신적인 마음 사이를 연결하는 고리이다. 기는 무엇으로도 가둘 수 없는 자유로운 생명 자체이고 생명의 흐름이다. 기는 뭉쳐지면 물질이 되고 생명이 되고 형상이 되고 사물이 된다. 기가 끊임없는 흐름 속에서 뭉쳤다 흩어지며 모든 존재, 모든 생명 현상을 빚어낸다. 우리가 보고 있는 어떤 것도 변화하지 않는 것은 없다. 생겨나고 머물다가 사라진다. 우리 주위의 모든 사물들뿐만 아니라 인간 개개인도 기의 흐름이 만들어 내는 일시적인 생명 현상이다.

우리 자신과 주위의 모든 것이 끝없는 변화의 흐름 속에 함께 흐르고 있지만 감각이 깨어 있지 않으면 변화와 흐름을 느낄 수 없고, 사물 속을 흐르는 에너지의 끊임없는 진동도 느낄 수 없다. 그러나 기를 느끼는 감각이 깨어나면 생명의 섬세한 결을 느낄 수 있고, 그 속에 흐르는 에너지의 흐름을 느낄 수 있게 된다. 사실 에너지의 미세한 흐름을 느낄 수 있는 감각은 모든 생명체가 다 가지고 있다. 다만 인간은 언어와 이성에 의존하고 말초적인 오감의 자극에 집착함으로써 그러한 섬세한 감각이 둔해진 것뿐이다.

기는 원래 어디에나 누구에게나 있는 것이므로 막혀 있는 곳을 열면 저절로 통하게 되고, 잠들어 있는 감각을 깨우면 누구나 느낄 수 있는 것이다. 그 과정에서 몸과 마음도 건강을 되찾고 활기를 띠게 된다. 기를 느끼는 감각을 터득하고 기를 다스릴 줄 알게 되면 자신의 몸과 뇌를 보다 효율적으로 활용할 수 있게 된다. 또한 에너지를 타고 전해지는 모든 정보를 활용할 수 있게 된다. 기적인 교류 속에서 영적인 교류가 이루어진다.

마음에 의해 발생하는 에너지, 진기

기 에너지는 인간의 몸 속에서 원기元氣, 정기精氣, 진기眞氣의 세 가지 유형으로 나뉜다. 원기는 태어날 때부터 가지고 있는 에너지이며 정기는 음식물의 섭취와 호흡을 통해 얻는 에너지이다. 진기는 정신 집중과 깊은 호흡 수련을 통해 생긴다. 원기와 정기가 마음을 집중하지 않아도 발생하는 에너지인데 반해 진기는 정신 집중을 통해서 발생하는 에너지이다. 뇌호흡에서 활용하는 에너지는 바로 이 진기이다.

진기는 마음에 의해 발생하는 에너지이므로 마음의 상태에 따라 그 수준이 달라진다. 긍정적인 사고와 감정은 긍정적인 에너지를 만들어 온몸에 좋은 에너지가 흐르게 한다. 에너지의 흐름이 좋아지면

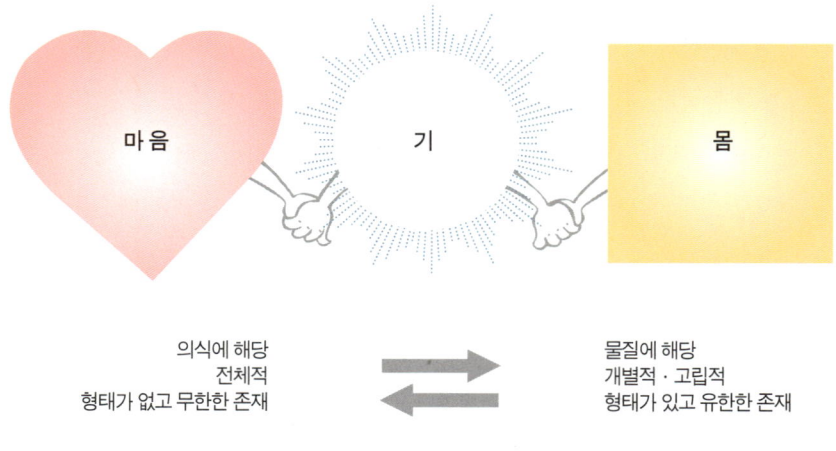

몸·기·마음의 관계

뇌가 유연해지고 뇌파가 안정된다. 부정적인 감정과 생각은 진기의 흐름을 저해한다. 진기의 흐름이 막힐 때 뇌는 경직되고 뇌파도 불안정해진다.

2. 기가 흐르는 길, 경락과 경혈

우리 몸에는 크게 세 가지 연결망이 있다. 잘 알려진 두 가지 연결망은 혈관과 신경이다. 혈관을 통해서 영양분이 흐르고, 신경을 통해서 정보가 흐른다. 혈관을 수도관에 비유한다면, 신경은 전화선에 비유할 수 있다.

그런데 두 개의 수조를 파이프로 연결했다고 해서 물이 저절로 흐르지는 않는다. 물이 흐르기 위해서는 동력이 필요하다. 마찬가지로 전화 두 대가 전선으로 이어져 있다고 해서 정보가 저절로 흐르지는 않는다. 정보가 흐르기 위해서도 동력이 필요하다. 우리 몸에 피와 정보를 돌리는 동력원, 그 에너지가 바로 기이다.

우리 몸 내부를 흐르는 기의 통로를 경락이라고 하는데, 이것이 바로 잘 알려져 있지 않은 세 번째 연결망이다. 그러나 신경이나 혈관과는 달리 경락은 고정된 통로가 아니라 에너지의 흐름을 말한다. 혈관 안에서 피가 흐르듯이 경락 안에서 에너지가 흐르는 것이 아니라, 에너지의 흐름 자체가 경락을 형성하는 것이다.

경락을 통해 흐르는 것은 에너지만이 아니다. 경락은 정보가 흐르는 통로이기도 하다. 물론 우리 몸에서 정보 전달을 주로 하는 연결망은 신경이다. 그러나 신경을 통해 전달되는 정보와 경락을 통해 전달되는 정보는 성격이 서로 다르다. 신경을 통해 전달되는 정보가 혈압, 맥박, 체온 등의 정량적定量的 정보라면, 경락을 통해 전달되는 정보는 기분이나 느낌 등의 정성적定性的 정보이다.

신경을 통한 커뮤니케이션이 낮에 사무실에서 문서를 통해 처리하는 공식적인 교류라면, 경락과 기를 통한 커뮤니케이션은 저녁에 차를 마시면서 대화 사이의 침묵과 느낌으로 서로를 알아가는 비공식적인 교류에 비교할 수 있다. 삶의 바탕을 유지해 주고 원활하게 돌아가도록 해 주는 것은 겉으로 드러나지 않는 비공식적인 교류이다. 물 아래 잠긴 90%의 빙산이 있기 때문에 10%의 빙산이 물 위에 떠 있을 수 있는 것처럼. 우리 몸의 비공식적인 커뮤니케이션을 맡고 있는 것, 기분과 느낌 등의 정보를 전해 주는 것이 바로 기의 흐름이고 경락이다.

기를 기차에 비유하고 경락을 철도에 비유한다면, 그 경락 중간 중간에는 철도역에 비유할 수 있는 혈이 있다. 혈은 구멍이라는 뜻인데, 기는 주로 혈을 통해 우리 몸의 안팎을 드나든다. 또한 기가 경락을 흐를 때는 혈에서 잠시 머무르며 우주 에너지와 교류하고 혈 자리 근처의 내부 기관에 에너지를 전달한다. 우리 몸에는 365개의 혈과 12개의 경락이 있다.

혈이 열려 있고 기가 경락을 통해 잘 흐르면 온몸에 에너지가 고루 순환되어 뇌도 최적의 상태를 유지하게 된다. 반면 혈과 경락이 막히면 에너지가 제대로 공급되지 않아 몸 전체와 뇌의 기능도 따라서 저하되고, 심하면 병이 들게 된다.

머리의 주요 혈자리

다음은 뇌호흡 수련에 필요한 머리의 주요 혈자리이다. 이 혈들은 매우 기본적인 것이므로 위치를 숙지해두는 것이 좋다.

- **백회**百會 : 머리 맨 위, 즉 정수리에 위치한다. 머리 위로 양쪽 귀 끝을 잇는 선과 척추와 코를 잇는 선을 그었을 때 두 선이 교차되는 지점이다. 백 가지 경락이 만나고 교차한다는 뜻으로 수련을 통해 감각이 회복되고 마음이 열리면 이곳으로 우주의 에너지가 흘러들어오게 된다.
- **전정**前頂 : 백회 앞 4~5cm에 위치하며 정수리의 앞에 있는 혈이라는 뜻이다. 백회와 마찬가지로 우주 에너지가 잘 흘러 들어오는 곳이어서 백회를 대천문大天門, 이곳을 소천문小天門이라고 부른다.
- **인당**印堂 : 양 눈썹 사이 바로 위의 오목한 곳에 위치한다. 제3의 눈이라고도 불리며 이 혈의 기능이 가동되면 투시력 등의 잠재능력이 발현된다.

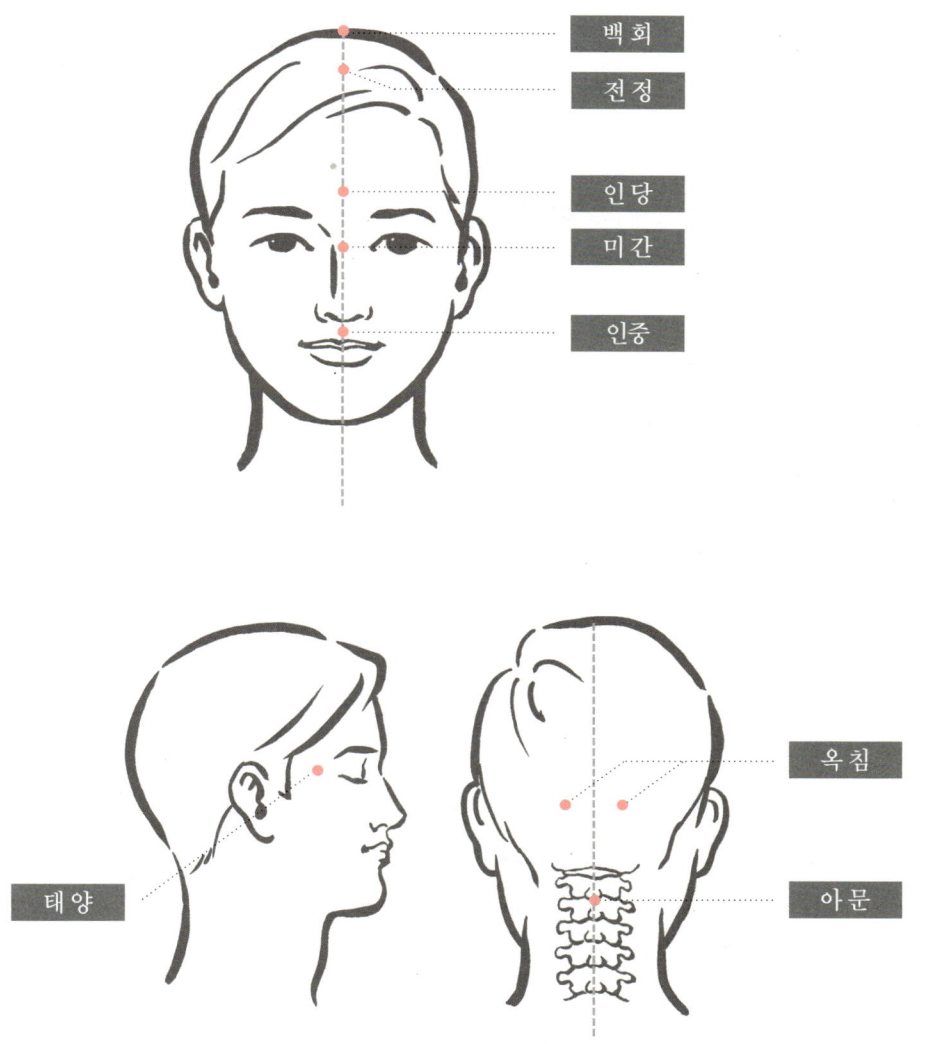

머리의 주요 혈자리

미간眉間 : 양 눈 사이 콧마루가 쑥 꺼진 지점에 위치한다.
태양太陽 : 관자놀이에 위치한다.
아문亞門 : 제1경추와 제2경추의 사이에 위치한다. 목과 머리가 만나는 부분의 정중앙 오목한 곳에 위치한다. 아는 벙어리라는 뜻이며 이곳이 막히면 언어 장애를 일으킨다.
옥침玉枕 : 뒷머리의 정중앙 아래쪽에 돌출한 곳이 있는데 이 곳에서 각각 좌우로 2.5cm 정도 떨어진 곳에 위치한다.

3. 뇌호흡과 단전시스템

'단전'이란 '기운의 밭'이라는 뜻으로 몸의 에너지가 합성되고 저장되는 곳을 의미한다. 해부학상으로 눈에 보이지는 않지만 수련이 깊어지면 누구나 몸 안의 에너지 시스템인 단전을 느낄 수 있다.

우리 몸에는 내단전內丹田 3개와 외단전外丹田 4개, 모두 7개의 단전이 있다. 7개의 단전은 주위에 연결된 혈들과 함께 하나의 시스템을 이루고 있는데 이를 단전시스템이라고 한다.

아랫배에 있는 하단전下丹田, 가슴 부위의 중단전中丹田, 머리 쪽의 상단전上丹田을 가리켜 내단전이라 하고, 양 손바닥의 장심掌心과 양 발바닥 용천勇泉을 합한 4개를 외단전이라고 한다. 그냥 단전이라고 할 때는 보통 하단전을 의미한다.

7개의 단전 체계 중에 한 곳이라도 이상이 생겨 막히면 몸 속의 기 에너지 흐름이 정체되어 병이 생긴다. 호흡을 통해 각 단전 체계를 원활하게 해 주면 기 에너지 흐름이 복구되어 육체적 건강이 증진되고 심리적으로도 안정되며 내면세계로 깊이 몰입할 수 있다.

단전과 뇌의 3층 구조

3개의 내단전은 위치한 장소에 따라 기능이 각기 다르다. 육체, 즉 피지컬 바디의 기능과 관련이 깊은 하단전은 배꼽 아래 약 5cm 정도 위치에서 안으로 다시 5cm 정도 들어간 곳에 그 중심을 두고 있다. 하단전은 육체적 활동을 책임지고 있으며 기 에너지를 몸 안에 축적하고 온몸에 순환시키는 역할을 한다. 하단전이 강화되면 몸의 기적인 균형 상태가 저절로 이루어져 최적의 건강 상태를 유지하게 되며 자가 치유력도 높아진다. 또한 집중력과 인내심이 길러지며 일의 추진력도 왕성해지고 자신감이 솟는 등 심리적인 부분에도 커다란 영향을 미친다. 하단전을 상징하는 에너지는 붉은색이다.

에너지체, 즉 에너지 바디를 주관하는 중단전은 양 젖꼭지의 중앙에 위치한 단중膻中에 있다. 이곳은 감정의 에너지가 자리하고 있어 중단전이 발달되면 평화롭고 고요한 마음의 상태를 느끼고 사랑의 마음이 솟아난다. 반면 부정적인 감정 때문에 스트레스를 받으면 중단전의 에너지 순환에 장애가 생기면서 신경계와 순환계에 영향을 주어 각종 질병이 야기된다. 중단전을 상징하는 에너지는 황금빛이다.

정보체, 즉 스피리추얼 바디를 주관하는 상단전은 뇌와 밀접한 관련이 있는 단전 자리이다. 상단전이 발달되면 정보체(spiritual body)가 깨어나고 우리의 의식이 우주와 하나로 연결되어 있음을 알게 된다. 상단전을 상징하는 에너지는 파란색이다.

하단전, 중단전, 상단전은 서로 다른 기능을 가지고 있으나 하나의 시스템을 이루고 있으므로 고도의 협력 체계 아래에서 움직인다. 뇌호흡에서 단전시스템과 뇌의 3층 구조는 서로 긴밀하게 연결되어 있다. 우리 몸에서 신피질 영역의 중심은 하단전이고 구피질 영역의 중심은 중단전이다. 뇌간 영역은 하단전에서 상단전까지 세 개의 단전을 관통한다. 뇌호흡을 통해 뇌의 3층 구조를 통합적으로 사용할 줄 알게 되고, 세 단전이 고루 발달하면 건강, 양심, 능력, 풍부한 정서, 영성을 두루 갖출 수 있게 된다.

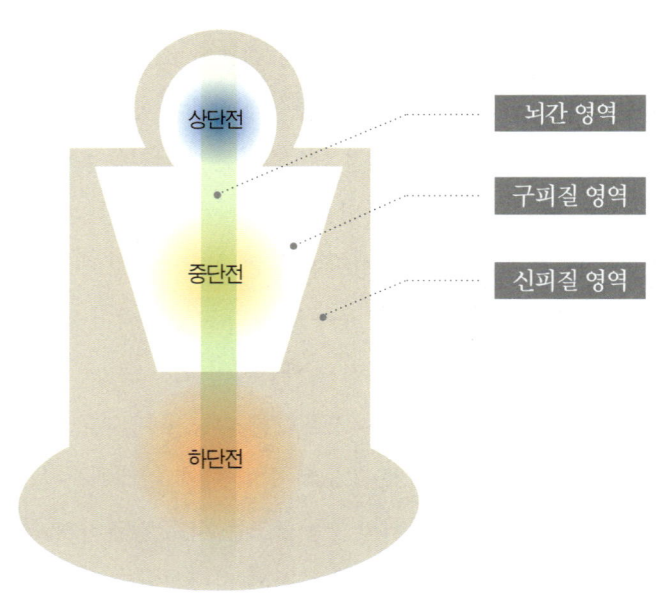

뇌의 3층 구조와 단전시스템

뇌호흡의 3대 원리

1. 수승화강水昇火降의 원리

우리 몸에는 따뜻한 불의 에너지인 화기火氣와 차가운 물의 에너지인 수기水氣가 함께 흐른다. 몸의 균형이 깨지지 않고 건강할 때는 수기는 위로 올라가 머리에 머물고 화기는 아래로 내려가 아랫배에 머문다. 이러한 기 순환의 원리를 수승화강水昇火降이라고 한다.

만물이 조화롭게 공존하는 우주는 매순간이 수승화강의 상태이다. 지상에서 물이 어떻게 순환하는지를 생각해 보자. 태양이 바다 위로 복사열(불)을 내려보내면, 물은 증발되어 수증기가 되고, 이 수증기는 하늘로 올라가 구름이 된다. 그런 뒤에는 비가 되어 다시 지상으로 내려온다.

자연에서 볼 수 있는 수승화강의 또 다른 예는 식물들의 광합성이다. 모든 식물은 태양이 내려보내는 '불의 에너지(화기)'를 받는다. 식물의 뿌리는 땅 속에서 '물의 에너지(수기)'를 빨아올린다. 식물들도 매순간 수승화강을 하며 잎과 꽃을 피우고 열매를 맺는다. 식물들이 물을 빨아들이지 못하는 겨울이 되면 수승화강이 안 되기 때문에 나뭇잎과 열매는 떨어져 주요 생명 활동도 휴지기에 들어간다.

　수승화강의 원리는 자연과 사람 모두에게 적용되는 보편적인 원리이다. 우리 몸에서 수기는 신장에서 만들어지고 화기는 심장에서 만들어진다. 몸 속의 에너지 순환이 활성화되면 단전은 신장을 뜨겁게 하여 수기를 밀어올린다. 수기가 심장을 차갑게 하면 심장에서는 화기가 빠져나가 단전으로 내려간다. 수기가 등줄기를 타고 위로 움직이면 뇌가 맑아지고 시원해진다. 화기가 가슴을 타고 아랫배로 내려가면 장이 따뜻해진다.

　스트레스를 받아 에너지의 흐름이 막히고 뇌로 수기가 올라가지 않으면 흔히 '머리에 열 받았다'고 표현하는 상태가 된다. 뇌가 정상

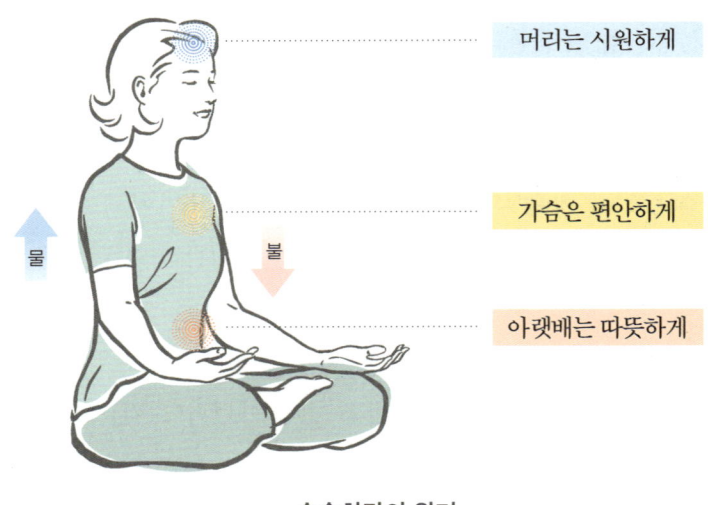

수승화강의 원리

적으로 기능하려면 시원해야 한다. 수승화강은 뇌의 활동력을 최고로 높여 주는 최적의 에너지 상태이다. 수승화강이 되면 새로운 기운과 활력이 솟을 뿐만 아니라 냉철한 판단력과 지혜가 샘솟고 마음이 안정되어 편안해진다.

이와 반대로 에너지 흐름이 역전되어 화기가 뇌에 몰리면 뇌가 열을 받고 배가 차가워진다. 입은 바짝 마르고 쓰며 심장은 박동이 불규칙해진다. 이런 상태에서는 피곤하고 초조하고 불쾌하며 어깨와 목이 뻣뻣해진다. 아랫배에 화기가 아니라 수기가 모이면 대부분의 사람들은 소화기 장애를 겪는다. 장이 뻣뻣해지고 변비가 생기며, 아랫배는 딱딱하게 굳어서 만지면 아프다. 또 손발이 차고, 고혈압이나 중풍 같은 합병증이 발생하기도 한다.

수승화강이 잘 이루어지지 않는 이유는 크게 두 가지이다. 하나는 아랫배에 화기를 잡아둘 만큼 하단전이 튼튼하지 않은 것이다. 이런 경우 머리를 많이 쓰게 되면 화기가 뇌로 올라간다. 또 다른 이유는 스트레스다. 스트레스와 부정적인 감정들에 시달리면 임맥이 막히고 기의 정상적인 흐름이 역전되어 화기가 위로 치솟는다. 이런 경우 흔히 발생하는 질환이 신경계 질환이다. 뇌호흡을 통해 수승화강이 이루어지면 이런 만성 질환들이 사라지고 최적의 건강을 얻을 수 있다.

2. 정충기장신명精充氣壯神明의 원리

앞에서도 이야기했듯이 우리 몸은 크게 육체, 에너지체, 정보체로 나뉜다. 예로부터 육체는 정精, 에너지체는 기氣, 정보체는 신神이라 불렀으며 이를 인체의 세 가지 보물이란 뜻에서 삼보三寶, 또는 삼원

三元이라고 했다. 정충기장신명은 하단전, 중단전, 상단전의 에너지 완성 과정을 뜻하는 원리로 몸과 마음, 의식의 진화 과정을 담고 있다. 또한 뇌호흡을 통해 뇌의 3층 구조가 통합되는 과정을 의미하기도 한다.

정충 : 내 몸은 내가 아니라 내 것이다

정, 즉 육체는 태어날 때부터 부모에게 받은 선천적인 생명의 기원이다. 육체는 호흡을 하고 음식을 섭취함으로서 생명을 유지한다. 육체의 에너지 센터인 하단전은 음식물에서 얻어지는 정 에너지와 호흡을 통해 얻어지는 정 에너지가 조화를 이루어 완성된다. 정충의 단계가 되면, 즉 하단전이 완성되어 정이 왕성하면 생명력이 강해져 외부의 환경 변화에 쉽게 적응할 수 있고 질병에 대한 면역력도 강해진다. 정이 충만하면 '내 몸은 내가 아니라 내 것'임을 체감하게 된다. 성 에너지를 자유롭게 활용하고 조절할 수 있게 되며 일도 더욱 정력적으로 할 수 있다.

기장 : 내 마음은 내가 아니라 내 것이다

기, 즉 에너지체는 정신적 · 감정적 에너지를 주관하는 중단전을 중심으로 작용한다. 기가 장해진다는 것은 중단전이 개발되어 완성되는 것으로 마음이 열려 자발적인 사랑과 기쁨이 넘치고, 감정 에너지를 조절할 수 있게 되는 것을 의미한다. 즉 '내 마음은 내가 아니라 내 것'임을 깨달음으로써 감정과 마음을 의지대로 조절할 수 있는 상태이다.

신명 : 이 몸과 마음으로 나는 무엇을 할 것인가?

정보체의 완성, 즉 신명은 뇌호흡을 통해 상단전이 개발되어 완성되는 단계이다. 인간의 완성, 완전히 깨어 있는 상태, 또는 의식이 밝아진 상태로 세 가지 몸(육체, 에너지체, 정보체)의 통합이 이루어지고, 내 몸과 마음의 주인으로서 무엇을 해야 할 것인지에 대한 깨달음을 갖게 되는 단계이다. 직관력과 통찰력이 생겨 굳이 배우지 않아도 사물의 이치를 꿰뚫어 보고, 사리판단이 정확해지며, 창의력이 개발되고 세상을 널리 이롭게 하는 조화심을 갖게 된다. 신이 밝아진 단계에서는 잠이 줄어들어 하루에 두세 시간만 자도 심신에 장애가 생기지 않게 된다.

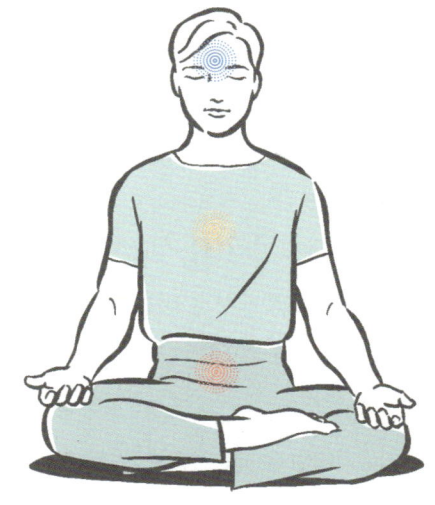

신 명
상단전의 완성
완전한 각성과 깨달음

기 장
중단전의 성숙
사랑, 기쁨, 적극성, 수용성

정 충
하단전의 완성
육체적 건강 증진, 생명력의 강화

정충기장신명의 원리

3. 심기혈정心氣血精의 원리

심기혈정의 원리는 마음이 가는 곳에 에너지가 흐르고, 에너지가 흐르면 혈액이 흘러 몸과 물질(精)의 변화를 만들어 낸다는 뜻이다. 보이지 않는 마음, 의식의 세계가 보이는 세계의 현상들을 만든다는 뜻이다.

심호흡을 서너 번 반복한 다음 온몸을 편안하게 이완해 보자. 그 다음 의식을 자신의 손바닥 중심에 집중한다. 계속 집중하면서 그 부분이 손의 다른 부분보다 더 따뜻해진다고 생각한다. 시간이 조금 지난 뒤 손바닥 중심 부분의 온도와 몸의 다른 부분의 온도를 비교해 보자. 분명 손바닥 중심 부분이 더 따뜻해졌을 것이다. 이것은 우리의 마음(心)이 가는 곳에 에너지(氣)가 흐르고 혈액(血)이 집중되어 그 부위에 따뜻한 온기(精)가 형성되었기 때문이다.

감각이 더 예민해지면 의식만으로 신체 각 기관과 조직에 마음먹은 대로 기를 보낼 수 있으며, 신체의 특정 부위를 차게도 하고 덥게도 할 수 있다. 우리는 마음이라는 스위치를 통해 우주에 충만한 기에너지를 끌어올 수 있다. 마음을 집중할수록 에너지를 더 강력하게 증폭시킬 수 있다.

원하는 생각이 일어나는 바로 그때 그 생각과 갈등을 일으킬 만한, 그래서 그 힘을 없애버릴 다른 어떤 생각도 일어나지 않는다면, 우리의 마음은 비로소 그 엄청난 위력을 하나의 소망을 향해 투사하게 된다. 그러면 그 생각이 외부로 그려져 나오게 된다. 우리의 뇌는 의심과 두려움이 없을 정도로 강렬하고 확실한 생각을 할 때, 뇌간을 100% 움직일 수 있는 힘을 갖게 된다.

심기혈정의 원리는 돋보기로 햇빛을 모으는 과정을 상상하면 이해하기 쉽다. 돋보기를 고정하지 않고 이리저리 움직이면 햇빛의 힘은 분산되어 흐릿해진다. 그러나 돋보기를 고정시키고 정확히 초점을 맞추어 햇빛 에너지를 모아 주면 그 빛은 어느 순간 불을 일으킬 정도로 강해진다. 우리의 생각도 이와 같다. 약하고 산만한 생각은 산만한 에너지가 되고, 강하고 집중적인 생각은 강하고 집중적인 에너지가 된다.

보이지 않는 세계가 보이는 세계를 창조한다

심기혈정의 원리는 뇌호흡 수련의 원리이면서 동시에 우주 만물의 생성과 창조, 진화의 원리이기도 하다. 마음(心)이 움직이기 시작하면 창조의 에너지(氣)가 움직이고, 이 에너지는 창조에 필요한 원소들을 끌어모으기 시작한다. 혈(血)은 몸의 차원에서 보자면 혈액이지만, 만물의 창조 원리에서 보면 어떤 것을 형상화하는 데 필요한 원소라고 할 수 있다. 이 원소들이 뭉치고 모여서 애초의 생각이나 바람이 구체적인 물질이나 현실(精)로 나타나게 된다. 이 과정을 간결하게 표현한 것이 바로 '심-기-혈-정'이다.

모든 물질과 현상은 결국 우리의 마음과 의식에 따라 창조되고 있는 것이다. 결국 보이지 않는 세계가 보이는 세계를 만든다. 우리의 의식이 세상을 창조한다. '우주'라고 하는 거대한 창조의 장치를 움직이는 룰은 매우 단순하다. '정말로 원하는 것은 이루어진다.'가 바로 그것이다.

그러므로 우리가 정말로 주의해야 할 것은 자신의 마음을 어떻게 쓰고 있는가 하는 것이다. 무의식적인 소망도 소망이고 부정적인 기대도 기대이기 때문이다. 자신이 무슨 생각을 하고 무슨 말을 하고 무슨 행동을 하는지 볼 수 있을 만큼 충분히 깨어 있어야 한다. 그리고 자신의 생각과 말과 행동을 자신이 선택한 목적에 맞게 잘 조절할 수 있는 힘과 의지가 있어야 한다. 이 우주에는 수많은 정보가 있고, 그 정보를 현실화하는 데 쓸 수 있는 무한의 에너지가 있다. 문제는 누가 얼마만큼 이를 끌어들여 사용하느냐 하는 것이다.

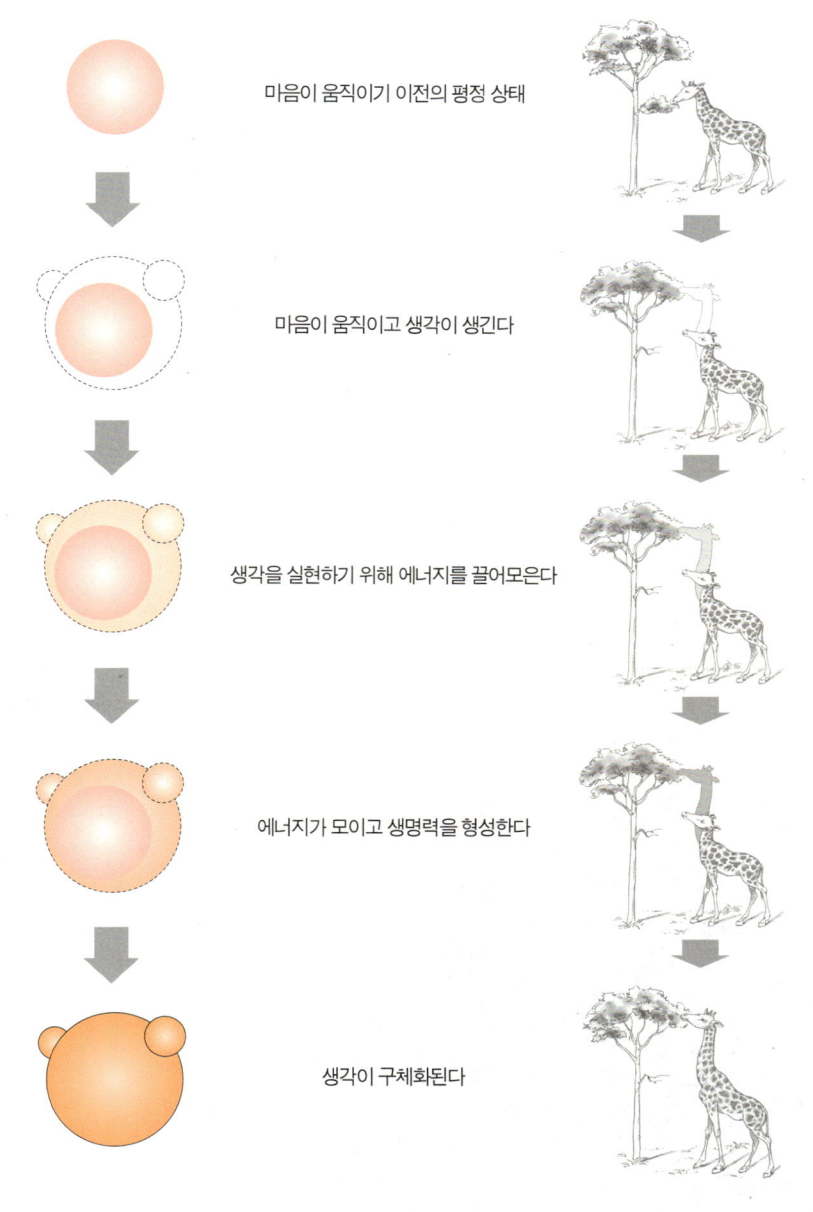

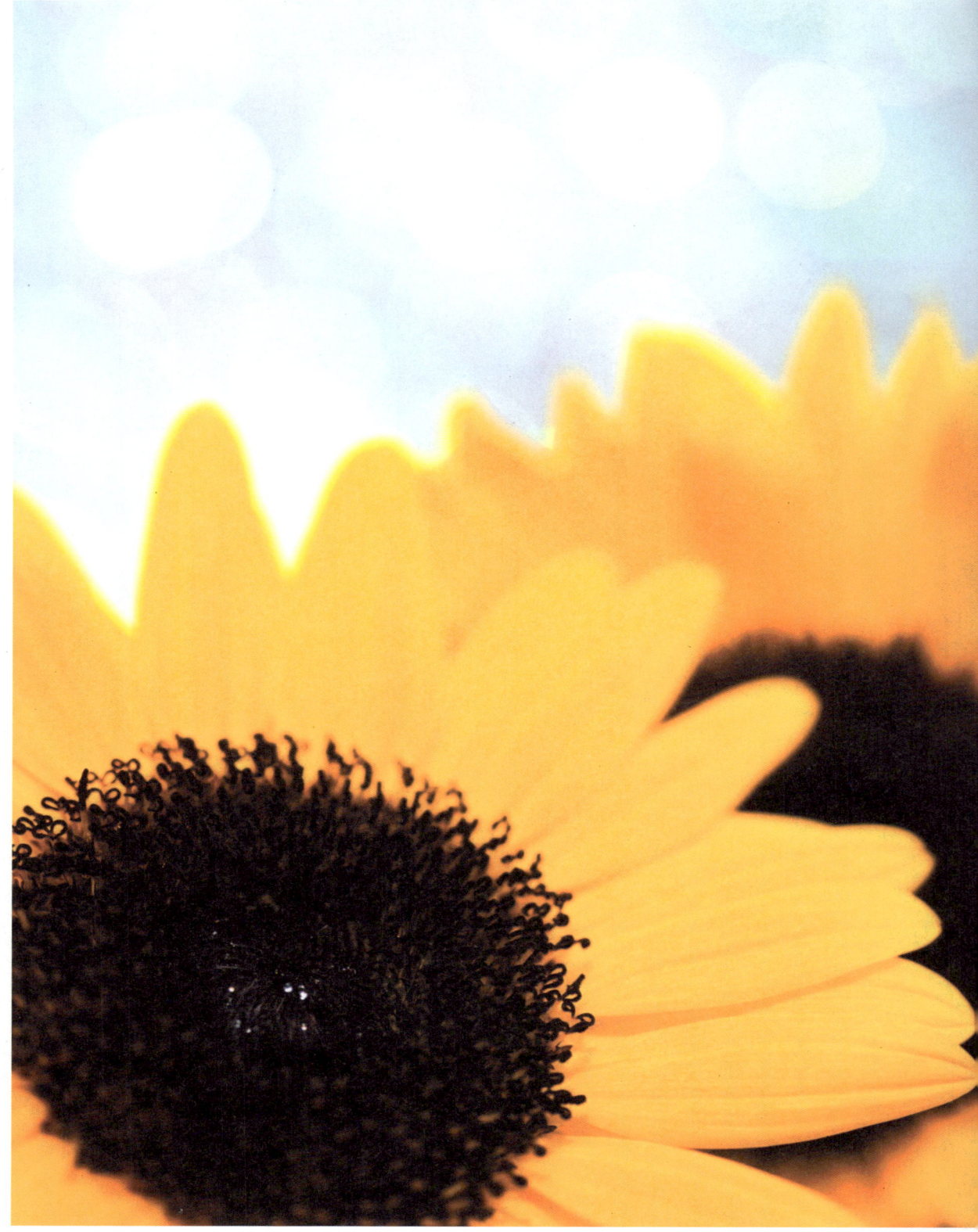

뇌호흡의 목적 및 효과

이론편 4

뇌호흡의 목적은 파워브레인을 만드는 것이다.
파워브레인은 생산적이고 창조적이고 평화적인 뇌이다.

뇌호흡과 건강

　　진정한 건강의 기준은 무엇인가? 사람들은 '건강' 하면 흔히 '병이 없는 상태'를 떠올리지만, 단순히 질병이 없는 상태를 건강의 기준으로 삼는 것은 생명에 대한 매우 소극적인 이해를 반영한다. 뇌호흡은 건강을 훨씬 더 적극적으로 정의한다. 뇌호흡에서의 건강은 '몸이 가진 기능과 에너지를 100% 의도대로 쓸 수 있는 상태'를 의미한다. 우리가 자신이 원하는 대로 몸을 쓸 수 있기 위해서는 우리 몸의 감각이 깨어 있어야 하고, 몸의 모든 기능이 정상적이어야 하고, 몸을 움직이는 동력인 에너지가 충분해야 하고, 몸을 움직이는 주체에 대한 자각이 있어야 한다.

　　뇌호흡은 뇌호흡 체조와 뇌호흡 명상을 통해 잠들어 있는 몸의 감각을 깨우고, 장기와 근육과 관절의 기능을 향상시키며, 단전과 경락 등 몸의 에너지 시스템을 강화한다. 이러한 효과들이 모여 몸의 기능을 고르게 향상시키고 건강을 증진시킨다.

　　특히 뇌호흡은 뇌에 맑은 산소와 에너지를 공급함으로써 뇌세포들을 활성화한다. 뇌는 우리 몸의 모든 기능을 통합적으로 관리하고 있기 때문에 뇌를 건강하게 하는 것은 다른 어떤 방법보다도 빠르고 효과적으로 우리 몸을 건강하게 한다. 뇌호흡은 뇌를 운동시키고 신선한 생명의 에너지를 뇌세포에 계속적으로 공급해 줌으로써 뇌의 노화를 막고, 치매를 비롯한 각종 뇌질환을 예방한다.

뇌는 인체의 다른 어느 부위보다도 원활한 혈액 공급이 중요한 곳이다. 뇌 신경세포의 활동에 절대적으로 필요한 산소가 혈액을 통해 공급되기 때문이다. 실제로 뇌일혈, 뇌졸중, 혈관성 치매, 알츠하이머, 파키슨병 등 난치성 뇌질환의 대부분이 뇌의 혈액 순환 장애로 인한 뇌 신경세포의 손상으로 발생한다. 혈액 순환 장애의 가장 큰 원인은 혈액 순환의 원동력인 에너지의 정체에 있다. 뇌호흡은 뇌 속의 정체된 에너지를 활발하게 순환시킴으로써 혈액 순환을 원활하게 하여 뇌질환을 예방하고 뇌를 젊고 건강하게 유지해 주는 뇌 건강법이다.

'몸이 가진 기능과 에너지를 100% 의도대로 쓸 수 있는 상태'라는 뇌호흡의 건강에 대한 정의는 '내 몸은 내가 아니라 내 것'이라는 자각을 바탕으로 하고 있다. 다시 말해 우리의 몸은 모셔두고 섬길 대상이 아니라 사용할 대상이라는 것이다. 많은 사람들이 몸을 위하고 몸에 좋다는 것을 일부러 찾아서 먹곤 하지만 몸 자체가 아무리 튼튼해도 몸에 끌려 다니고 몸의 욕구에 지배당해서는 진정으로 건강하다고 할 수 없다. 주인이 주인 노릇을 제대로 하고, 자신의 목적에 따라 몸을 제대로 쓸 수 있을 때 그것이 진정한 건강이다.

뇌호흡과 행복

마음의 건강에서도 뇌호흡이 강조하는 것은 '주인됨'이다. 정신 질환이 없다고 해서 정신적으로 건강한 상태인가? 마음은 몸보다 훨씬 더 정교하고 놀라운 기능을 가지고 있다. 그러나 우리는 마음의 기능을 얼마나 깊이 이해하고 있으며 얼마만큼 잘 활용할 수 있는가? 좀더 구체적으로 말하면 뇌 기능을 얼마만큼 활용할 수 있으며, 생각과 감정을 얼마만큼 자신의 뜻대로 다룰 수 있는가?

사람들은 저마다 자기 나름의 행복의 조건들을 가지고 있지만 실제로 그러한 조건들이 행복을 만들지는 않는다. 사람의 욕구는 끝이 없고 그에 따라 행복의 조건들도 계속 달라진다. 무엇 무엇이 이루어지면 행복하고 어찌 어찌 되면 행복할 것이라고 생각하지만, 그러한 조건들이 이루어져도 행복한 느낌은 잠시뿐이다. 실제로 행복은 자신이 존재하는 상황에 대한 해석이고 그것은 결국 선택이다. 행복은 선택이다. 결국은 마음을, 생각과 감정을 얼마나 의도대로 할 수 있는가의 문제이다. 마음을 마음대로 하는 것은 지식의 문제가 아니다. 심리학을 공부하고 두뇌생리학을 공부한다고 해결되는 문제도 아니다.

생각과 감정을 의도대로 할 수 있는 것은 파워의 문제이다. 실제로 마음 한 번 돌리고 생각 한 번 바꾸기가 보통 사람들에게 있어서는 몸을 움직이는 것보다 훨씬 힘들다. 자신에게도 다른 사람들에게도 도움이 안 되는 줄 뻔히 알면서도 부정적인 생각을 붙들고 놓지 못하는 사람들이 얼마나 많은가? 마음의 상처와 미움과 피해의식과 같은 부정적인 감정과 생각과 기억들에 얼마나 오래 끌려 다니는가?

행복은 선택이다

뇌호흡은 이러한 부정적인 생각과 감정들을 에너지와 정보의 차원에서 다룰 수 있는 힘을 길러 주고 방법을 터득하게 해 준다. 그리고 그러한 체험을 통해서 결국 행복이 선택임을 알게 해 준다. 행복은 선택이다. 행복이 선택이라는 것을 명확하게 인식하게 되면 행복하기 위해 특별한 조건을 필요로 하지 않게 되고, 다른 사람에게 자신의 행복을 의존하지 않게 된다. 더 나아가 행복을 구하는 사람이 아니라 행복을 베푸는 사람이 된다.

감정을 마음대로 다룰 수 있게 된다고 해서 메마르고 삭막한 사람이 되는 것은 아니다. 감정에 빠지지 않는 것과 감정이 메마른 것은 전혀 다른 문제이다. 감정과 생각을 의도대로 조절할 수 있다는 것은 마치 능숙한 연주자가 되는 것과 같다. 필요에 따라 상황에 따라 자신의 감정을 조율하고 활용할 수 있게 되는 것이다. 느끼고 즐기고 활용하되 그것에 지배당하지 않는 것, 자신의 감정이 자신이 아니라 자신의 것임을 아는 것이다.

우리가 이처럼 감정을 다룰 수 있으면, 어떤 감정은 부정적이고 어떤 감정은 긍정적이라는 구분도 무의미해진다. 예를 들어 분노는 누구나 부정적인 감정이라고 생각하지만, 만약 우리가 올바른 대상에게 올바른 방식으로 올바른 정도로 분노할 수 있으면, 분노는 우리의 삶의 조건을 바꾸고 세상을 더 나은 곳으로 만들 수 있는 중요한 도구가 될 것이다. 그럴 때 분노는 건강한 양심의 표현이며, 부정을 바로 잡을 수 있는 힘이 된다.

뇌호흡이 말하는 정신적 건강의 의미는 바로 이러한 것이다. 정서가 풍부하며 자신의 생각과 감정을 자신의 선택에 따라 적절하게 다룰 수 있는 것, 그것이 정신적으로 건강한 것이다. 그러한 사람을 불행하게 만들 수 있는 방법이란 없다. 그러한 사람에게 행복은 자신의 선택일 뿐이다.

뇌호흡과 깨달음

　우리가 몸과 마음의 건강만으로 만족하지 못하는 까닭은 영혼을 지닌 존재이기 때문이다. 영혼의 속성은 자각이고 성장이고 완성이다. 영혼은 스스로를 알기를 원하고, 자기를 실현하기를 원하고, 그렇게 해서 스스로를 완성하기를 원한다. 이러한 영혼의 욕구가 채워지지 않을 때 우리의 삶은 공허하다. 아무리 부인하려 해도 어쩔 수 없는 상실감과 허전함이 밀려온다.

　건강한 몸과 건강한 마음도 그 자체가 목적이 아니다. 내 몸이 내가 아니라 내 것이라고 말할 때, 내 마음이 내가 아니라 내 것이라고 말할 때, 그 몸과 마음을 '내 것'이라 부를 수 있는 그 '나'는 대체 누구인가? 그리고 무엇을 하려고 이 몸과 마음을 지녔는가? 이 문제가 해결되지 않을 때 우리의 삶은 결코 완전할 수 없다.

　건강한 상태는 '몸과 마음을 목적에 따라 의도대로 사용하는 상태'라고 했는데 도대체 누구의 무슨 의도를 말하는가? 결국 뇌호흡이 말하는 몸과 마음의 건강에 대한 정의는 영혼의 문제가 해결되었을 때 비로소 그 의미가 완전해진다. 몸과 마음이 완전한 건강을 경험할 수 있도록 해 주는 것, 그것은 바로 영혼의 각성이고 깨달음이다. 깨달음이 있을 때 비로소 완전한 건강을 체험할 수 있다. 자신이 누구인지, 그리고 자기 삶의 목적이 무엇인지를 알 때 비로소 몸도 마음도 제자리를 찾게 되는 것이다.

영적인 각성에 의해 매트릭스가 깨어진다

영적인 자각을 통해 우리는 관념으로부터 자유로운 인식을 갖게 되고, 어떤 상황에서든지 선택의 주체는 자기 자신이라는 것을 자각하게 되며, 전체를 이롭게 하려는 마음을 갖게 된다. 자신의 실체가 무엇인지 알고, 영혼의 눈을 뜸으로써 모든 정보가 정보라는 것을 알고, 정보의 지배를 받는 것이 아니라 자신의 선택에 의해 정보를 사용하게 된다. 영적인 각성에 의해 의식의 매트릭스가 깨어지고 마법이 풀리는 것이다.

이것은 또한 스스로가 선택의 주체임을 아는 것이고, 선택할 수 있는 힘과 책임을 되찾는 것이다. 선택할 수 있는 힘이 자신에게 있다는 것을 알기 때문에 책임감을 갖게 된다. 또한 영적인 각성을 통해 전체를 이롭게 하고자 하는 마음이 자연스럽게 생겨난다. 영적인 각성을 통해 영혼의 본성이 사랑이고 평화이며 모든 것의 근원이 하나임을 알기 때문이다. 깨달은 영혼은 관념으로부터 자유로운 눈으로 세상을 보고, 지금 세상에 무엇이 필요한지를 판단하고(선택하고), 그 필요에 따라 세상을 이롭게 하는 일을 하게 된다. 뇌호흡은 자기 뇌와의 대화를 통해 자신의 실체가 무엇인지에 대한 자각을 갖게 한다. 뇌호흡은 영혼을 위한 호흡이다.

깨달음을 뇌의 3층 구조와 관련해서 이야기한다면 뇌의 3층 구조의 모든 기능을 통합적으로 활용하는 상태라고 할 수 있다. 뇌간의 원초적인 생명력, 구피질의 감성과 신피질의 창조성이 하나로 녹아들 때 이상적이고 완성된 인간이 된다. 우리에게 건강과 행복과 깨달음이 필요한 까닭은 우리가 정精, 기氣, 신神으로 이루어진 존재이기 때문이다. 정은 육체, 기는 에너지체, 신은 정보체(혹은 영체)와 연관이 되어 있는데 이 세 가지 존재의 차원이 가진 속성을 다 충족시키고 그 역할을 다하게 하기 위해 건강도 행복도 깨달음도 필요한 것이다.

건강에 관련한 정의를 종합해보면 결국 건강은 '영적 자각을 통해 선택한 자기 삶의 목적을 위해 몸과 마음이 가진 기능과 에너지를 100% 쓸 수 있는 상태'라고 정의할 수 있다. 이것이 완전한 건강이고 뇌호흡이 목적으로 하는 건강이다.

신피질에서 뇌간으로, '율려'를 찾아서

물질을 계속 쪼개어 나가다 보면 어느 순간 물질의 개체성은 사라지고 우주적 보편성이 드러난다. 어떤 것이든 쪼개고 쪼개다 보면 물질을 구성하는 기본 단위인 쿼크, 기, 에너지 등 근본적인 '하나' 만나게 된다. 인간의 의식도 마찬가지다.

기억과 경험들을 토대로 온갖 판단과 분석과 사고가 이루어지는 신피질의 영역에서는 개체성이 뚜렷이 드러난다. 하지만 사고의 근원지인 신피질과 감정의 왕국인 구피질을 지나면 잠재의식, 나아가 무의식이라는 순수 생명의 에너지로 충만한 의식의 대양이 갑자기 우리 앞에 나타난다. 뇌간이라는 그 생명의 대양에서 우리는 창조의 원음이자 우주 조화의 중심음인 '율려'를 만나게 된다. 이것은 관념이 아니라 우리의 몸이 전율로써 입증하는 생생한 체험이다. 그 곳에는 너와 나의 구분도, 과거와 현재도 없다. 오직 생명의 환희에서 오는 순수한 떨림이 있을 뿐이다. 이렇듯 생각과 감정, 나아가 '분리된 개체로서의 나'라는 허상을 넘어섰을 때, 우리는 우리 안에 깃들인 생명의 실체인 율려를 만날 수 있다.

성경에 따르면 하느님이 태초에 천지를 창조하면서 사용한 도구는 '말씀'이다. 여기서의 말씀은 언어 이전의 언어로서 빛이며 소리이며 파장이다. 이것은 지금도 모든 생명체 속에 그 생명력의 실체로서 박동하고 있다. 이것은 인간의 심장을 뛰게 하고, 지구를 돌게 하고, 태양을 빛나게 하는 동일한 에너지이다. 우리가 이 율려와 만날 때 자신이 누구인지, 자기 삶의 목적이 무엇인지에 대한 참다운 자각이 이루어진다. 아침 햇살에 어둠이 물러나듯, 모든 번민과 고뇌가 저절로 사라지게 된다.

율려와의 만남, 그 투명한 각성과 찬란한 기쁨은 구피질을 통과하는 동안 풍부한 감성과 조화로운 정서로 표현되며, 신피질에 이르러서는 창조적인 아이디어와 힘있고 빛나는 비전으로 표현된다. 이때 비로소 우리는 자신과 모든 생명체, 나아가 존재하는 모든 것을 생명이라는 큰 나무에 피어난 각각의 꽃으로 보게 된다. 모든 것이 하나이면서 동시에 모두가 다른 장엄한 아름다움의 세계를 볼 수 있다. 율려와 만나는 이 아름다운 여행을 통해, 뇌간의 생명력과 구피질의 정서와 신피질의 창조력이 하나가 되어 일할 때, 우리는 생명의 참 의미와 창조의 원래 의도를 자각한 새로운 인간, 신인간으로 다시 태어나는 것이다.

뇌호흡과 뉴휴먼

뇌호흡은 생명에 대한 체험적 자각과 풍부한 감성, 조화로운 정서, 밝은 의식과 뚜렷한 삶의 목적을 가진 새로운 인간, 즉 뉴휴먼 New Human으로 다시 태어나기 위한 수련법이다. 뇌호흡은 이러한 변화를 개인적인 신비 체험이 아니라 누구나 쉽게 이해하고 참여할 수 있는 보편적인 교육 방법으로 정립한 것이다. 뇌호흡은 모든 사람이 건강과 행복과 깨달음으로 갈 수 있도록 안내하는 체험적인 교육 방법론이다.

체험과 습관을 통해 의식을 바꾼다

체험적 교육 방법론으로서 뇌호흡의 첫 번째 특징은 몸을 통해 마음을 쓰는 법을 다룬다는 것이다. 의식과 문화, 세계관이라는 고도의 정신적 문제를 우리 몸, 구체적으로는 뇌에 대한 이해로부터 다루는 것이다.

많은 사람들이 생각의 문제를 생각으로 풀려고 애쓰고, 감정의 문제를 감정으로 풀려고 애쓴다. 또 마음의 문제는 마음으로 풀려고 애를 쓴다. 하지만 우리가 경험을 통해 알다시피, 잘 되지 않는다. 마음은 길이 들지 않았을 때는 제멋대로이고 변덕도 심하지만, 우리가 그 힘을 제대로 쓸 수 있게 되면 무한한 지혜의 보고이고 경이로운 창조의 도구이다.

마음이 잡혀야 마음을 제대로 쓸 수 있을 텐데, 그 마음을 어떻게 잡을까? 또 잡힌다 한들 제대로 쓰는 법을 알아야 할 텐데, 어떻게 해야 마음 쓰는 법을 배울 수 있을까? 마음은 잘 잡히지도 않고, 다루기도 어렵고, 변덕도 심하다. 하지만 우리가 몸의 주인으로서 몸을 다룰 줄 알게 되면 마음을 다루기가 훨씬 쉬워진다. 우리는 몸을 통해서 마음에 접근할 수 있고, 습관을 통해서 의식을 이해할 수 있다. 뇌호흡은 특히 몸과 마음을 연결하는 고리인 생명의 에너지, 기를 활용함으로써 몸을 통해 마음을 다루는 것이 어떤 것인지를 체험을 통해 알게 한다.

인간은 지식이 아닌 체험의 힘으로 변한다. 예를 들어 신문이나 TV에서 환경오염의 심각성에 대해 아무리 떠들어도 무관심하던 사람도 자기가 먹는 음식이나 마시는 물이 오염에 노출되고 몸에 이상이 생기면, 환경문제에 관심을 갖게 마련이다. 뇌호흡은 사람들로 하여금 머리로 알고 지식으로 이해하고 있는 것들을 눈으로 보고 몸으로 체험하게 한다. 즉 지식이 아닌 구체적인 체험과 느낌을 통해 새로운 앎과 이해에 도달하게 하는 것이다. 체험만이 사람을 변화시킨다.

체험적 교육 방법론으로서 뇌호흡의 두 번째 특징은 습관에 대한 강조이다. 우리는 어떤 사람의 인격이나 의식 수준을 평가할 때 그 사람이 특수한 상황에서 한 이례적인 행동을 기준으로 하지는 않는다. 일상 생활 속에서 어떻게 말하고 행동하는지를 근거로 판단한다.

의식의 수준은 곧 습관의 문제이다.

그렇기 때문에 의식을 바꾸려면 습관, 즉 우리의 생각과 말과 행동부터 바꾸어야 한다. 뇌호흡은 먼저 자신의 고정된 사고와 행동의 패턴이 무엇인지를 보게 해 준다. 그리고 뇌 감각 깨우기, 뇌 유연화, 뇌 정화, 뇌 통합하기 과정을 통해 습관을 바꿀 수 있는 힘을 길러 주고, 뇌 주인되기 과정을 통해 좋은 습관이 몸에 밸 수 있도록 해 준다. 뇌호흡은 이처럼 체험과 습관의 변화를 통해 삶의 태도와 의식을 바꿈으로써 뉴휴먼을 만든다.

뉴휴먼의 5가지 조건

뇌호흡에서 이상적인 인간상으로 제시하는 뉴휴먼의 조건은 크게 다음의 다섯 가지로 정리할 수 있다.

첫째는 건강한 사람이다. 뇌호흡에서 바라보는 건강은 앞서도 말했듯이 '자기 몸의 기능과 에너지를 100% 자기 의도대로 자신의 목적에 맞게 활용할 수 있는 상태'이다. 내 몸은 내가 아니라 내 것임을 깨우치고 자신의 몸에 대해 주인 노릇을 하는 사람이다. 뇌호흡을 통해 감각을 깨우고 몸과 마음의 커뮤니케이션을 회복하는 것은 이러한 건강을 얻기 위함이다.

둘째는 양심적인 사람이다. 양심은 진실을 사랑하고 진실하고자 하는 의지이다. 옳고 그름의 내용은 시대와 문화에 따라 다를 수 있지만 옳고자 하는 의지, 참되고자 하는 의지는 보편적이다. 양심은 우리 내면의 완전함, 신성의 표현이다. 양심이 있기 때문에 우리는 잘못했을 때 잘못했음을 알고 뉘우칠 줄 알며, 균형을 잃었을 때 균형을 잃었음을 알고, 균형을 되찾게 되는 것이다. 양심이 없으면 건

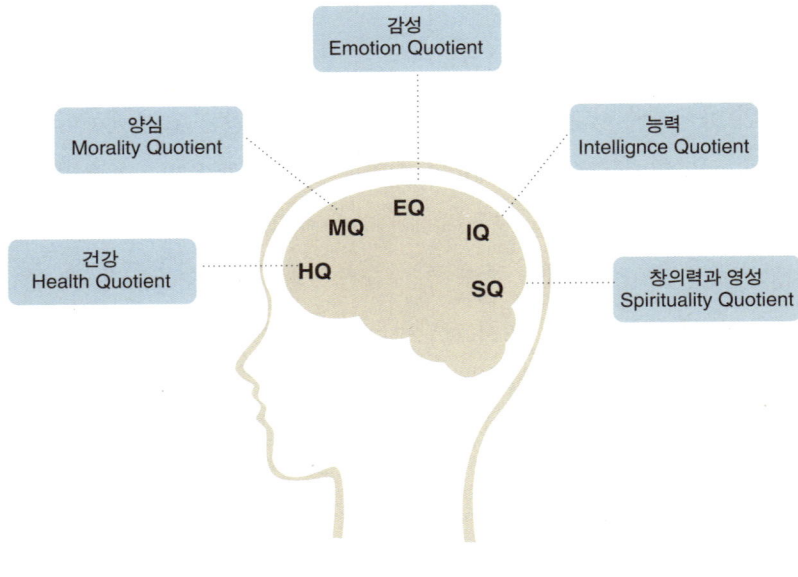

뉴휴먼의 5가지 조건

    강한 몸도, 높은 지능도 본래의 쓰임새를 상실한 도구가 되어 버린다. 양심은 신성에 대한 자각을 바탕으로 우리 가슴 속에 형성되는 참을 향한 의지이며 완성에 대한 지향이다.

    셋째는 능력 있는 사람이다. 능력과 기술에 특별한 기준이 있는 것은 아니지만, 자신이 선택한 목적을 이루는 데 필요한 정보와 기술을 갖추어야 한다. 뇌호흡에서 말하는 능력은 곧 지성이다. 여기서의 지성은 통찰력과 직관력과 창의력에서 나오는 문제해결 능력으로서, 반드시 많은 지식을 필요로 하는 것은 아니다. 자신이 선택한 삶의 목적을 위해 생산적이고 창조적이고 평화적인 정보를 만들어내는 것이 진정한 지성이다. 지성은 문제 해결 능력이며 깊은 통찰력과 확고한 실천력을 바탕으로 한다.

넷째는 정서적으로 여유 있고 조화로운 사람, 즉 멋과 풍류를 아는 사람이다. 감정은 지배하고 통제하고 억압할 것이 아니라 느끼고 즐기고 활용할 삶의 도구이다. 감정을 삶의 도구로서 제대로 느끼고 활용할 때 말과 행동이 자연스럽고, 다른 사람과도 잘 어울릴 수 있다. 이것이 바로 율려를 아는 삶이다. 뇌호흡은 우리로 하여금 율려를 만나게 함으로써 여유롭고 조화롭고 풍요로운 삶으로 안내한다. 뉴휴먼은 한 마디로 '잘 놀 줄 아는 사람'이다.

다섯째는 신령스러운 사람이다. 신령스럽다는 것은 남이 못 보는 신비한 것을 보거나 듣는 것을 의미하지 않는다. 영靈이란 정보이다. 영은 에너지 파장을 타고 전달된다. 그 파장이 우리의 뇌파와 연결되어 정보 교환이 이루어질 때, 그것을 영감을 받았다고 표현한다. 신령스럽다는 것은 차원 높은 정보를 가졌다는 것을 의미한다.

우리 뇌에는 온갖 수준의 정보, 메시지, 아이디어들이 드나들 수 있지만 그 가운데 어느 것을 받아들이는가는 우리의 의지와 선택의 문제이다. 개인에게 입맛이 있고 취향이 있는 것처럼 우리 뇌를 드나드는 정보의 선택에도 개인적인 기호와 취향이 있으며, 이는 우리가 지닌 습관의 한 부분이다. 신령스러운 사람은 좋은 생각을 하고 좋은 말을 하고 좋은 정보를 생산하고, 그 정보를 일상 생활 속에서 실천하는, 좋은 습관을 가진 사람이다.

뇌호흡은 이처럼 건강, 양심, 능력, 풍요로운 정서, 영성을 두루 갖춘 사람, 뉴휴먼을 만드는 체험적인 교육 방법론이다.

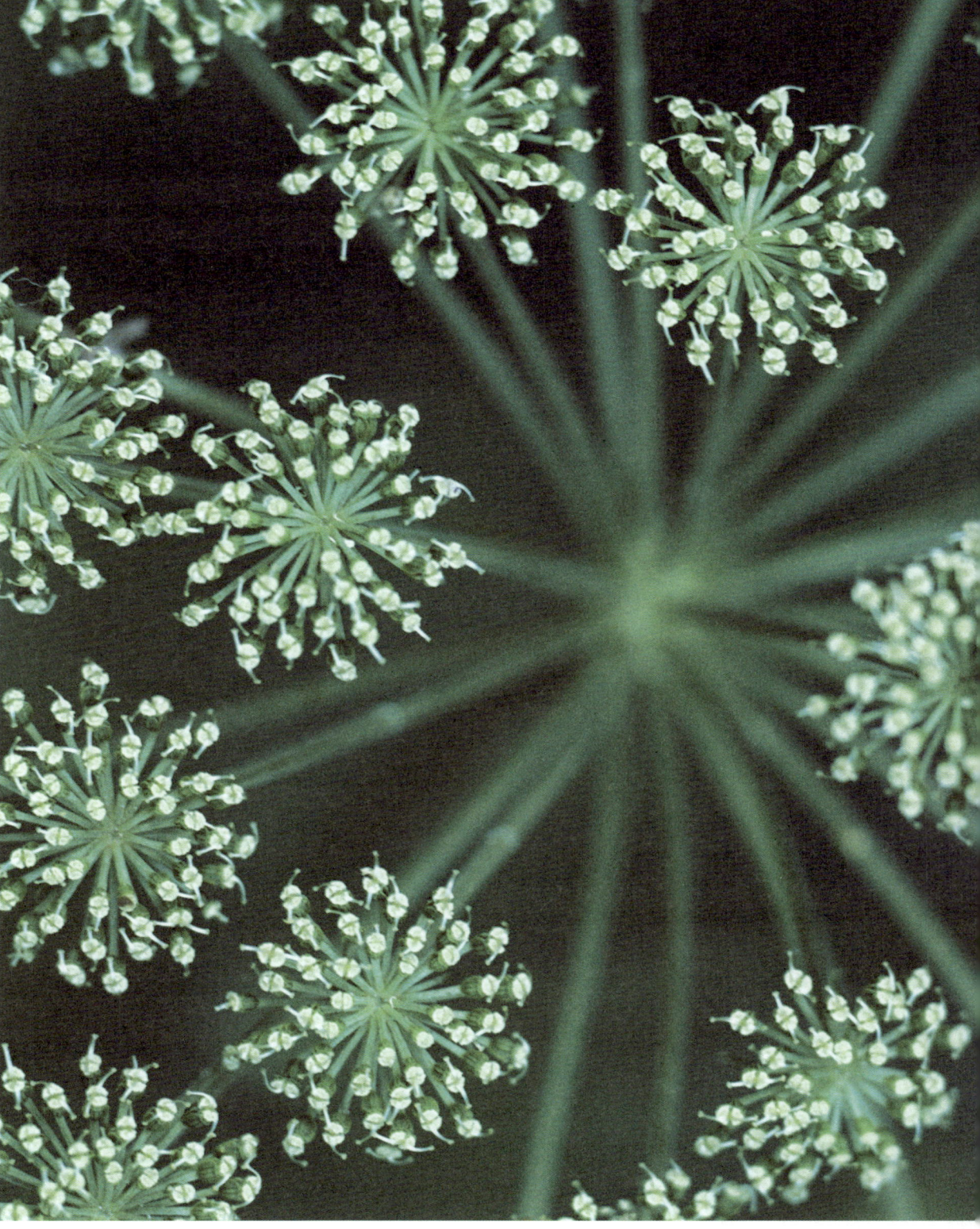

뇌호흡에 들어가기 전에

실기편 1

뇌호흡의 향기는 박하향이다.
박하향은 뇌를 일깨우는 가볍고 신선하며 깨끗한 자극을 의미한다.

뇌호흡을 위한 마음의 준비

몸과 마음의 이완

뇌호흡 수련의 첫 번째 준비 조건이 몸과 마음의 이완이다. 물결이 잔잔할 때 호수의 밑바닥이 보이는 것처럼, 감정과 생각이 끊기고 몸과 마음이 이완될 때 비로소 기의 세계로 들어갈 수 있다. 단전 강화 운동, 뇌호흡 체조, 지감수련 등을 통해 몸과 마음을 이완한 후 수승화강의 상태가 되었을 때 뇌호흡 5단계에 들어가도록 한다.

자신에 대한 믿음

뇌호흡은 자신의 에너지를 통해 뇌를 개발하고 영혼을 깨닫는 호흡법이므로 자기 자신을 사랑하고 믿는 마음이 중요하다. 의심과 두려움은 뇌호흡 수련의 가장 큰 장애물로 그 벽을 넘었을 때 비로소 뇌간 속에 있는 무한한 생명력과 만나게 된다. 몸과 마음에 일어나는 변화를 유심히 관찰하고 아무리 작은 감각의 변화라도 소중하고 감사하게 여길 때, 우리 몸은 생기 있는 생명 에너지로 화답해 준다.

풍부한 상상력

뇌호흡은 에너지와 상상력을 이용하는 의식호흡이다. 때문에 뇌호흡은 상상력이 풍부할수록, 또 여러 정보를 영상적인 정보로 전환하는 능력이 뛰어날수록 효과가 크다. 글로 읽고 말로 들은 정보를 마치 사진이나 그림을 보듯이 상상력을 동원해 영상 정보로 뇌 속에 입력하는 습관을 가져 보자. 영상 정보는 다른 정보보다 훨씬 더 빠르게 뇌에 각인되고 더 오래 기억에 남는다. 이와 같은 습관은 상상력을 이용하는 뇌호흡에 큰 도움이 될 뿐 아니라 기억력과 창의력을 높이는 데도 좋다.

뇌호흡의 생활화

마음이 내키면 한꺼번에 몰아서 수련하고 게을러지면 며칠씩 중단해서는 수련의 진전을 기대하기 어렵다. 이른 아침이나 잠들기 전, 하루 중 일정한 시간을 정해 두고 꾸준히 수련하는 것이 중요하다. 뇌호흡 수련을 마치 놀이처럼 생활화하고 습관화해 보자. 부르면 대답하고 사랑을 주면 반응하는 뇌가 24시간 우리와 함께 있다. 뇌를 어렵게 생각하지 말고 마치 친구를 대하듯 친근한 대화를 나누는 것부터 시작해 보자. 밝고 건강해진 뇌는 우리의 몸과 마음과 습관을 바꾸어 놓을 것이다.

뇌호흡을 위한 몸의 준비

단전 강화 운동

단전은 우주의 에너지를 받아들이고, 필요할 때 에너지를 방출하여 몸의 에너지 시스템을 관할하는 에너지 펌프와 같은 역할을 한다. 특히 하단전은 전체 에너지 시스템의 무게중심 역할을 하는 곳으로 하단전이 잘 개발되어야 수승화강이 원활하게 이루어진다. 튼튼한 하단전과 원활한 수승화강의 에너지 흐름은 뇌호흡이 잘 되기 위한 기본이다.

우리 몸의 하단전 부위, 즉 복부는 2m가 넘는 소장과 대장으로 가득 차 있다. 소화와 흡수에 관련된 역할을 하는 장은 체내 혈액의 3분의 1이 모여 있는데, 장의 기혈 순환이 잘 되면 온몸과 뇌의 혈액 순환도 자연적으로 잘 된다. 의자에 앉아서 일하는 시간이 많은 직장인이나 학생의 경우, 운동 부족으로 장이 굳어 있기 마련인데 이런 생활 습관은 소화기뿐 아니라 간, 신장 등 주위의 다른 기관에도 영향을 미친다. 더욱이 장은 스트레스에 민감하므로 수승화강이 잘 이루어지지 않아 배가 차고 머리가 뜨거운 경우에는 변비나 과민성 대장 증상 등의 장 질환이 발생할 가능성이 크다.

장이 유연해지면 장에 고여 있던 혈액과 에너지가 몸으로 순환되면서 온몸이 가볍고 생기가 돌게 되며 뇌 역시 신선한 혈액의 공급으로 집중력과 기억력이 높아진다. 또한 체내 에너지 발전소 역할을 하는 하단전이 복부에 위치하고 있어 장의 원활한 기혈 순환은 하단전 강화와 기 에너지 운용에 필수적이다. 복부에는 또한 '작은 뇌' 불리는 내장 신경절이 위치해 있다. 단전을 강화하는 운동은 이 신경절을 자극함으로써 호흡, 소화, 심장 박동 등 생명 유지에 필수적인 기능을 하는 자율신경의 기능을 강화해 준다.

단전 강화 운동에는 두 종류가 있다. 하나는 손바닥으로 단전을 두드리는 단전치기이고, 다른 하나는 장을 끌어당기고 밀어주는 장운동이다. 이 운동들은 단전을 강화하고 장을 유연하게 풀어 줌으로써 호흡을 깊게 하고, 단전 시스템이 잘 기능할 수 있게 해 준다.

단전치기

단전치기는 하단전 부위를 손으로 두드려 줌으로써 장과 하단전을 강화시키는 동작이다. 단전치기를 하면 장이 자극을 받아 혈액 순환이 원활해지고 온몸에 혈액 순환이 빠르게 된다. 하단전에 열감을 느낄 수 있으며, 장에 있는 가스와 각종 노폐물을 제거해 주는 역할을 한다. 하단전이 약하고 단전에 열감을 느끼기 힘든 초보자들은 단전치기를 통해 하단전을 강화해 주면 쉽게 열감을 느낄 수 있다.

| 단전치기 방법 |

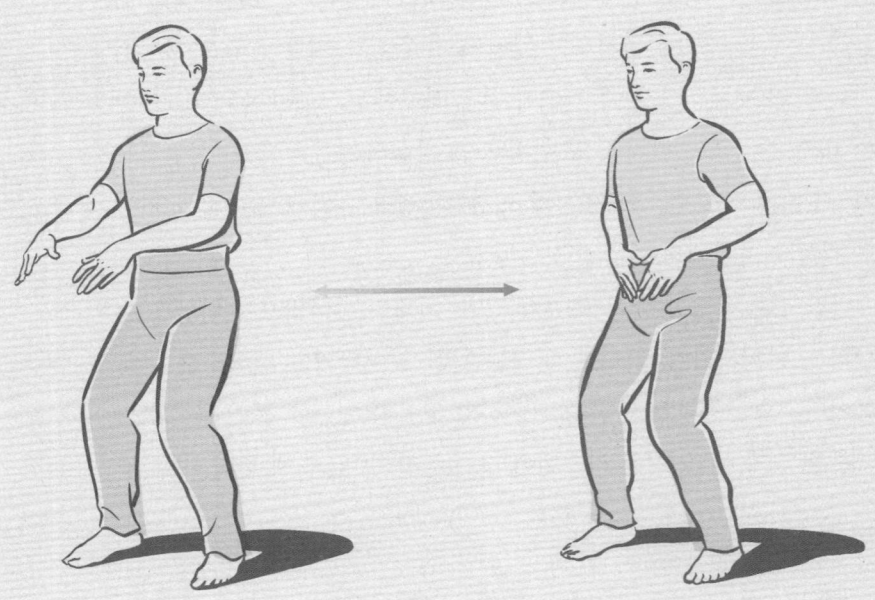

1. 어깨너비로 다리를 벌리고 서서 무릎을 약간 굽힌다.
2. 양발은 11자 형태로 놓거나 엄지발가락을 약간 안쪽으로 모은다. 발끝을 안쪽으로 모으면 단전에 힘이 들어가 하단전에 기가 더 쉽게 모인다.
3. 아랫배에 살짝 힘을 주고 양손으로 단전 부위를 두드린다. 리듬을 타고 무릎에 살짝 살짝 반동을 주며 두드려 주는 것도 좋다. 지나치게 세게 치지 않도록 주의한다.
4. 초보자의 경우 50회에서 시작하여 점차 늘려 나가 익숙해지면 300회 이상 한다. 단전이 단련됨에 따라 두드리는 강도와 횟수를 높여 간다.

장운동

호흡과 관계없이 아랫배를 당기고 밀어 주면서 장을 운동시키는 동작이다. 굳었던 장을 풀어 주고 장의 연동운동을 촉진시켜 기혈 순환을 원활하게 하고 장의 기능 장애를 해소한다. 장운동을 할 때 항문을 조이면 에너지가 더 쉽게 모이고 열감도 쉽게 느낄 수 있다. 자신의 체력에 맞지 않게 지나친 강도로 하거나 너무 많이 하면 위하수, 장 무력증 등의 부작용이 생길 수 있으므로 주의한다. 처음에는 적은 횟수로 시작해서 차츰 늘려 나간다.

1. 일어서서 할 때는 단전치기 할 때와 같은 자세로 무릎을 약간 구부리고 발끝을 살짝 안쪽으로 모은다. 누워서 할 경우는 다리를 어깨너비로 벌리고 양손의 엄지와 엄지, 검지와 검지가 맞닿게 삼각형 모양으로 벌려 하단전 부위에 가볍게 올린다.
2. 배를 당길 때는 마치 배가 등에 닿는다는 기분으로 최대한 깊이 당겨 준다. 이때 항문도 함께 조여 준다.
3. 마치 풍선에 바람을 불어넣듯 아랫배에 압력을 느낄 정도로 가볍게 배를 내민다.
4. 처음에는 50회 정도에서 시작하여 점차 늘려가며 익숙해지면 300회 이상 해 준다.

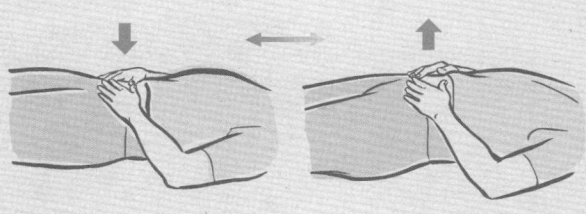
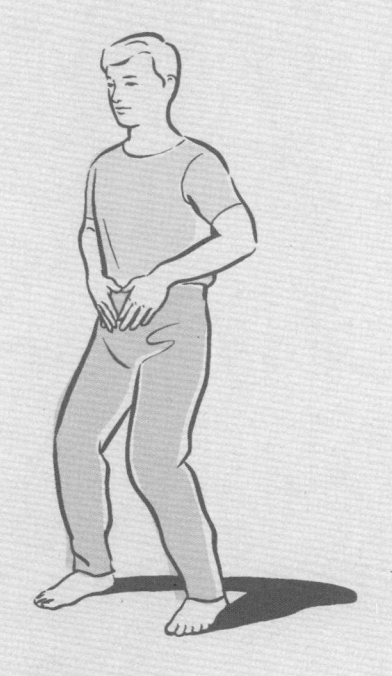

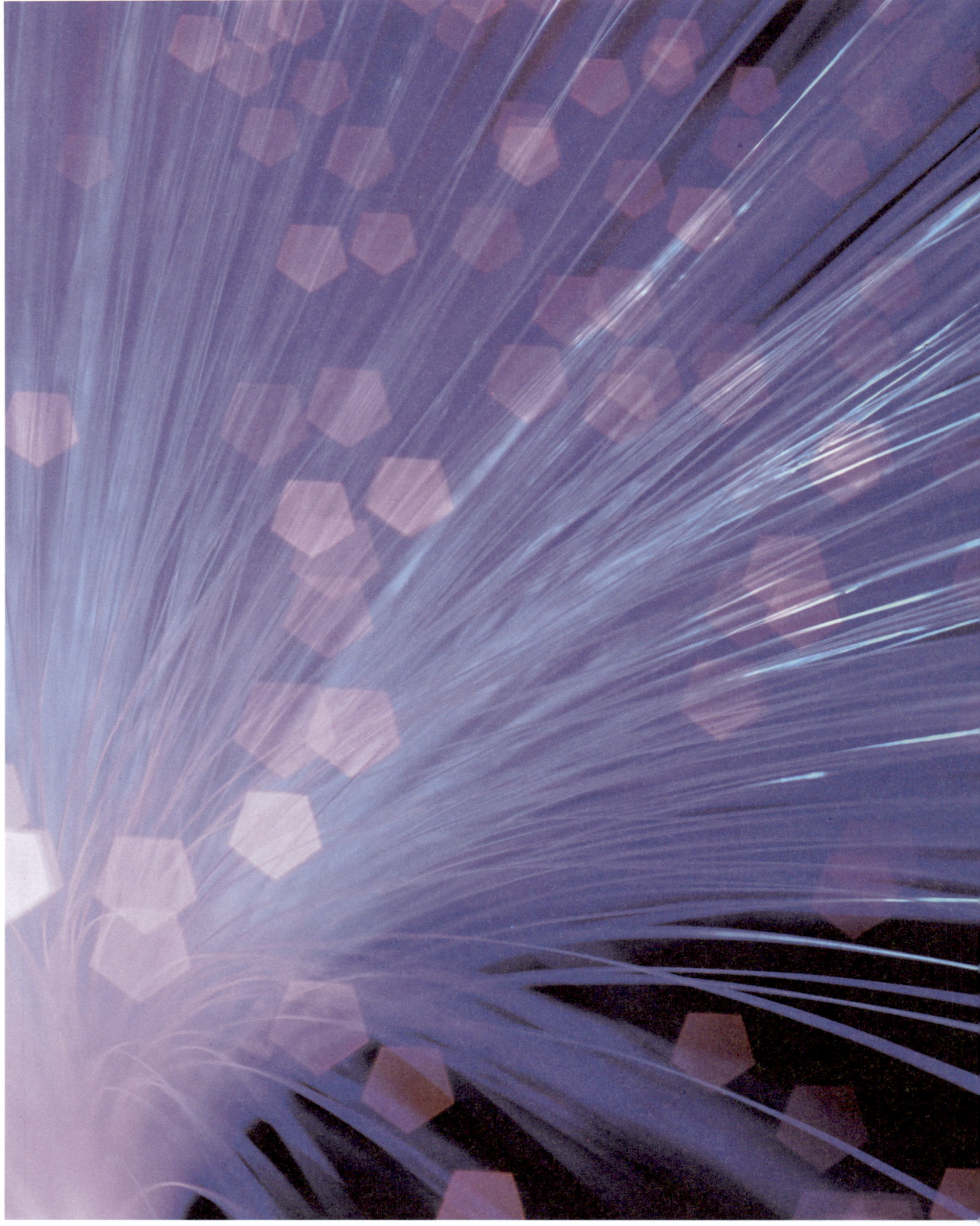

뇌호흡 기본 단계

실기편 2

뇌호흡의 빛깔은 보라색과 삼원색이다.
보라색은 뇌 속의 에너지 센터를, 빨강·노랑·파랑의 삼원색은
우리 몸의 3대 에너지 중심인 하·중·상단전을 상징한다.

뇌호흡 기본 단계란 무엇인가?

본격적인 뇌호흡 5단계에 들어가기 전, 몸과 마음을 이완하여 기 에너지를 터득하고, 자신의 생각과 의지대로 기 에너지를 조절하고 활용하는 법을 익히는 과정이 바로 뇌호흡 기본 단계이다.

뇌호흡 기본 단계는 크게 몸 감각 깨우기, 에너지 느끼기의 두 단계로 이루어진다. 몸 감각 깨우기는 안 쓰던 근육과 관절을 움직여줌으로써 몸과 연결된 뇌 부위를 깨우는 기초 단계이다. 이 단계를 거치며 기혈 순환이 원활해지면서 수승화강이 이루어지고 몸과 마음이 이완되며 몸의 균형과 마음의 평화를 되찾게 된다. 2단계 에너지 느끼기에서는 생각과 감정을 끊고 몸의 한 부분에 의식을 집중함으로써 몸의 기 에너지를 느끼는 단계이다. 뇌파가 알파파로 떨어지고 에너지 감각, 즉 육감이 새롭게 깨어나고 발달하는 과정이다.

음식을 먹거나 물건을 집기 위해 손을 뻗는 동작은 우리의 의지에 따라 조절할 수 있지만, 숨쉬기, 소화하기, 심장 박동, 체온 조절 등은 우리가 의식하지 않아도 저절로 일어난다. 이와 같은 내장과 혈관의 근육운동은 우리 몸의 자율신경에서 조절하고 있다. 특히 신경세포가 모여 있는 신경절에서 정보 통합 기능이 일어나기 때문에 자율 신경은 비교적 뇌의 지배를 덜 받고 독립적으로 움직인다. 그래서 뇌 연구가들은 신경절에 '작은 뇌'라는 이름을 붙여 머리에만 뇌가 있는 것이 아니라 우리 몸 안에도 뇌가 있다고 말하기도 한다.

  신경절을 단련하려면 몸 전체를 움직여 주어야 하며, 한꺼번에 많은 힘을 필요로 하는 거친 운동보다 약간 땀이 촉촉하게 배일 정도로 부드럽게 하는 맨손체조가 좋다. 부드러운 전신운동은 근육의 적절한 긴장과 이완을 반복하여 뇌에 상쾌한 자극을 주고, 뇌는 호르몬 등을 통하여 신경절의 기능을 높여 준다. 신경절의 기능이 좋아지면 뇌의 능력도 극대화된다. 부드러운 맨손체조로 몸 전체의 감각을 깨우는 뇌호흡 체조와 에너지를 느끼는 지감수련은 가장 뛰어난 신경절 강화 운동이기도 하다. 우리 몸에서 자율신경이 가장 많이 모여 있는 곳이 복부와 허리이므로 단전 강화 운동과 단전호흡은 그 자체로 뇌의 기능을 높여 주는 훌륭한 운동법이자 뇌호흡 5단계를 위한 준비 수련이 될 수 있다.

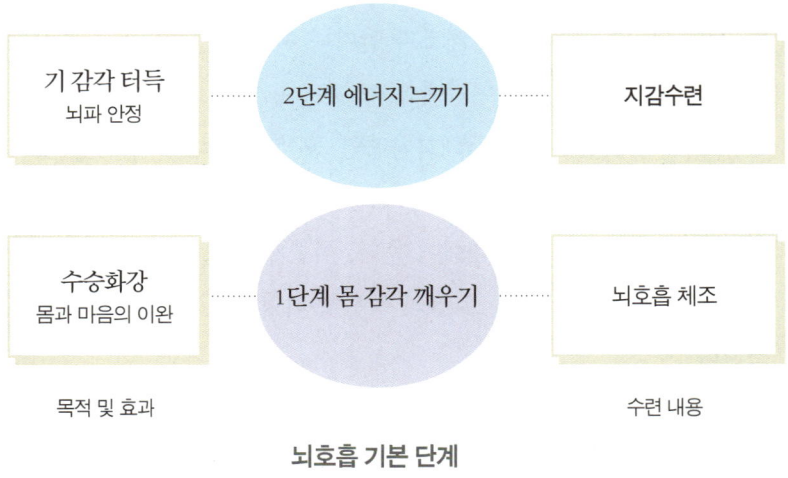

뇌호흡 기본 단계

1단계 | 몸 감각 깨우기 >> 뇌호흡 체조

뇌호흡 체조는 몸의 각 부위에 있는 근육의 긴장을 없애고 유연하게 풀어 줌으로써 마음까지 편안하게 가질 수 있도록 고안된 동작들이다. 근육과 인대를 밀고 당기면서 경혈經穴이 자극되어 몸의 기혈 순환이 촉진되고 인체의 자연치유력은 극대화된다. 이때 몸에 의식을 집중하면서 몸에 쌓인 묵은 에너지를 호흡과 함께 내보내고 우주의 충만한 에너지를 들숨과 함께 인체에 공급하는 것이 뇌호흡 체조의 기본 원리이다. 뇌호흡 체조가 안마나 지압, 단순한 체조 동작과 근본적으로 다른 이유가 여기에 있다.

뇌호흡 체조의 효과를 극대화하려면 동작을 시작할 때 숨을 깊이 들이마시고 동작을 취하는 동안 호흡을 잠시 멈추었다가 제자리로 돌아오면서 천천히 숨을 내쉬어 준다. 이렇게 기혈 순환이 원활해지고 몸의 감각이 깨어나면 그 몸의 부분에 해당하는 뇌의 영역도 활성화된다.

동작을 할 때는 몸과 대화를 한다는 마음으로 몸에 집중하면서 그때 그때 움직이는 부위에서 느껴지는 감각에 주의를 기울인다. 가령

목운동을 할 때는 목에 의식을 집중하여 목을 점검해 보고, 그 부분에서 일어나는 변화나 느낌을 지켜본다. 너무 빠르지 않게, 천천히 리듬을 타면서. 동작에 익숙해지면 호흡에 맞추어 하는 것이 좋다. 뇌호흡 체조를 할 때는 평소에 사용하지 않던 근육까지 골고루 사용하기 때문에 몸의 좌우 불균형을 바로잡아 준다. 척추가 곧게 펴지고 근육과 골격이 바르게 되며 신경계와 내장기관이 강화된다.

뇌호흡 체조의 종류는 300여 가지가 넘지만, 가장 기본적인 동작의 패턴으로 나누면 크게 6가지로 나눌 수 있다. 많은 종류의 체조를 짧은 시간에 하는 것보다 6가지 패턴의 체조를 한 가지씩 집중적으로 장시간 하는 것이 몸의 이완 및 기혈 순환에 더 큰 도움이 된다.

흔들기(털기)

흔들기는 체내의 탁한 기운을 몸 밖으로 배출하기 위한 동작이다. 기운은 맑은 기운과 탁한 기운으로 나뉘는데, 맑은 기운은 흐르는 유동성이 강한 반면 탁한 기운은 한 곳에 머무르는 정체성이 강하다. 기운이 탁해지면 젤리처럼 끈적끈적해져서 잘 흐르지 못하고 기운의 길을 막는 덩어리로 변하게 된다. 호스 속이 젤리 같은 물질로 꽉 막혀 있다고 생각해 보자. 이때 호스를 계속 흔들면 호스 속의 물질이 서서히 움직여서 결국 호스 밖으로 빠져 나오게 된다. 흔들기 동작은 이 원리를 이용해 탁한 기운을 몸 밖으로 빼내는 방법이다. 흔들기를 계속 하면 몸 전체에 쌓여 있는 탁한 기운이 손끝 발끝으로 빠져 나와 막힌 경락이 뚫리게 된다.

| 흔들기 방법 |

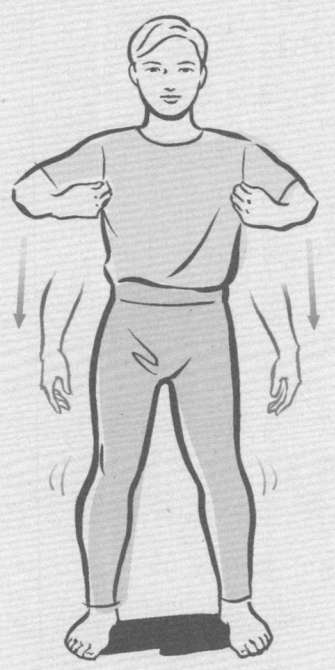

1. 먼저 양발을 어깨너비로 벌리고
   손은 가볍게 주먹을 쥐어 겨드랑이 근처에 놓는다.
   등을 바로 펴고 온몸에 힘을 뺀다.
2. 손을 겨드랑이에서 아래로 툭툭 털듯이 내려 준다.
   손을 내릴 때 다리도 살짝 굽혀서 반동을 준다.
   아래로 내릴 때는 손바닥을 펴서 손끝으로
   정체된 에너지가 빠져 나가도록 해 준다.
3. 이렇게 다리를 굽히면서 손을 겨드랑이에서
   옆구리 선을 따라 아래로 내렸다가
   다시 다리를 펴면서 손을 겨드랑이 옆으로 올린다.
   이 동작을 최소한 50번 연속하여 반복한다.

4. 흔들기가 끝나면 팔을 편안하게
   아래로 내리고 몸을 느껴 본다.
   손끝 발끝으로 기운이 빠져 나가는 것이 느껴지고
   기혈 순환이 활발해져 몸이 쉽게
   더워지는 것도 느낄 수 있다.
   몸 속의 경락을 막고 있는 탁한 기운이
   손끝 발끝으로 빠져 나가는
   상상을 하면서 동작을 해 주면 효과가 더 높다.
5. 50번 하는 것이 익숙해지면
   100번에서 200번 정도를 반복한다.

두드리기

두드리기는 우리 몸의 표피에 있는 혈을 열기 위한 동작이다. 의식을 집중하여 몸을 가볍게 두드려 주면 온몸의 세포가 살아나고 몸에 쌓여 있던 낡은 노폐물들이 피부를 통해 달아나면서 피부가 시원하게 숨쉬는 것을 느낄 수 있다. 또한 두드리기는 12경락을 따라 기가 운행하는 방향에 맞춰 몸을 두드리도록 고안되어 있어 인체의 기혈 순환을 활성화하는 아주 효과적이고 과학적인 동작이다.

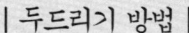

| 두드리기 방법 |

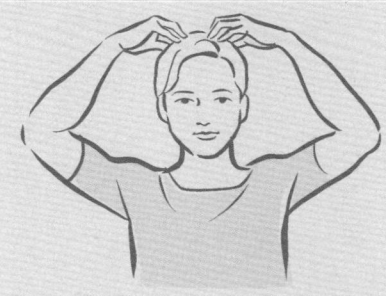

1 손가락 끝을 세워 머리 전체를 돌아가며 가볍게 두드린다.

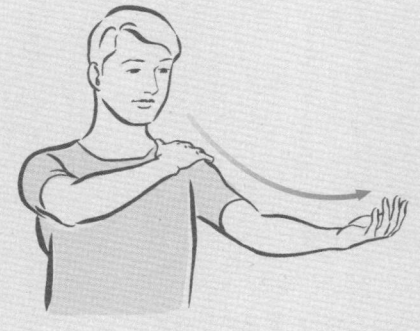

2 왼팔을 손바닥이 위로 오도록 하여 앞으로 뻗고 오른손으로 왼쪽 어깨를 두드린다. 어깨에서부터 손바닥까지 내려오면서 두드려 준다.

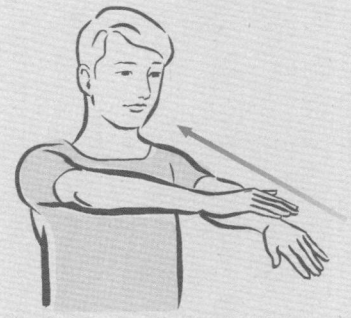

3 손을 뒤집어 손바닥을 아래로 하고 손등에서 다시 어깨까지 올라가면서 두드린다.
4 팔을 바꾸어 같은 요령으로 반복한다.

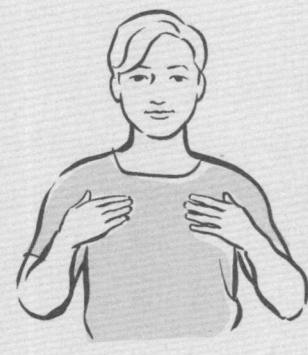

5 양손으로 가슴을
조금 오래 두드린다.
6 가슴에서 아래로 내려와
좌우 갈비뼈 부위, 배,
옆구리까지 골고루 두드린다.

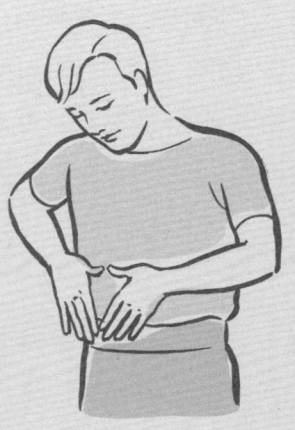

7 오른쪽 갈비뼈 아래 간장이 있는
부위를 가볍게 두드리면서
간장에 기운을 준다.
8 왼쪽 갈비뼈 아래 위장이 있는
부위를 가볍게 두드리면서
위장에 기운을 준다.

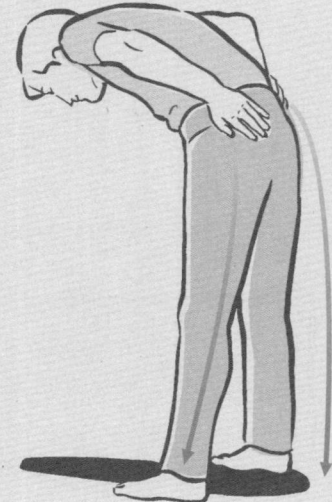

9 허리를 살짝 숙여 등 뒤
신장과 허리 부위를 두드린다.
양손으로 허리 뒤쪽을 손닿는 데까지
최대한 골고루 두드린다.
엉덩이도 같은 방법으로 두드린다.
10 엉덩이에서부터 발목까지 다리 뒤쪽을
두드리며 내려간다.

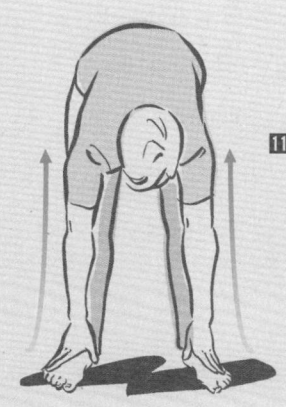

11 발등에서부터 허벅지 쪽으로 다리 앞쪽을 두드리며 올라온다.

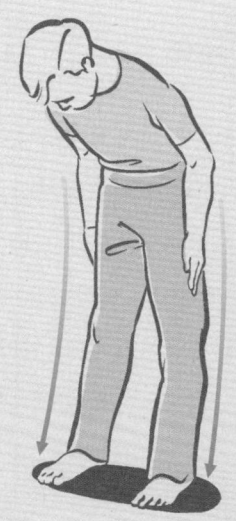

12 허벅지까지 올라오면 다리 양 바깥쪽을 타고 발목까지 내려가면서 두드린다

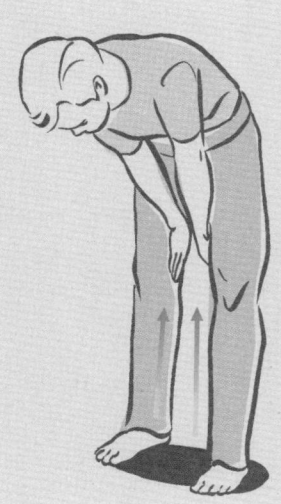

13 발목 안쪽에서부터 다리 안쪽으로 따라 올라오면서 허벅지 안쪽까지 두드린다.

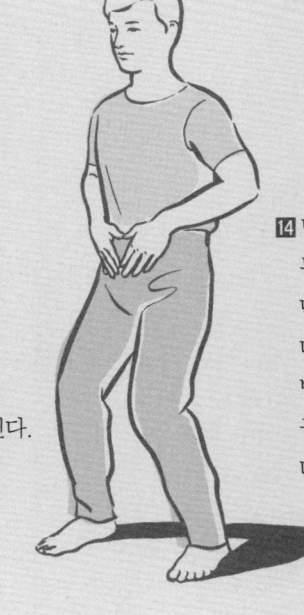

14 단전을 20회 정도 두드리고 마무리한다. 단전을 두드릴 때는 다리를 어깨너비 정도로 벌리고 무릎을 살짝 구부린 자세를 취하면 더욱 효과적이다.

늘이기

늘이기는 팔과 다리, 척추, 목 등을 최대한 힘을 주어 늘여 주는 동작이다. 이렇게 의식적으로 몸을 늘여 주면 근육, 뼈, 경락이 자극을 받아 기혈 순환이 원활해진다. 또한 비뚤어진 골격 및 장기, 근육이 늘어났다가 다시 원래의 상태로 돌아가면서 제자리를 찾고 바른 모양을 되찾게 된다. 늘이기를 응용한 뇌호흡 체조로는 활쏘기, 척추 늘이기, 늑골 당기기 등이 있다. 이 중 방광 경락을 자극해 신장의 기능을 좋게 하는 동작을 함께 해 보자.

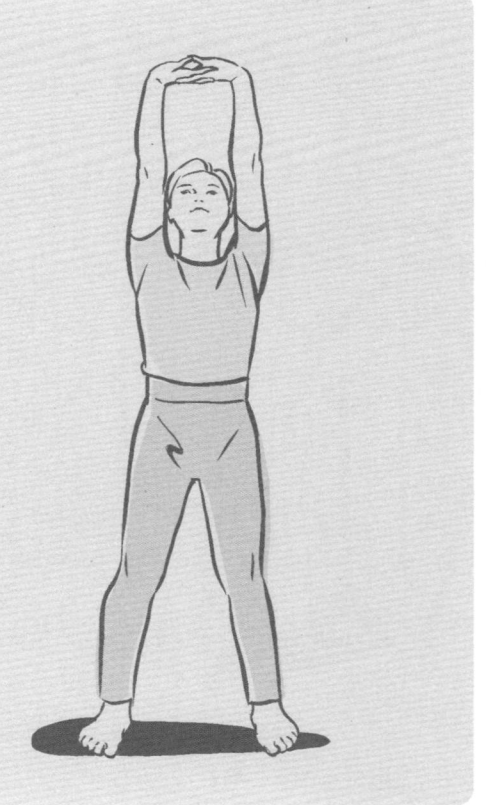

| 늘이기 방법 |

1. 다리를 어깨너비만큼 벌리고 서서 양손은 깍지를 낀다.
2. 숨을 들이마시며 손바닥이 위로 향하게 하여 깍지 낀 양손을 위로 뻗어 올린다. 팔이 귀에 닿고 척추가 최대한 늘어날 때까지 손을 뻗어 올린다.
3. 이때 발뒤꿈치도 함께 들어 주고 시선은 손등을 바라본다.
4. 숨을 내쉬고 팔을 내린다.

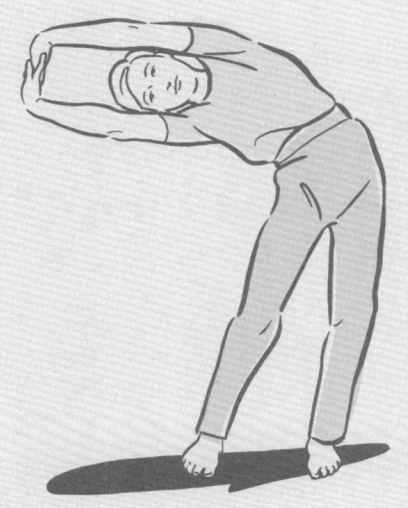

5 다시 숨을 들이쉬며 팔을 올리고 오른쪽으로 최대한 몸을 굽힌다. 왼쪽 팔과 늑골, 왼쪽 허리가 당기는 것을 느껴 본다.
6 숨을 내쉬며 제자리로 돌아온다.

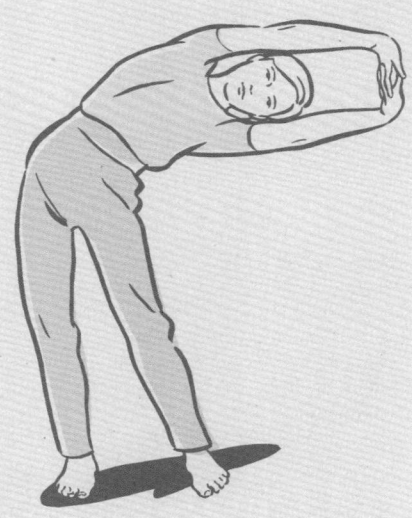

7 숨을 들이마시며 팔을 들어올리고 왼쪽으로 몸을 서서히 굽힌다. 오른쪽 팔과 늑골, 오른쪽 허리가 당기는 것을 느껴 본다.
8 숨을 내쉬며 팔을 내린다.

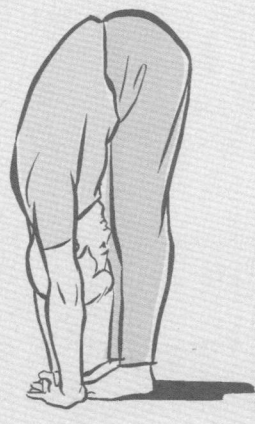

9 숨을 들이마시며 허리를 숙이고 손바닥이 땅에 닿도록 한다. 이때 무릎을 굽히지 않도록 주의한다. 다리 뒤쪽이 당길 때까지 최대한 허리를 숙이고 얼굴이 무릎에 닿을 수 있도록 한다.
10 숨을 천천히 내쉬며 허리를 편다.
11 전체 동작을 4회 반복한다.

돌리기

돌리기는 관절을 유연하게 하기 위한 동작이다. 관절은 쉽게 기운이 막히는 대표적인 부위인데 돌리기를 하면 관절 부위의 기혈 순환이 원활해진다. 관절은 약한 부위이므로 아주 부드럽게 움직여 준다.

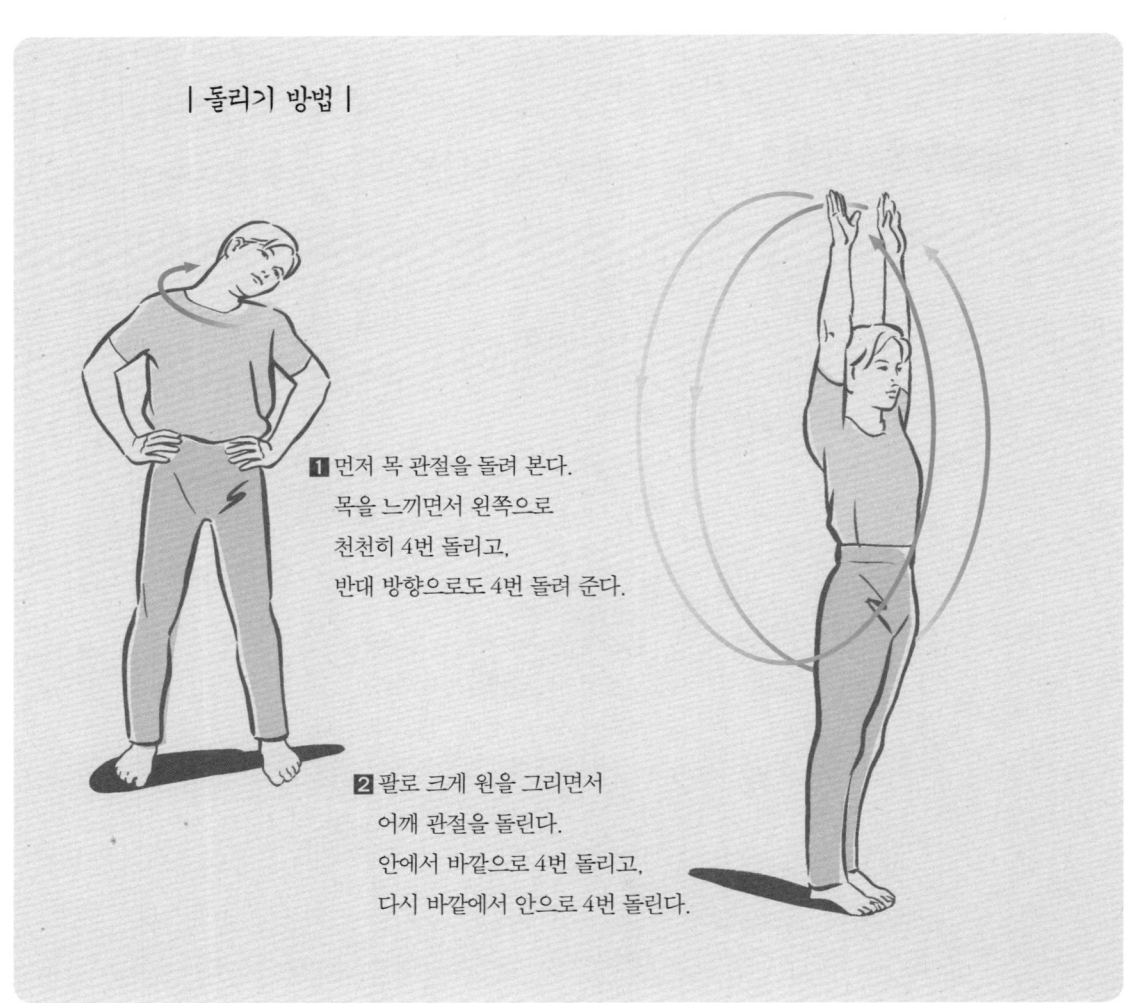

| 돌리기 방법 |

1. 먼저 목 관절을 돌려 본다. 목을 느끼면서 왼쪽으로 천천히 4번 돌리고, 반대 방향으로도 4번 돌려 준다.

2. 팔로 크게 원을 그리면서 어깨 관절을 돌린다. 안에서 바깥으로 4번 돌리고, 다시 바깥에서 안으로 4번 돌린다.

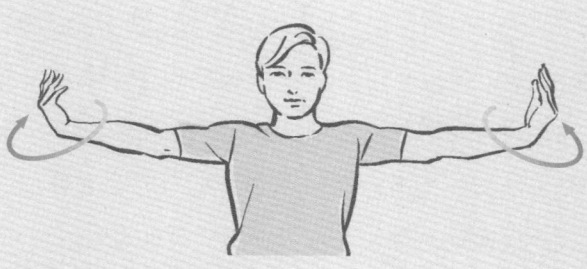

3 팔을 수평으로 들어올린 상태에서
손목 관절을 돌린다.
안에서 바깥으로 4번,
다시 바깥에서 안으로 4번 돌린다.

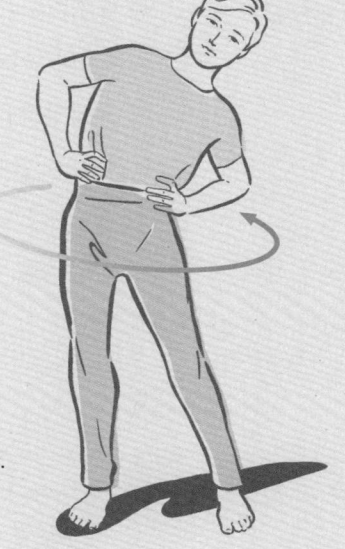

4 양손을 허리에 대고
허리를 왼쪽으로 4번,
오른쪽으로 4번 돌린다.

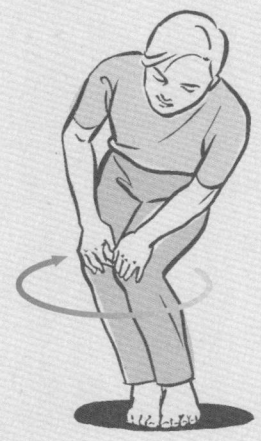

5 양발을 나란히 붙이고
양손을 무릎에 댄다.
무릎 전체를 오른쪽에서
왼쪽으로 4번 돌린다.
다시 왼쪽에서
오른쪽으로 4번 돌린다.

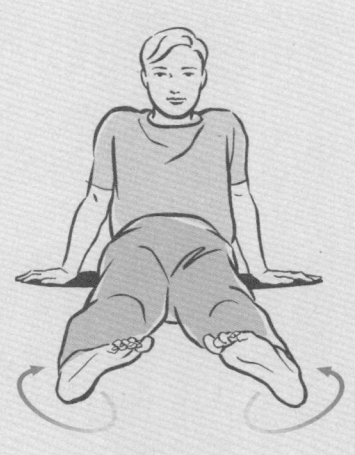

6 발목을 안에서 바깥으로 4번 돌리고,
다시 바깥에서 안으로 4번 돌린다.

비틀기

비틀기는 젖은 수건을 비틀어 물을 짜내는 것처럼 몸을 비틀어서 근육과 경락의 정체된 기를 짜내고 신선하고 새로운 기를 불어넣는 동작들이다. 이와 동시에 굳어 있는 근육을 풀어 유연하게 하고 관절과 뼈를 교정할 수 있다. 손목, 팔목, 어깨와 견갑골을 유연하게 풀어 주는 동작을 함께 해 보자.

| 비틀기 방법 |

1. 다리를 어깨너비로 벌리고 팔을 수평으로 들어올린다.
2. 숨을 들이마시며 엄지손가락이 뒤로 가도록 양팔과 양손을 최대한 뒤로 비틀어 준다.
3. 숨을 내쉬면서 원래 자세로 돌아온다.
4. 숨을 들이마시며 이번에는 새끼손가락이 앞으로 오도록 양팔과 양손을 비틀어 준다.

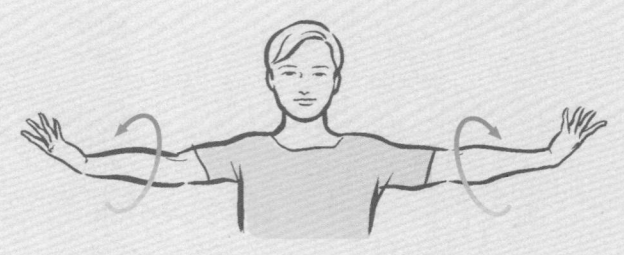

5. 숨을 내쉬면서 원래 자세로 돌아온다.
6. 숨을 들이마시며 이번에는 양손을 엇갈려서 마치 빨래를 비틀어 짜듯 양팔을 최대한 비틀어 준다. 이때 시선은 바로 뻗은 손바닥을 향한다.
7. 숨을 내쉬면서 원래 자세로 돌아온다.
8. 숨을 들이마시며 양팔을 6번과 반대로 엇갈려서 비틀어 준다.
9. 1번부터 8번까지의 동작을 4회 반복한다.

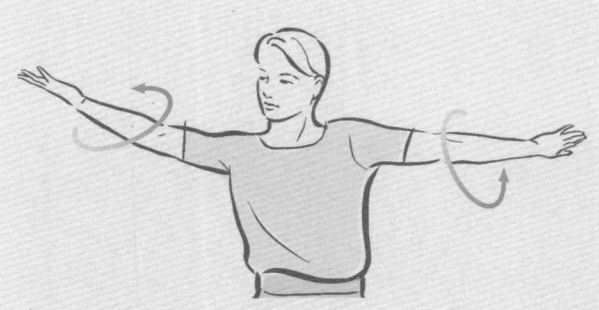

용쓰기

용쓰기는 순간적으로 힘을 폭발시키면서 몸 속에 있는 묵은 에너지를 내보내고 단전의 기운을 온몸으로 뿜듯이 순환시키는 동작이다. 호흡을 잠시 멈추고 단전에 집중하여 모든 힘을 내뿜는다는 생각으로 손끝과 발끝에 힘을 주면 온몸에 새로운 에너지가 강렬하게 솟아나는 것을 느낄 수 있다.

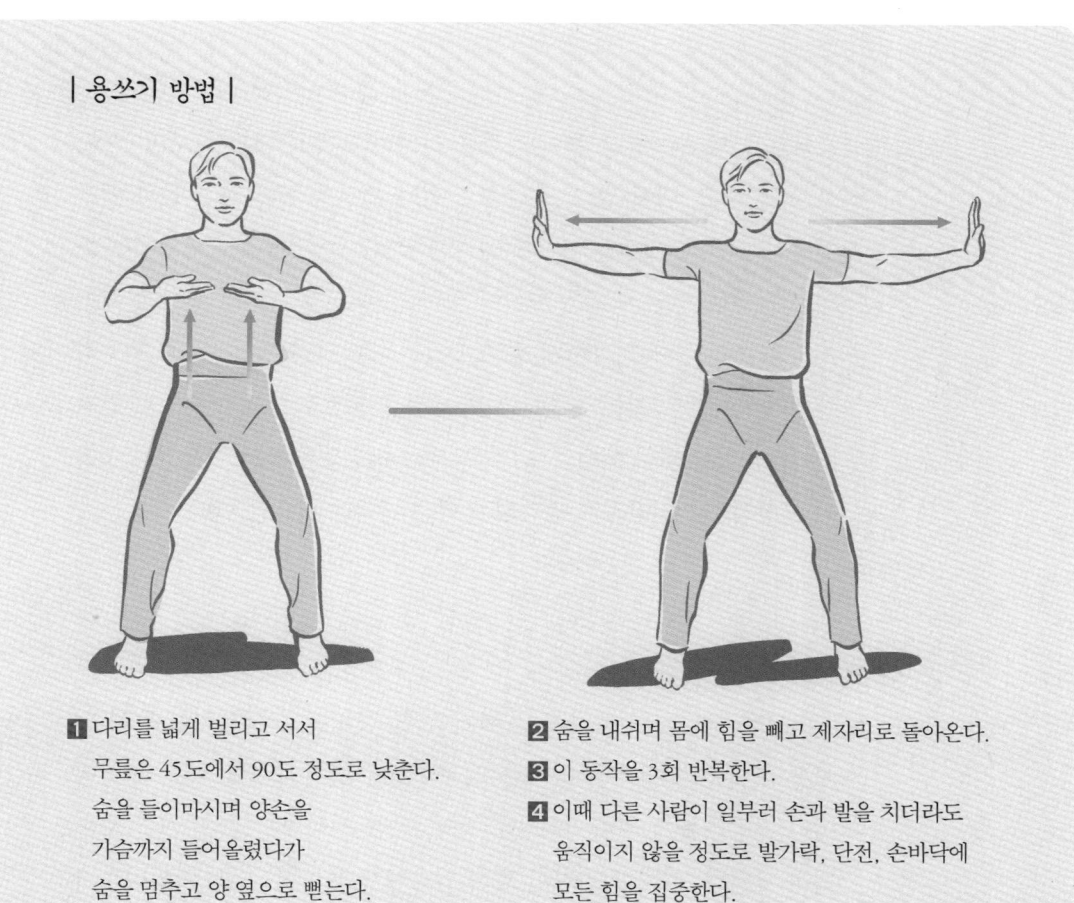

| 용쓰기 방법 |

1. 다리를 넓게 벌리고 서서 무릎은 45도에서 90도 정도로 낮춘다. 숨을 들이마시며 양손을 가슴까지 들어올렸다가 숨을 멈추고 양 옆으로 뻗는다.
2. 숨을 내쉬며 몸에 힘을 빼고 제자리로 돌아온다.
3. 이 동작을 3회 반복한다.
4. 이때 다른 사람이 일부러 손과 발을 치더라도 움직이지 않을 정도로 발가락, 단전, 손바닥에 모든 힘을 집중한다.

2단계 | 기 에너지 느끼기 >> 지감수련

뇌호흡 체조를 통해 몸의 감각을 하나하나 깨워 나가다 보면 듣고, 보고, 말하고, 냄새 맡고, 촉감을 느끼는 오감을 통해 자기 몸과 매우 친해지게 된다. 그런데 이렇게 감각을 열어가는 과정에서 평소에는 느끼지 못했던 전혀 새로운 느낌이 찾아오는데, 가장 먼저 만나게 되는 느낌은 우리 몸에 미묘하게 흐르고 있는 에너지 혹은 기운, 즉 우주의 생명력에 대한 감각이다. 에너지의 흐름은 눈으로 보거나 손으로 만져서 알 수 있는 것이 아니다. 그것은 전혀 새로운 종류의 감각이며 우리가 일상적으로 사용하는 감각과는 다른 감각을 필요로 한다.

이완된 집중

미묘한 에너지의 흐름을 느끼기 위한 준비는 '이완된 집중'이다. 보통 우리는 집중해 있을 때는 긴장하고 긴장이 풀렸을 때는 의식이 이리저리 떠돌게 된다. 따라서 '이완된 집중'이라는 말은 언뜻 모순되어 보인다. 하지만 긴장이 풀려 있으면서도 의식이 한 곳에 머물러 있는 상태라야 우리 몸의 새로운 감각이 깨어나 에너지의 흐름을 느낄 수 있다.

평상시 깨어 있을 때 뇌파는 13에서 30헤르츠의 베타파가 주를 이룬다. 이 베타파는 일상적인 활동에 집중하고 있을 때나 부정적인 감정을 강하게 느낄 때 주로 나타난다. 고요한 평정 상태를 유지하면서도 고도의 각성 상태에 있는 경우는 8에서 12헤르츠의 알파파가 나타난다. 또 창조성이 극도로 활성화되거나 깊은 명상 상태에 있는 경우와 잠 잘 때는 4에서 7헤르츠의 세타파가 나타난다. 깊은 수면, 삼매경에 이르는 명상, 또는 의식 불명 상태가 되면 1에서 3헤르츠의 델타파가 나타난다. 느린 뇌파일수록 더욱 이완되고 느긋한 만족감을 느끼며 마음이 평화로워진다.

알파파 이하에서는 시간이 완만하게 느껴지며 사물의 움직임이 정지하고 있는 것처럼 확실하고 명료해진다. 숙련된 야구선수가 마음을 진정하고 공을 또렷이 주시하면 날아오던 공이 도중에서 정지한 것처럼 느리게 보이고 대단히 커 보인다고 하는데, 이것은 바로 '이완된 집중'을 통해 뇌파가 알파파 이하로 떨어졌기 때문이다. 지감수련은 몸과 마음을 이완함으로써 뇌파 안정과 함께 편안함과 뿌듯함, 행복감을 고조시킨다.

이를 위해서는 먼저 외부로 향한 의식을 내면으로 돌려야 한다. 이때 오감과 생각과 감정에 동요되지 않아야 하는데, 이 모든 과정을 가리켜 지감止感이라고 한다. 깊은 집중을 통해 자신의 내면으로 의식이 모아질 때 우리는 비로소 기감氣感이라는 새로운 감각과 만나게 된다.

많은 사람들이 몸은 현재에 있으면서 의식은 과거의 기억과 감정을 되씹거나, 다가오지 않은 미래의 일을 기대하거나 걱정하고 있다. 또 의식이 현재에 있더라도 주변 사람이나 환경에 정신이 팔려 정작 우리 몸은 운전자 없는 차처럼 방향 없이 달려가는 경우가 허다하다. 지금 현재라는 시간에, 나의 몸이라는 공간에 의식을 집중하는 것이 지감의 시작이자 기본 원리이다. 지감수련은 신체의 한 부분에 의식을 집중해 에너지를 느낌으로써 다른 부분의 감각과 생각을 끊는 방법이다.

본격적인 지감수련은 우리 몸 중에서 가장 예민한 손을 이용해 시작한다. 손은 감각이 잘 발달되어 있기 때문에 집중만 하면 기를 쉽게 느낄 수 있다. 손의 에너지 감각이 살아나면 다른 신체 부위에서 기운을 느끼는 것도 쉬워지며 더 나아가 몸 전체와 뇌를 통해서도 기를 느낄 수 있다. 감각이 깨어나는 데 필요한 시간은 사람마다 다소 차이가 있을 수 있지만, 느긋한 마음으로 꾸준히 반복하면 누구나 기를 느낄 수 있다.

손으로 기운을 느끼는 데 익숙해지면 특별한 자세를 취하거나 눈을 감지 않고도 에너지를 느끼는 감각을 항상 유지할 수 있게 된다. 이것은 새로운 감각을 열기 위해 필요했던 이완된 집중과 그 감각을 통해 얻은 편안하고 맑은 의식을 일상생활 속에서도 유지할 수 있다는 것을 의미한다. 지감수련을 통해 에너지를 느끼게 되면 본격적인 뇌호흡 5단계에 들어갈 수 있는 준비가 된 셈이다. 또한 그 과정에서 뇌파가 안정됨으로써 점차 깊은 뇌호흡 수련에 몰입할 수 있게 된다.

뇌파	주파수(Hz)	두뇌 활동 상태
베타(β)파	30 ─ 13	외부의식 깨어 있을 때, 말할 때 등 모든 의식적인 활동 상태
알파(α)파	12 ─ 8	내부의식 긴장 이완 명상 상태
세타(θ)파	7 ─ 4	심내부의식 깊은 명상 상태 수면 상태
델타(δ)파	3 ─ 1	무의식 깊은 수면 상태, 삼매경 의식 불명 상태

뇌파와 두뇌 활동 상태

지감수련 방법

1 의자에 앉거나 편안하게 반가부좌 자세를 취한다.
상체와 엉덩이를 좌우로 움직여
몸의 중심을 바로잡는다.
허리와 척추가 곧게 펴지면
몸 전체를 더 쉽게 이완할 수 있다.

2 양손을 손바닥이 위로 향하도록
무릎 위에 가만히 놓고 눈을 감는다.
몸과 마음을 편안하게 이완하고
특히 목과 어깨의 힘을 뺀다.
숨을 깊게 들이마신 후 내쉬면서 내쉬는 숨과 함께
몸에 남아 있는 긴장을 몸 밖으로 내보낸다.

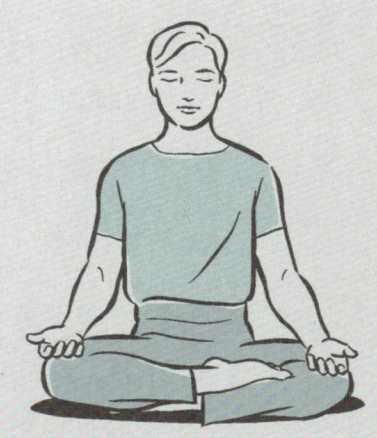

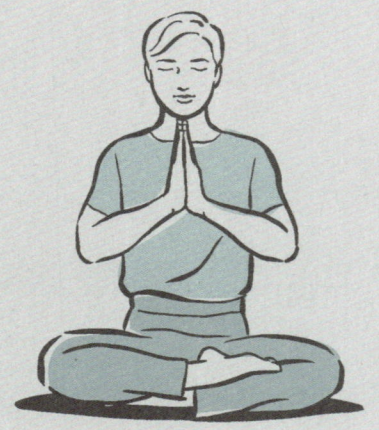

3 두 손을 천천히 들어서
가슴 앞에 모으고 손바닥을 마주 대 본다.
손에서 느껴지는 미묘한 감각에 집중한다.
처음에는 체온이 느껴지지만 계속 집중하고
있으면 열감과 함께 손바닥에서
맥박이 뛰는 것이 느껴질 것이다.

❗ **기운이 잘 느껴지지 않을 때**
기운이 잘 느껴지지 않을 때는 긴장을 하고 있거나 다른 생각에 빠져 있지는 않은지 자신을 다시 한번 돌아 본다. 에너지는 몸이 완전히 이완되고 모든 의식이 손에 집중될 때 느낄 수 있다. 무엇보다도 느긋한 마음으로 이완하고 정신을 집중하면 누구나 기를 느낄 수 있다.

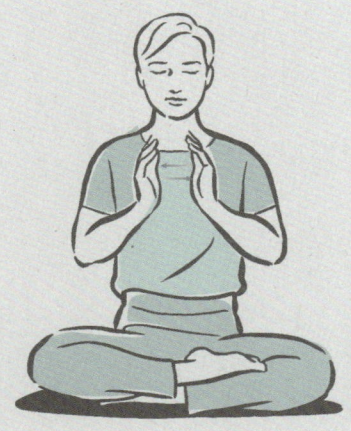

4 이제 양손의 간격을 5~10cm 가량 벌리고 모든 의식을 손에 집중한다.
어깨, 팔, 손목, 손에 힘을 빼서 양손이 마치 허공에 떠 있는 것처럼 느껴지게 한다.

5 양손 사이를 조금씩 벌렸다 좁혔다 하면서 양손 사이의 느낌에 집중한다.
약하게 저릿저릿하는 전류 같은 느낌일 수도 있고 자석같이 묵직하게 양 손바닥 사이를 끌어당기거나 서로 밀어내는 것 같은 느낌일 수도 있다.
부드러운 솜처럼 뭉클뭉클하거나 물 속에 손을 담그고 천천히 움직이는 것 같은 느낌이 들기도 하는데 이것이 바로 기의 느낌이다.

6 두 손 사이의 공간에서 그 느낌이 확실해지면 양 손바닥 사이를 점점 더 넓게 벌렸다 좁혔다 해 본다.
양손 사이의 공간이 넓어져도 그 느낌은 사라지지 않고 오히려 더 커진다.

7 3번 천천히 숨을 들이마시고 내쉰 후 눈을 뜬다.

8 양손을 뜨겁게 비벼 눈과 얼굴, 목과 가슴을 쓸어 준다.

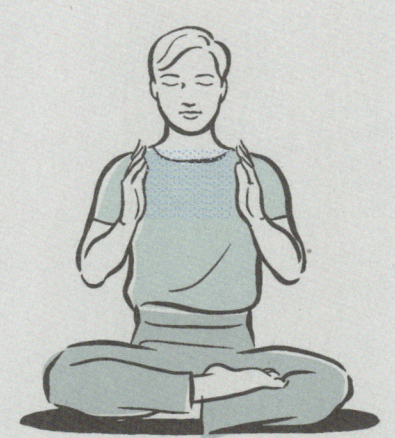

❗ **느낌은 인정할수록 커진다**

기운의 느낌은 사람마다 또는 때에 따라 다르므로 편안한 마음으로 자신의 느낌에 집중하여 즐기면 된다. 처음에는 기의 느낌이 아주 미세하더라도 계속 집중하고 반복하면 점점 분명하게 느끼게 된다. 아주 작은 느낌이라도 인정하고 집중하여 키워나가는 것이 중요하다.

| 지감수련의 확장 |

1 눈을 뜨고 몸을 이완한 채
다리를 어깨너비로 벌리고 선다.
어깨와 가슴을 펴고 양팔은 몸에
가볍게 붙인 채 편안히 늘어뜨린다.
양손바닥이 정면을 향하게 하고
손바닥의 느낌에 집중한다.
손으로 기운을 느끼는 수련에 익숙해진 사람은
눈을 뜬 상태에서도 쉽게 손바닥에서
열감 외에도 여러 가지 감각으로 발전하는
에너지의 느낌을 느낄 수 있다.

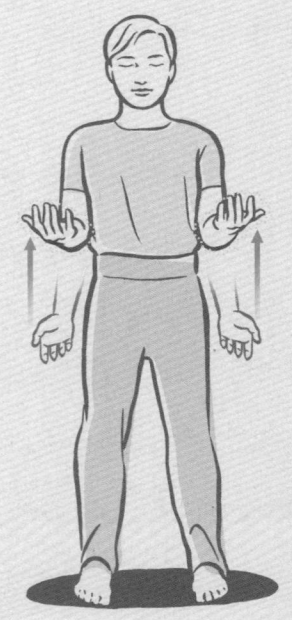

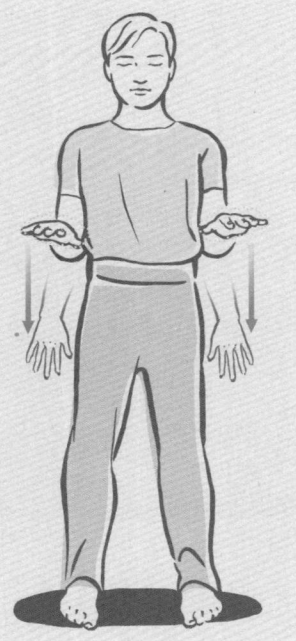

2 팔꿈치를 굽혀 양손을 천천히 겨드랑이 높이까지 들고
손바닥의 느낌에 집중한다.
몸 주위를 둘러싸고 있는 허공을 만지는 느낌으로
들어올렸다가 손바닥을 뒤집어
바닥을 향한 채 다시 천천히 내린다.
손가락 끝이 묵직하거나 손 전체가 묵직함을 느낄 수 있다.
또 물 속에서 손으로 물살을 가를 때와 같은
느낌 등 여러 가지 감각들이 느껴진다.

❸ 손의 느낌에 익숙해지면
손을 들어올릴 때
발꿈치를 함께 들고
손을 내릴 때 발꿈치를
함께 내리는 동작을 반복한다.

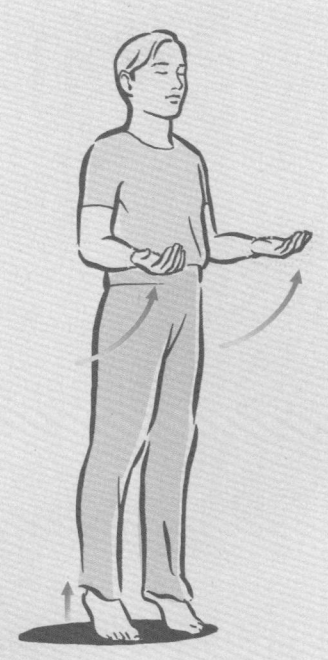

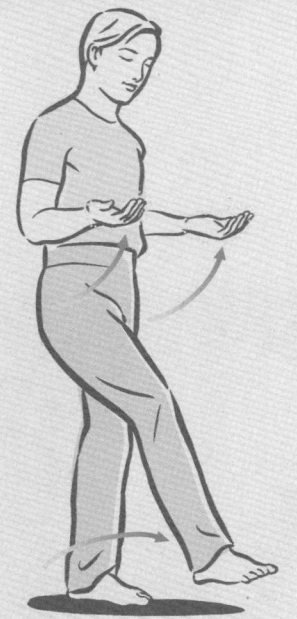

❹ 이번에는 천천히 주변을 걸어 본다.
손을 들며 한 발을 앞으로 내밀고,
손을 내리며 다른 발을 앞으로 내민다.
동작이 익숙해지면 손을 들며 두 걸음,
손을 내리며 두 걸음, 하는 식으로
걸음 수를 늘리며 걷는다.

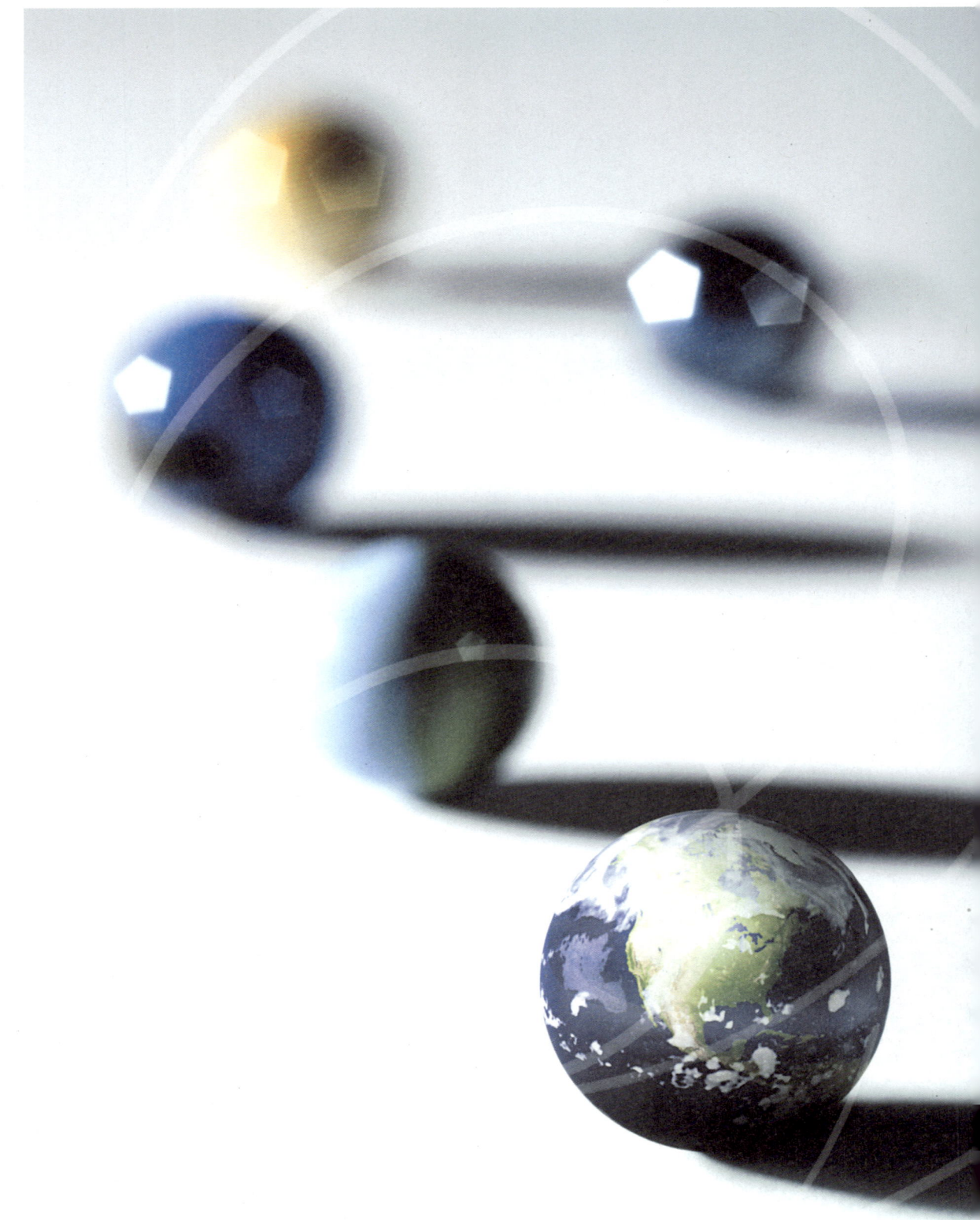

뇌호흡 5단계

실기편 3

뇌호흡의 형상은 무한대(∞)이다.
무한대는 뇌와 인간 의식이 지닌 무한한 가능성과 잠재력을 상징한다.

뇌호흡 5단계란 무엇인가

뇌호흡의 궁극적인 목적은 파워브레인을 만드는 것이다. 생산적이고 창조적이며 평화적인 파워브레인을 만들기 위한 본격적인 뇌호흡은 뇌의 기능과 통합 과정에 따라 크게 다섯 단계로 나뉜다. 첫 단계가 뇌 감각 깨우기, 다음이 뇌 유연화하기, 세 번째가 뇌 정화하기, 네 번째가 뇌 통합하기, 마지막이 뇌 주인되기이다.

이 단계들은 뇌의 해부학적 구조와 기능으로 보자면, 몸 전체에서 시작해 뇌의 3층 구조를 한 단계씩 활성화해 나가는 것이다. 그 과정에서 뇌 안에 있는 무한한 생명 에너지를 일깨우고 뇌의 모든 부분의 기능을 통합적으로 사용할 수 있게 된다. 또한 영적 성장을 기준으로 보자면, 한 인간이 깨달음에 이르고 그 깨달음을 자신의 삶 속에서 실천하는 과정이다. 다른 한편 교육적인 차원에서 보자면, 이것은 충만한 생명 에너지와 풍부한 감성과 조화로운 정서, 밝은 의식과 뚜렷한 삶의 목적을 가진 새로운 인간, 뉴휴먼이 되는 과정이다.

이 단계들을 뇌의 3층 구조와 관련하여 정리해 보면 다음과 같다. 1단계 뇌 감각 깨우기는 몸과 뇌 전체를 대상으로 하고, 2단계 뇌 유연화하기는 주로 신피질의 기능을 활성화하며, 3단계 뇌 정화하기는 신피질의 고정관념과 구피질의 감정의 기억들을 다룬다. 특히 구피질에 저장된 부정적인 감정의 기억들을 정화하는 데 초점을 두고 있다. 4단계 뇌 통합하기는 뇌간을 느끼고 생명의 실체인 율려를 만나게 되는 단계이고, 자기 정체성과 삶의 목적을 새롭게 정립하는 단계이다. 5단계 뇌 주인되기는 진정한 뇌의 주인으로서, 진아의 의지를 실천함으로서 뇌의 기능을 100% 활용하는 삶, 즉 영적 완성과 인류의식 진화를 위한 삶을 살아가는 단계이다.

뇌 감각 깨우기

뇌호흡의 첫 단계는 몸의 감각을 깨우는 것으로부터 시작한다. 뇌는 우리 몸의 다른 부분과는 달리 딱딱한 두개골로 싸여 있어 직접 만지거나 운동시킬 수는 없다. 하지만 뇌는 우리 몸의 각 부위를 관할하는 여러 영역으로 이루어져 있고, 몸의 각 부위와 뇌의 해당 영역은 서로 긴밀하게 상호작용하고 있다. 따라서 몸을 움직이고 몸의 감각을 자극함으로써 뇌의 해당 영역을 활성화시킬 수 있다. 몸의 감각이 충분히 깨어나고 집중력이 높아지면 의식을 집중함으로써 자기 몸 내부의 미묘한 에너지의 흐름을 느끼고 조절할 수 있게 되는데, 우리 몸의 일부로서 뇌도 같은 방식으로 다룰 수 있게 된다.

뇌 유연화하기

뇌호흡의 두 번째 단계는 굳어진 뇌회로를 유연하게 하고, 뇌세포간의 커뮤니케이션을 활성화하여 제한된 숫자의 뇌세포를 가지고 뇌의 능력을 극대화하는 것이다. 뇌세포간의 커뮤니케이션을 한정짓는 것은 하드웨어적으로 표현하면 고정된 뇌회로이고 신경망이며, 소프트웨어적으로 표현하면 고정관념과 습관이다. 뇌 유연화는 우리 뇌를 유연하고 자유롭게 하며 뇌세포간의 커뮤니케이션과 협력을 극대화 할 수 있는 수련법들로 구성되어 있다.

뇌 정화하기

뇌 정화하기는 뇌에 저장된 감정의 기억들을 정화함으로써 뇌를 밝고 가볍게 만들어 주는 과정이다. 대부분의 기억들은 사실로서의 기억에 감정 에너지가 결합된 형태로 저장되어 있다. 그래서 비슷한 유형의 자극이 주어지면 저장된 감정 에너지가 함께 재생되어 최초의 경험과 유사한 감정 반응을 보이게 된다. 이러한 감정의 기억들은 살아가는 동안 다양한 방식으로 희석되고 정화되지만 사람에 따라서는 같은 기억을 평생 지니고 살면서 똑같은 감정 반응을 되풀이하기도 한다.

   뇌 정화하기 단계에서는 호흡과 웃음을 결합한 릴리스(Release, 놓아 버림) 수련을 통해 감정 에너지를 의식적으로 놓아 버리는 연습을 하게 된다. 이 단계를 거치며 부정적인 감정을 정화하고, 앞으로 다가올 감정적 문제를 긍정적이고 적극적으로 처리할 수 있는 힘을 기른다. 감정의 주인이 되는 단계, '내 마음은 내가 아니라 내 것'임을 체험할 수 있는 단계이다.

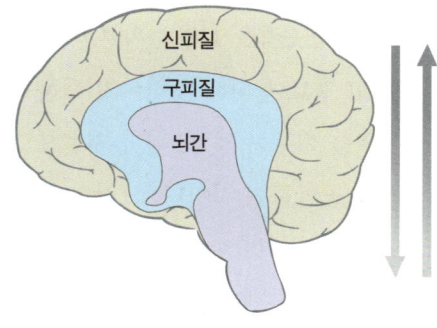

뇌호흡 5단계는
뇌의 3층 구조를
한 단계씩 깊이 들어가
통합을 이루고 하나가 되어
다시 나오는 과정이다.

뇌호흡 5단계와 뇌의 3층 구조

뇌 통합하기

뇌 통합하기는 뇌간의 무한한 생명 에너지와 잠재력을 일깨우는 과정이다. 즉 신피질의 생각과 구피질의 감정 너머에 있는 생명의 리듬인 율려를 통해 영적 각성이 이루어지는 과정이다. 이 단계에서 '나는 누구인가, 내 삶의 목적은 무엇인가'에 대한 자각이 이루어진다.

자신의 정체성을 새롭게 선택하고, 그 새로운 정보가 뇌의 중심에 확실하게 자리잡으면 다른 모든 정보와 뇌의 기능은 이 핵심 정보에 봉사하기 시작한다. 이 과정에서 우리는 기존의 신념 체계를 구성했던 정보들을 검색하고 그 정보들이 새로운 정체성과 삶의 목적에 부합하는지를 평가하여 어떤 정보를 취하고 어떤 정보를 버릴지 결정하게 된다. 이 단계에서 우리의 신피질이 가진 창조력은 스스로를 실현하기 위한 강력한 에너지원을 갖게 되고, 뇌의 모든 기능이 완전한 통합을 이루게 된다.

뇌 주인되기

뇌의 주인이 된다는 것은 통합된 뇌의 창조력을 100% 활용하는 것을 의미한다. 뇌는 정보를 먹고 자라고 정보에 의해 움직이기 때문에 뇌를 100% 활용할 수 있는 열쇠는 뇌를 깨우는 정보, 뇌가 기쁨으로 일하게 할 수 있는 정보를 지속적으로 공급하는 것이다. 그러한 정보를 비전이라고 한다. 크고 밝은 비전이 뇌를 100% 살아 움직이게 한다. 이 단계에서는 뇌 통합하기를 통해 얻은 새로운 자아 개념을 일상 생활에서 실천하며 살아가게 된다. 뇌를 살아 움직이게 하는 비전은, 생각을 복잡하게 할 필요가 없을 만큼 단순하고, 오해의 여지가 없을 만큼 명료해야 한다. 그리고 시간과 에너지를 투자할 만큼 현실성 있고, 성공 여부와 진행 정도를 알 수 있을 만큼 구체적이며, 100%의 에너지를 쏟을 만큼 매력적이어야 한다. 무엇보다 비전은 홍익할 수 있고 지구 평화에 이바지할 수 있어야 한다. 우리 내면의 신성이 홍익과 평화를 원하고, 우리의 뇌가 그 일을 하도록 만들어졌기 때문이다.

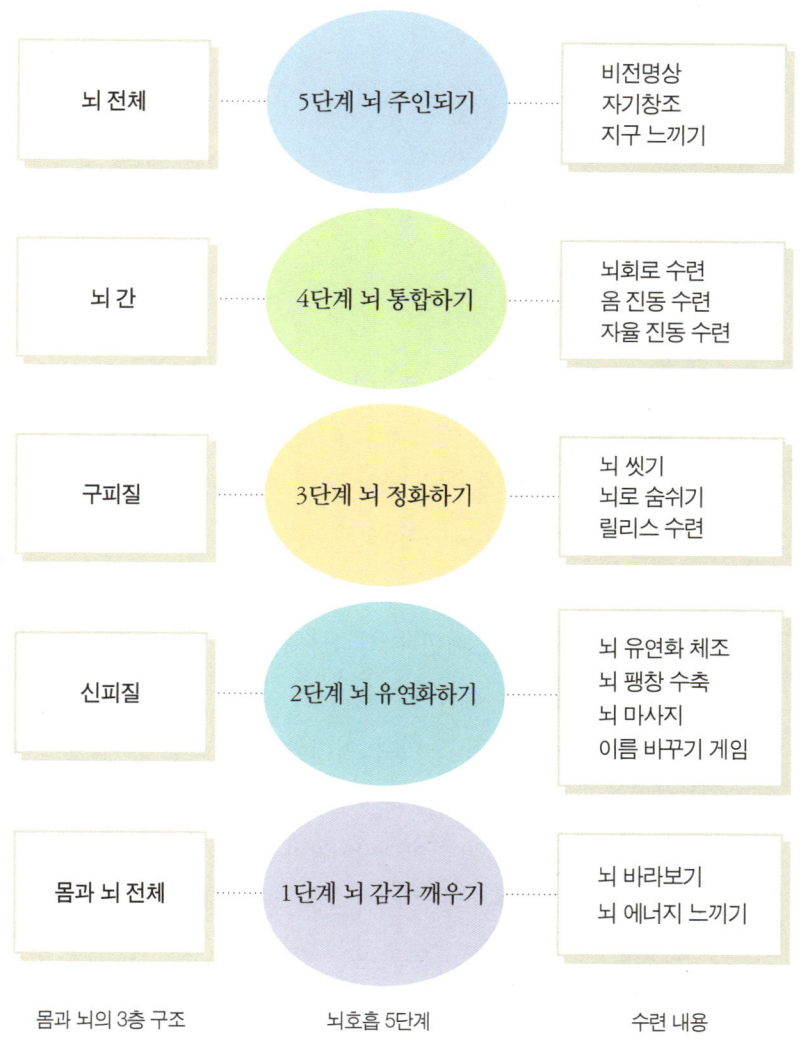

뇌호흡 5단계

1단계 | 뇌 감각 깨우기 Brain Sensitizing

먼저 우리가 자신의 몸에 관심을 갖는 방식에 대해 잠시 생각해 보자. 키, 체중, 허리 사이즈, 일일 섭취 열량, 일일 필요 영양소, 혈압, 혈당, 혈중 콜레스테롤 …. 이러한 것들이 우리가 자기 몸에 대해 관심을 가질 때 일상적으로 사용하는 지표들이다. 우리는 마치 의사가 환자의 몸을 다루듯, 미인 대회 심사위원이 경연자들의 아름다움을 심사하듯 우리 몸을 검사하고 평가한다.

당신은 당신의 몸을 얼마나 이해하고 있으며, 몸과 얼마나 친한가? 일반화된 인체가 아니라 자신과 더불어 순간 순간을 함께 살아가고 있는 자신의 구체적인 몸을 얼마나 깊이 느끼고, 얼마나 잘 알고 있는가? 특히 당신의 뇌를 어느 정도나 느끼고 있는가?

뇌호흡은 몸을 통해 마음을 쓰는 법을 배우고, 삶의 태도를 바꾸는 수련법이다. 이때 '몸을 통한다' 라는 말은 추상적이고 관념적인 지식과 수치화된 정보로서의 몸에 대한 이해가 아니라 직접적이고 구체적인 느낌과 체험을 의미한다. 그러한 느낌과 체험을 얻기 위해서는 먼저 우리 몸의 섬세한 감각부터 깨워야 한다.

몸의 감각을 깨우는 데 있어서 특히 중요한 것은 몸과 마음의 커뮤니케이션이다. 아무리 감각이 예민해도 의식이 다른 곳에 가 있으면 구체적이고 섬세한 몸의 느낌을 체험할 수 없다. 우리의 마음은 대체로 과거에 대한 미련과 후회 혹은 미래에 대한 기대와 불안 사이를 오가며 몸 바깥을 떠돌고 있다. 때문에 우리 몸의 섬세한 감각들을 깨우고 그 감각을 느끼기 위해서는 먼저 바깥을 향한 의식을 불러와 몸에 집중해야 한다.

생명의 에너지로 뇌를 느낀다

뇌호흡의 첫 단계인 뇌 감각 깨우기를 제대로 경험하기 위해서는 먼저 몸 전체의 감각을 충분히 깨워야 한다. 앞서 소개한 단전 강화 운동과 뇌호흡 체조를 통해 몸의 각 부위에 있는 긴장을 없애고 근육을 유연하게 함으로써 마음을 편안하게 갖도록 한다. 그런 다음 지감수련을 통해 우리 몸에 미묘하게 흐르고 있는 생명의 에너지, 기를 느끼는 감각을 최대한으로 확장하도록 한다. 이렇게 몸 전체의 감각이 깨어난 상태에서 뇌에 집중하면 뇌의 감각을 깨울 수 있고 뇌를 느낄 수 있다.

뇌 감각 깨우기는 대뇌, 소뇌, 중뇌, 간뇌, 연수, 뇌교, 척수 등 뇌의 각 부분을 에너지를 통해 느끼고, 신경세포간의 연결이 미흡해 기능이 원활하지 않은 부분을 에너지로 자극해 감각을 깨우는 단계이다. 즉 뇌를 신체의 일부분으로 인식하기 시작하는 뇌호흡의 가장 기본적인 단계이다.

뇌 감각 깨우기는 에너지를 활용하는 수련법이므로 지감수련에서처럼 '이완된 집중' 상태를 유지하는 것이 중요하다. 뇌 감각 깨우기를 통해 뇌를 느낄 수 있을 때 비로소 뇌도 자신의 존재를 인정 받았다는 기쁨의 신호를 에너지를 통해 보내오기 시작한다.

1. 뇌 바라보기

뇌 바라보기는 자신의 뇌를 알아가는 첫 단계로, 뇌의 각 부분을 마치 눈으로 직접 들여다보듯 상상하면서 그곳에서 느껴지는 감각에 집중하는 수련이다. 뇌의 각 부위를 바라볼 때, 따뜻한 햇살이 그 부위를 집중적으로 비춘다고 상상해 보자. 뇌는 따끔거리거나 전류가 흐르는 듯 짜릿한 느낌, 뭉치고 굳어 있던 무언가가 부드럽게 풀어지는 느낌 등의 다양한 감각으로 나의 관심에 답변을 해온다.

마음이 가는 곳에 에너지가 따라간다는 '심기혈정'의 원리를 이용한 수련으로, 이 수련을 계속하면 뇌파가 떨어지고 마음이 평온해지며 집중력이 강해지는 것을 느낄 수 있다. 이 수련을 하기 전에 뇌의 구조를 상세히 그린 그림을 보면 뇌의 각 부위를 생생하고 구체적으로 떠올리는 데 많은 도움이 된다. 종이에 펜으로 뇌의 구조를 직접 그려 보면 수련의 효과를 더욱 배가시킬 수 있다.

| 뇌 바라보기 수련 |

1 의자에 앉은 경우에는 두 손을 가볍게 허벅지 위에 올려놓는다.
　바닥에 반가부좌로 앉은 경우에는 두 손을 무릎 위에 살며시 올려놓는다.
2 천천히 숨을 들이마시고 내쉬는 심호흡을 3번 반복하면서 몸을 이완한다.
　숨을 내쉴 때 손끝 발끝으로 온몸의 긴장이 쑥 빠져 나간다고 상상한다.
3 뇌에 의식을 집중하며 뇌를 보호해 주는 단단한 두개골을 느껴 본다.
4 호두처럼 울퉁불퉁한 대뇌의 겉껍질, 대뇌피질을 바라본다.
　앞쪽, 뒤쪽, 위쪽, 그리고 양 옆으로 시선을 옮기면서
　대뇌피질 전체를 입체적으로 바라본다.

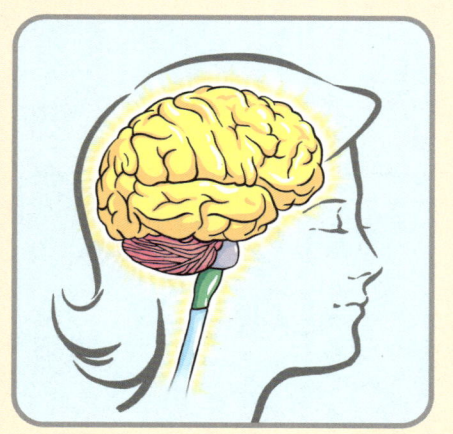
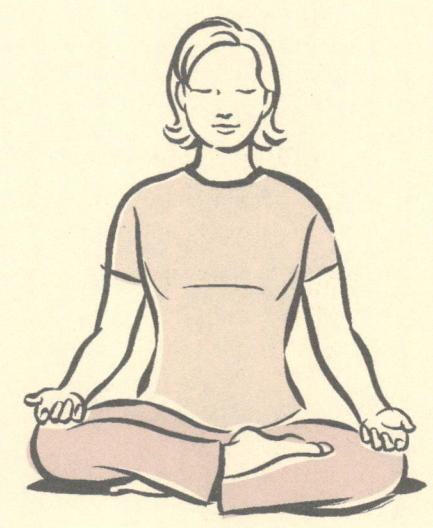

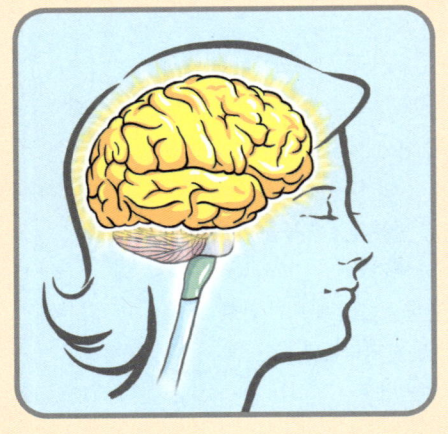

5 우리 뇌에서 가장 큰 면적을 차지하는
대뇌를 바라본다.
왼쪽에 있는 좌뇌를 바라보고
이어서 오른쪽에 있는 우뇌를 바라본다.

6 좌뇌와 우뇌 사이에서 두 반구를 이어 주는
다리 역할을 하는 뇌량을 바라본다.
좌뇌에서 우뇌, 우뇌에서 좌뇌로
시선을 계속 움직이면서 두 반구를
연결하는 튼튼한 다리를 세우는 상상을 한다.

7 대뇌 깊숙한 안쪽에 있는
편도를 바라본다.
편도는 인간의 감정을
주관하는 곳이다.

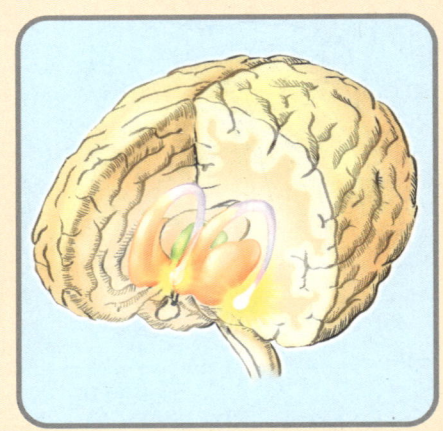

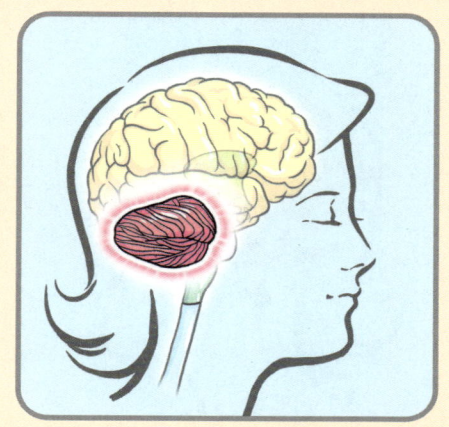

8 대뇌 뒤편 아래쪽에 있는
소뇌를 바라본다.
소뇌는 평형 감각과
운동 감각을 담당한다.

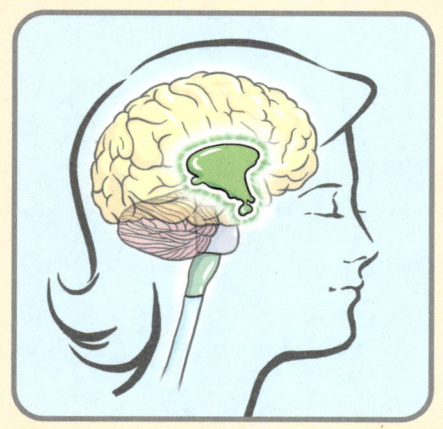

9 대뇌와 소뇌 사이에 깊숙이 파묻혀 있는
간뇌로 시선을 이동한다.
간뇌의 시상하부에 붙어 있는
체내 호르몬의 시원지, 뇌하수체도 바라본다.
이곳에서 혈액을 타고 온몸으로 이동하는
호르몬의 흐름을 상상해 보자.

> **뇌의 모습을 떠올리려 해도 잘 안 될 때**
> 뇌의 모습이 잘 안 떠올라도 조급해 할 필요는 없다. 몸과 마음을 편안히 이완한 상태에서 뇌의 각
> 부분을 조용히 생각하는 것만으로도 에너지가 전해지기 때문이다. 뇌의 각 부분을 떠올리는 것이
> 어렵게 느껴지면 전체 뇌만을 떠올리고, 그마저 어렵게 생각되면 그저 조용히 뇌에 집중한다. 종이
> 에 뇌를 그리면서, 자신이 그리는 선을 따라 뇌에 에너지가 전해진다고 상상해도 좋다.

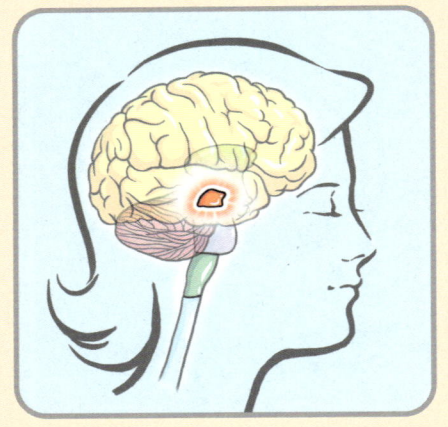

10 간뇌 밑에 있는
중뇌를 바라본다.
중뇌는 안구 운동, 홍채 수축 등
주로 눈과 관련된 일을 한다.

11 이제 목 뒤,
머리 아래쪽에 있는
연수를 바라본다.
연수에 이상이 생기면
생명에 지장을 받는다.

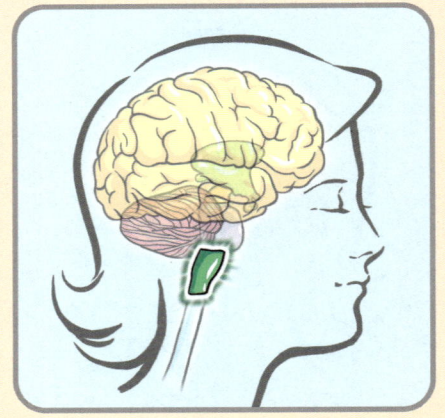

● 뇌가 찌그러지거나 까맣게 보일 때
뇌 바라보기를 하다 보면 그림이나 사진 속의 뇌와는 다른 부분이 느껴질 수도 있다. 어떤 부위는 찌그러져 있거나 까맣게 보이기도 한다. 이것은 평소에 뇌를 쓰는 패턴에 따라 뇌가 불균형하게 발달되어 있기 때문이다. 뇌호흡 수련을 지속적으로 하면 이처럼 왜곡되고 불안정한 뇌회로가 교정되며 뇌의 물리적인 구조에도 실질적인 영향을 미친다.

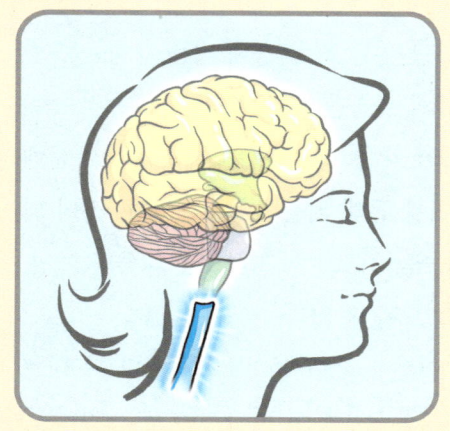

⓬ 마지막으로 척수를 바라본다.
　 척수는 가늘고 긴 원기둥 모양을 하고 있다.
⓭ 이제 뇌 전체를 20초 정도 바라본다.
　 마치 입체영상처럼 뇌가 천천히 회전하며
　 자신의 모습을 보여 준다고 상상해 본다.
　 이제 조금 빠른 속도로 대뇌 전체 ➡ 좌뇌 ➡ 우뇌
　 ➡ 편도 ➡ 소뇌 ➡ 간뇌 ➡ 뇌하수체 ➡ 중뇌 ➡ 연수
　 ➡ 척수의 순으로 연속적으로 바라본다.

⓮ 숨을 깊이 들이마시고 내쉬는
　 심호흡을 3번 하고 천천히 눈을 뜬다.
　 숨을 내쉴 때는 뇌 속의 묵은 에너지가
　 밖으로 빠져 나간다고 상상하면
　 머리가 한결 맑고 깨끗해진 느낌이 든다.
⓯ 손을 뜨겁게 비벼 얼굴을 문지르고
　 머리 전체를 쓸어 주는 것으로 수련을 마친다.

2. 뇌 에너지 느끼기

뇌 에너지 느끼기는 손에 흐르는 에너지를 통해 뇌를 느끼는 수련법이다. 뇌와 손 사이의 에너지의 흐름을 통해 뇌를 느끼는 것으로, 우리 몸 중 에너지에 대한 감각이 가장 예민한 손을 이용하기 때문에 초보자라도 누구나 쉽게 에너지를 통해 뇌를 느낄 수 있다. 손에 마음을 집중해 뇌와 얼굴 부위를 에너지로 마사지하듯 쓰다듬다 보면, 뇌에서 발생하는 에너지 파장을 느낄 수 있다.

뇌의 에너지가 느껴질 때는 어떤 느낌이 들까? 사람마다 다 다르지만 손에서 에너지를 느끼는 지감수련을 할 때와 비슷한 느낌이 든다. 몇 가지로 유형화해 본다면 머리 속이 저릿저릿한 느낌, 스멀거리거나 간질거리는 느낌, 따뜻하거나 혹은 시원한 느낌, 얼었던 것이 풀리면서 녹아 내리는 듯한 느낌, 두두둑하며 무언가가 늘어나거나 교정되는 느낌 등이다. 사람에 따라 뇌의 반응이 매우 다양하므로 아주 작은 느낌이라도 놓치지 않고 집중하여 그 느낌을 키워나가는 것이 중요하다.

감각이 더욱 깨어나면 어떤 부분은 너무 많이 사용해 지나치게 과열되어 있거나 어떤 부위는 거의 쓰이지 않아 딱딱하게 굳어 있는 등 다양한 뇌의 상태를 에너지로 느낄 수 있게 된다. 그러한 부위를 에너지로 마사지한다고 상상하며 정신을 집중하면 심기혈정의 원리에 의해 실제 그 부위에 혈류량이 증가된다. 뇌의 혈류량이 증가하면 신선한 산소가 다량으로 공급되며 새로운 시냅스가 형성되는 데도 도움을 준다. 또한 스트레스 호르몬인 코티졸, 노르에피네프린 등의 혈중 농도가 감소하여 스트레스로 인해 나타나는 인체의 정신적, 육체적 증상을 완화시켜 준다.

| 뇌 에너지 느끼기 수련 |

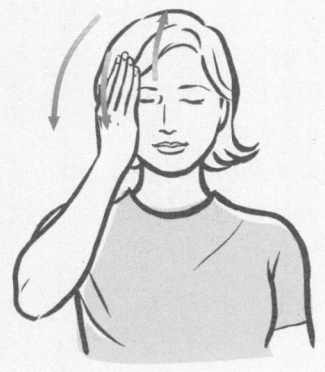

1. 편안한 자세로 앉는다. 의자에 앉은 경우에는 두 손을 가볍게 허벅지 위에 올려놓고, 바닥에 앉은 경우에는 두 손을 무릎 위에 살며시 올려놓는다.
2. 오른쪽 손을 들어 손바닥이 오른쪽 얼굴을 향하도록 한다. 이때 얼굴에서 손의 열감이 느껴지도록 손과 얼굴의 거리를 4~5cm 정도로 유지한다.

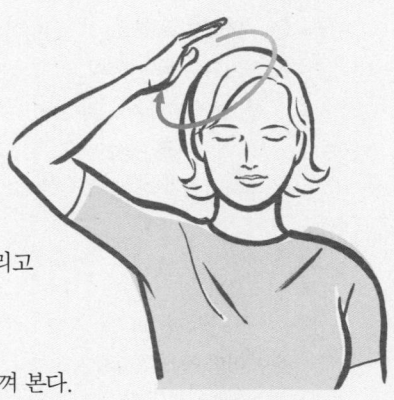

3. 손바닥의 기운으로 오른쪽 얼굴을 천천히 쓸어내린다. 이어서 이마에서부터 머리 끝 정수리까지 쓸어올리고 다시 머리 뒤쪽까지 천천히 쓸어내린다. 손바닥으로 오른쪽 얼굴과 정수리, 오른쪽 뒷머리에 원을 그리며 우뇌의 에너지를 느껴 본다. 에너지를 충분히 느꼈으면 오른쪽 손을 천천히 무릎 위로 내려놓는다.

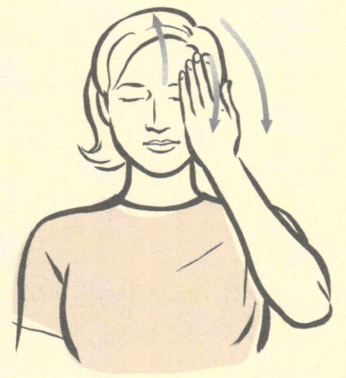

4 왼손을 들어 손바닥이 왼쪽 얼굴을 향하도록 한다.
마찬가지 요령으로 왼손바닥으로 왼쪽 얼굴을
천천히 쓸어내리고 쓸어올린다.
이어서 부드럽게 원을 그리며
왼쪽 얼굴과 좌뇌의 에너지를 느껴 본다.
에너지를 충분히 느꼈으면
왼쪽 손을 천천히 무릎 위로 내려놓는다.

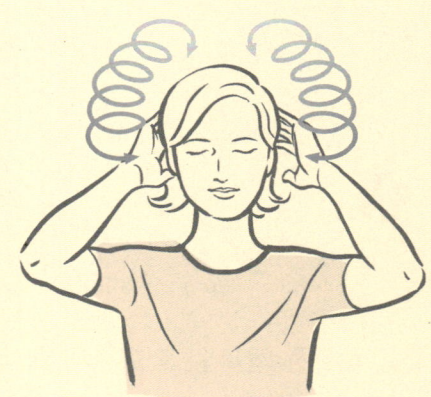

5 이번에는 두 손을 모두 올려
좌뇌와 우뇌를 함께 느껴 보자.
두 손으로 원을 그리면서
머리 주위를 마사지하며
우뇌와 좌뇌를 함께 느껴 본다.

❗ **이마 쪽에 에너지를 많이**
이마 쪽에 있는 대뇌는 사고, 창조 등의 정신 활동이 일어나는 곳이어서 에너지 소모가 특히 많으므로 이마 쪽에 기운을 듬뿍 보내 준다. 또한 연산이나 암기, 논리적인 일을 많이 했을 때는 좌뇌에, 감정 소모가 많았거나 예술 활동 관련 일을 많이 했을 때는 우뇌에 에너지를 집중적으로 보내 주면 뇌의 피로가 훨씬 빨리 풀린다.

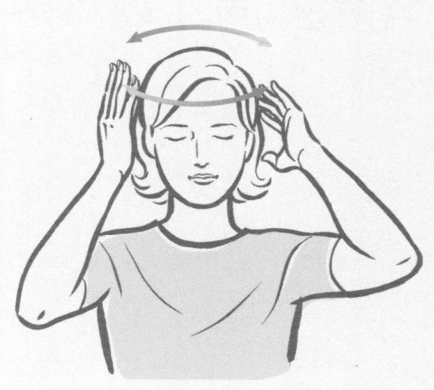

6 왼쪽과 오른쪽 중에서
에너지가 더 잘 안 느껴지는 곳을
두 손으로 마사지하며 마음속으로
뇌에게 이렇게 말해 준다.
'너는 훌륭한 기능을 가진 뇌야.
나는 네가 건강하고 조화롭게
움직일 수 있다는 것을 알아.
나는 너를 믿어.' 이렇게 대화를 하다 보면
어느 순간 뇌가 반응하는 것을 느낄 수 있다.
사랑의 마음을 실어
계속 집중하여 마사지해 주면
뇌가 부드러워진다.

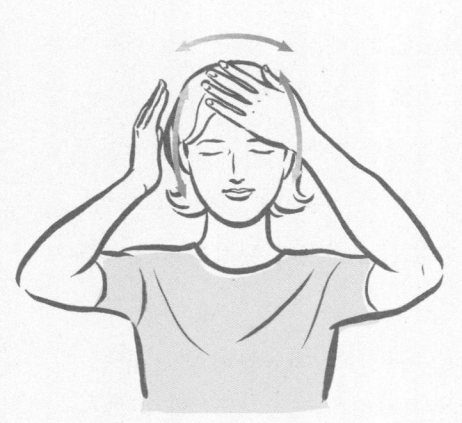

7 숨을 깊이 들이마시고 내쉬는 심호흡을
3번 한 후 천천히 눈을 뜬다.
손을 뜨겁게 비벼 얼굴을 문지르고
머리 전체를 쓸어 주는 것으로 수련을 마친다.

2단계 | 뇌 유연화하기 Brain Versatilizing

갓 태어난 어린 아이의 뇌를 상상해 보자. 해맑게 웃고 있는 아이의 뇌는 어떤 모습이며 어떤 구조를 하고 있을까? 밑그림만 그려져 있는 백지처럼 아이의 뇌는 무한한 가능성을 향해 열려 있을 것이며, 우리의 뇌 역시 그러했을 것이다. 하지만 성장 과정에서 여러 환경의 제약들로 인해 우리의 뇌는 정형화되고 구조화되어 제각기 서로 다른 관념과 습관의 틀을 형성하게 되었다.

뇌 유연화는 말 그대로 우리의 뇌를 유연하고 자유롭게 하는 수련법이다. 일정한 행동의 패턴인 습관으로부터 우리의 몸이 자유로워지고, 일정한 사고의 패턴인 고정관념으로부터 우리의 사고와 인식이 자유로워지면, 뇌세포간의 의사 소통은 그만큼 더 활발해지고, 뇌의 기능은 그만큼 더 유연해진다. 그렇게 되면 뇌는 새로운 정보를 더 많이 더 쉽게 받아들일 수 있다.

더 선명하고 풍부한 지각 경험

뇌유연화는 뇌세포 사이의 커뮤니케이션과 통합·조정 능력을 강화함으로써 우리의 지각 경험을 선명하게 하고, 의식의 창(mental screen)을 크게 확장시켜 준다.

오감의 인식과 언어, 수리, 공간, 지각 등 정신 활동이 뇌의 일정 영역에 배분되어 있다는 것은 널리 알려진 사실이다. 하지만 그 영역이 물리적·공간적으로 고정되어 있지는 않은 듯하다. 우리의 뇌는 특정 부분이 손상되었을 때, 특히 뇌 성장기에는, 뇌의 다른 영역이 손상된 영역의 기능을 대신하는 놀라운 적응성을 보여 준다.

뿐만 아니라 뇌는 몸의 감각 중 어느 한 부분이 약화되거나 상실되면 다른 감각 기능을 강화하여 정보의 부족을 보충한다. 시각 장애자 중에는 피아노 연주를 한 번만 듣고도 그 곡을 그대로 기억할 수 있는 사람도 있다. 또 우리의 일상적인 경험을 보더라도 밤에는 청각이 훨씬 더 예민해짐을 알 수 있다. 여름의 시골 마을에서 낮에 물놀이 하러 나갔을 때와 밤에 바람 쏘이러 나갔을 때 경험했던 느낌의 차이를 기억해 보라. 우리는 흔히 밤에는 귀가 예민해진다고 표현하지만, 사실 귀의 청각 기능이 갑자기 향상된 것이 아니라 소리 정보를 처리하는 데 사용하는 뇌세포 수가 늘어나고, 정보 교환이 이루어지는 뇌신경망 영역의 크기가 커진 것이다.

만약 미술관에 가서는 시각적 인식을 위해 뇌의 대부분을 사용하고, 콘서트장에서는 뇌의 기능이 청각적 인식에 집중된다면 그 느낌이 어떨까? 뇌 유연화를 통해 뇌세포간의 커뮤니케이션이 활성화되면 우리는 더 선명하고 풍부한 지각 경험을 할 수 있다.

의식의 창이 커진다

옆의 그림에서 A와 B를 비교해 보자. 그림에서 양쪽 사각형 상자를 의식의 창이라고 부르기로 하자. 그림에서 알 수 있듯이 의식의 창이 큰 B의 경우 A가 보지 못하는 부분을 보게 된다. 안쪽의 화살표의 크기는 똑같지만 여백이 되는 창문은 B쪽이 더 크다. B가 화살표를 그린다면 아직도 그릴 여백이 많이 남아 있다고 하겠지만, A는 똑같은 화살표를 그리고도 모든 여백을 다 사용해서 최선을 다해 그렸다, 더 이상 그릴 여백이 없다고 할 것이다.

의식의 창이 큰 사람과 작은 사람의 차이는 바로 이런 것이다. 의식의 창이 바로 그 사람이 볼 수 있는 범위를 결정한다. 360도 전체를 다 바라보는 사람이 있는 반면, 자기 수준에서 최선을 다해도 60도 밖에 바라보지 못하는 사람이 있다. 똑같은 것을 보면서도 서로 다르게 해석을 하는 것이다.

뇌 유연화는 뇌세포간의 통합과 조정 능력을 극대화함으로써 탁 트인 마음과 넓은 시야를 갖게 한다. 그 과정에서 우리는 의식의 창이 확장되는 체험을 하게 되며 자기 자신과 세상을 더 크고 깊은 눈으로 보게 된다. 또한 뇌 유연화는 모순되고 상충되는 삶의 방식과 이해관계를 통합해 역설을 이해할 수 있는 보다 높은 의식 세계를 열어 준다. 우리의 뇌가 역설의 논리를 이해할 수 있을 만큼 유연해질 때 우리는 이쪽과 저쪽, 정신과 물질, 신과 인간 등 양극으로 나뉘어 대립하는 문명이 아닌, 조화로운 문명을 창조할 수 있다.

뇌 유연화의 두 가지 방식

뇌를 유연하게 하는 것에는 소프트웨어적인 방법과 하드웨어적인 방

 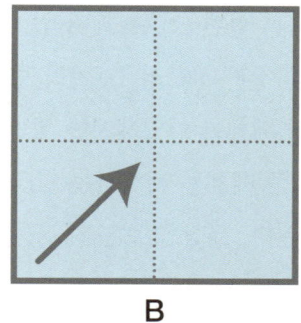

의식의 창 확장하기

법이 있다. 컴퓨터와 마찬가지로 뇌도 하드웨어와 소프트웨어로 구성되어 있다. 물리적 형상을 지닌 뇌(육체로서의 뇌)는 컴퓨터의 하드웨어에 비유할 수 있으며, 뇌 속에서 처리되고 만들어지는 정보는 컴퓨터의 소프트웨어에 비유할 수 있다. 뇌가 컴퓨터와 다른 점은 뇌 안에서는 이 두 가지가 밀접한 상호작용을 일으키며 함께 변화한다는 점이다. 하드웨어가 바뀌면 소프트웨어가 바뀌고, 소프트웨어가 바뀌면 하드웨어가 같이 바뀐다.

하드웨어적인 방법으로 뇌를 유연하게 하는 것은 물리적 자극을 통해 뇌를 운동시키는 것을 의미한다. 근육을 발달시키기 위해 운동을 하는 것처럼 뇌의 신경망을 발달시키기 위해서도 운동이 필요하다. 우리가 몸의 피로를 풀고 근육을 개발하기 위해 운동을 하는 것처럼 뇌를 운동시키면 뇌의 피로가 풀리며 뇌 기능을 향상시킬 수 있다. 물리적인 운동을 통해 시냅스의 연결이 증가되면 그만큼 뇌의 정보 처리 체계도 활발해진다.

다른 한편 소프트웨어적인 방법으로 뇌를 유연하게 하는 것은 뇌에 저장된 정보와 그 처리 방식을 바꾸는 것을 의미한다. 뇌의 정보 처리 체계가 다양해지면 그만큼 시냅스도 증가하게 된다. 특히 세계관, 즉 세계를 해석하는 방식이 바뀌면 뇌 구조에 큰 변화를 가져오게 된다. 세상을 보는 새로운 창이 열리고, 세상을 보는 새로운 눈을 갖게 된다. 여행을 하고 새로운 사람을 만나고 낯선 환경에 부딪치는 모든 활동이 뇌에 변화를 가져온다. 뇌의 정보 처리 체계를 바꾸는 모든 실험적인 학습은, 뇌세포의 시냅스 연결을 다양하게 하여 뇌의 구조 자체를 바꾸어 준다.

이런 의미에서 우리는 두 가지 방식의 뇌 유연화를 생각할 수 있다. 하나는 하드웨어를 바꿈으로써 소프트웨어를 함께 바꾸는 방법이고, 다른 하나는 소프트웨어를 바꿈으로써 하드웨어를 함께 바꾸는 방법이다.

전자는 물리적으로 뇌를 운동시켜 시냅스 연결을 증가시키는 방법이다. 뇌 자체를 직접 운동시킬 수 있는 방법은 없으므로 우리는 신체의 다른 부위를 이용해 뇌를 유연하게 하는 뇌체조, 에너지를 활용해 뇌를 직접 자극하는 뇌 팽창 수축, 뇌 마사지 등으로 뇌를 운동시킨다. 후자는 정보 처리 체계를 다양화함으로써 시냅스 연결을 증가시키는 방법으로 사물에 이름 다시 붙이기 게임을 통해 체험해 볼 수 있다.

1. 뇌 유연화 체조

우리는 대부분 일정한 행동 및 운동 패턴을 지니고 있다. 그래서 자기도 모르게 몸도 늘 쓰던 부분만, 늘 쓰던 방향대로만 쓰게 되고 따라서 뇌도 그와 연관된 부분만 주로 활용하게 된다. 이처럼 제한된 몸의 움직임을 갖고 있다는 것은 다른 말로 표현하면 뇌의 활용도가 그만큼 낮다는 것이다. 뇌와 몸의 움직임은 긴밀히 연결되어 있어서 뇌 기능이 떨어져서 동작이 굼뜨고 단순할 수도 있고, 몸을 제대로 움직여 주지 않아서 뇌 기능이 충분히 개발되지 않을 수도 있다. 그런데 이 말을 뒤집으면, 우리가 평소 쓰지 않던 근육을 쓰고, 몸을 평소 움직이던 것과 다른 방향으로 움직이면, 쓰이지 않던 뇌 조직이 깨어나고 활성화된다는 뜻이다.

뇌 유연화 체조는 평상시 우리가 몸을 사용하는 일반적이고 습관화된 방식과는 다른 방식으로 몸을 움직임으로써 뇌의 유연도를 높여 주는 것이다. 또한 평상시 잘 하지 않는 동작, 특히 왼쪽과 오른쪽을 골고루 움직여 주는 동작은 좌뇌와 우뇌를 골고루 활용함으로써 좌뇌와 우뇌의 커뮤니케이션을 돕고 조화롭게 발달하도록 한다.

우리가 어떤 행동을 할 때, 그 동작은 우리 뇌 속에서 이미지로 먼저 형상화되고, 그 후 뇌에서 몸으로 보내는 신호를 통하여 실제 동작으로 표현된다. 우리가 어떤 동작을 하나 취했다는 것은 그 동작이 뇌 속에 같은 이미지로 그려졌다는 것을 의미한다. 몸으로 뇌 유연화 체조 중의 하나인 무한대 곡선을 표현하면 동시에 뇌에도 같은 이미지가 그려진다. 뇌 유연화 체조는 좌뇌와 우뇌가 연결되도록 해 주며, 전체 뇌에 이완과 휴식을 준다.

| 양손으로 각각 다른 동작하기 |

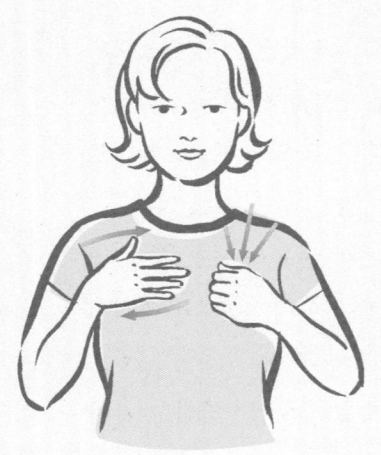

1. 양손을 가슴에 댄 채, 한 손은 주먹을 쥐고 한 손은 손바닥을 편다. 손바닥을 편 손으로는 가슴을 비비고 동시에 주먹 쥔 손으로는 가슴을 두드린다.
2. 10회 정도 반복한 후 양손의 동작을 바꾼다.
3. 같은 동작을 10회 정도 반복하다가 양손 바꾸기를 몇 차례 거듭한다.

| 양손으로 각각 다른 도형 그리기 |

1. 왼손으로는 동그라미를, 오른손으로는 세모를 그린다. 반대로도 해 본다.
2. 왼손으로는 네모를, 오른손으로는 역삼각형을 그린다. 반대로도 해 본다.
3. 위의 과정을 반복한다.

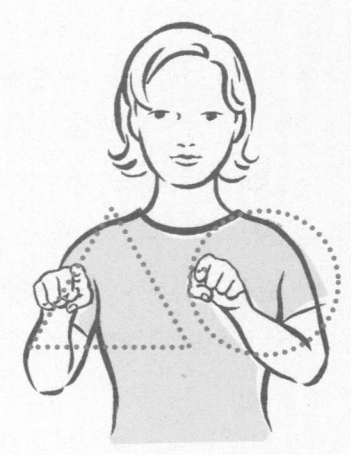

| 반대 방향으로 어깨 돌리기 |

1. 앞으로 나란히 하듯이 양팔을 들어올려
   손끝까지 쭉 펴 준다.
   손바닥과 손바닥을 마주하여
   팔을 몸에 가볍게 붙인 채
   한 팔은 앞으로 한 팔은 뒤로 돌린다.
2. 방향을 서로 바꾸어서 반복해 준다.
   어깨 근육이 풀어지고 어깨 근육과 연결된
   폐와 심장의 근육이 풀어지는 것을
   가만히 느껴 본다. 평소에 잘 쓰지 않던
   방식으로 근육운동을 한 효과를
   느낄 수 있을 것이다.
3. 이 동작이 익숙해지면 머리와 어깨가
   훨씬 가벼워지고 상체 전체가 풀어진다.

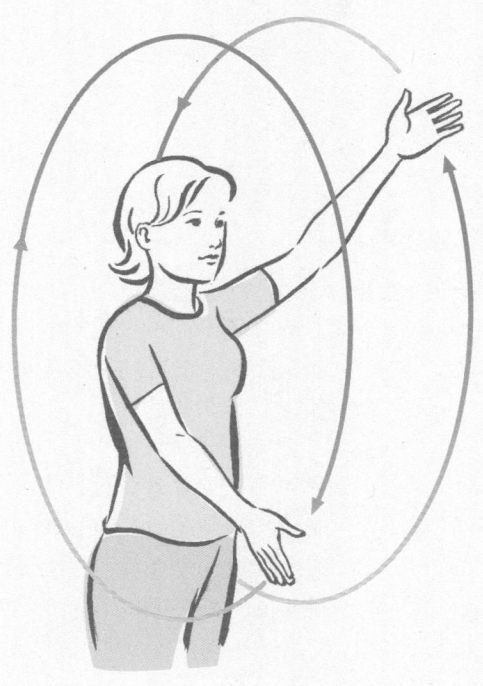

뇌호흡 5단계 157

| 손과 눈 무한대 체조 |

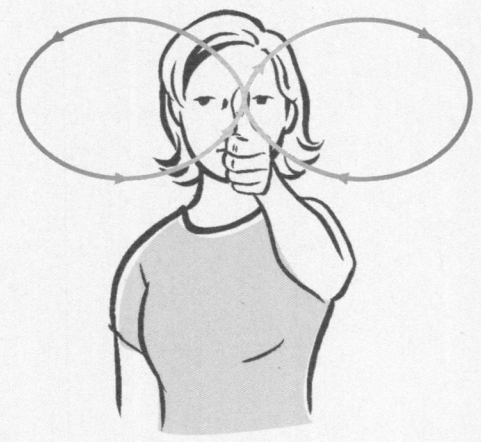

1. 오른손 엄지손가락을 눈높이로
들어올려 얼굴 중앙에 놓는다.
손과 얼굴 사이의 거리는 팔 길이의 반 정도 되도록 한다.
이 자세에서 엄지손가락으로 무한대 그리기를 한다.
2. 최대한의 근육운동을 위해
의식을 집중한 상태에서 천천히 움직인다.
머리는 고정시킨 채 눈동자의 움직임만으로
손가락의 움직임을 뒤쫓는다.
이때 엄지손가락을 위쪽으로
똑바로 세운 자세를 계속 유지한다.
연속적인 움직임으로 최소한 3번 이상 반복한다.
3. 똑같은 요령으로 왼손 엄지손가락으로
무한대 그리기를 한다.

4. 두 손을 모두 사용하여 할 때는 엄지를 세운 채
두 손을 깍지 끼어 양 엄지로 ×자를 만들어
무한대 그리기를 한다.
이때 시선은 ×자의 중앙에 고정한다.
5. 하루의 대부분을 컴퓨터 앞에 앉아
보내야 하는 사람들도 목이 뻣뻣해지거나
어깨에 통증이 있을 때 이 무한대 그리기를 하면 좋다.
눈과 목, 어깨가 이완되면서 훨씬 편안해진다.

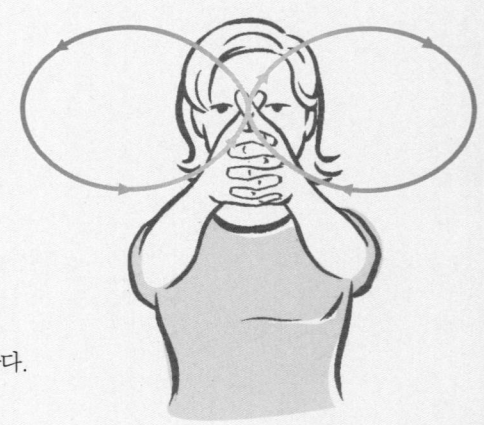

| 전신 무한대 체조 |

1. 양팔을 들어올려 머리 위로 크게 무한대 곡선을 그린다.
2. 팔과 함께 동시에 목을 사용하여 그린다.
3. 팔과 목, 허리와 엉덩이를 동시에 사용하여 그린다.

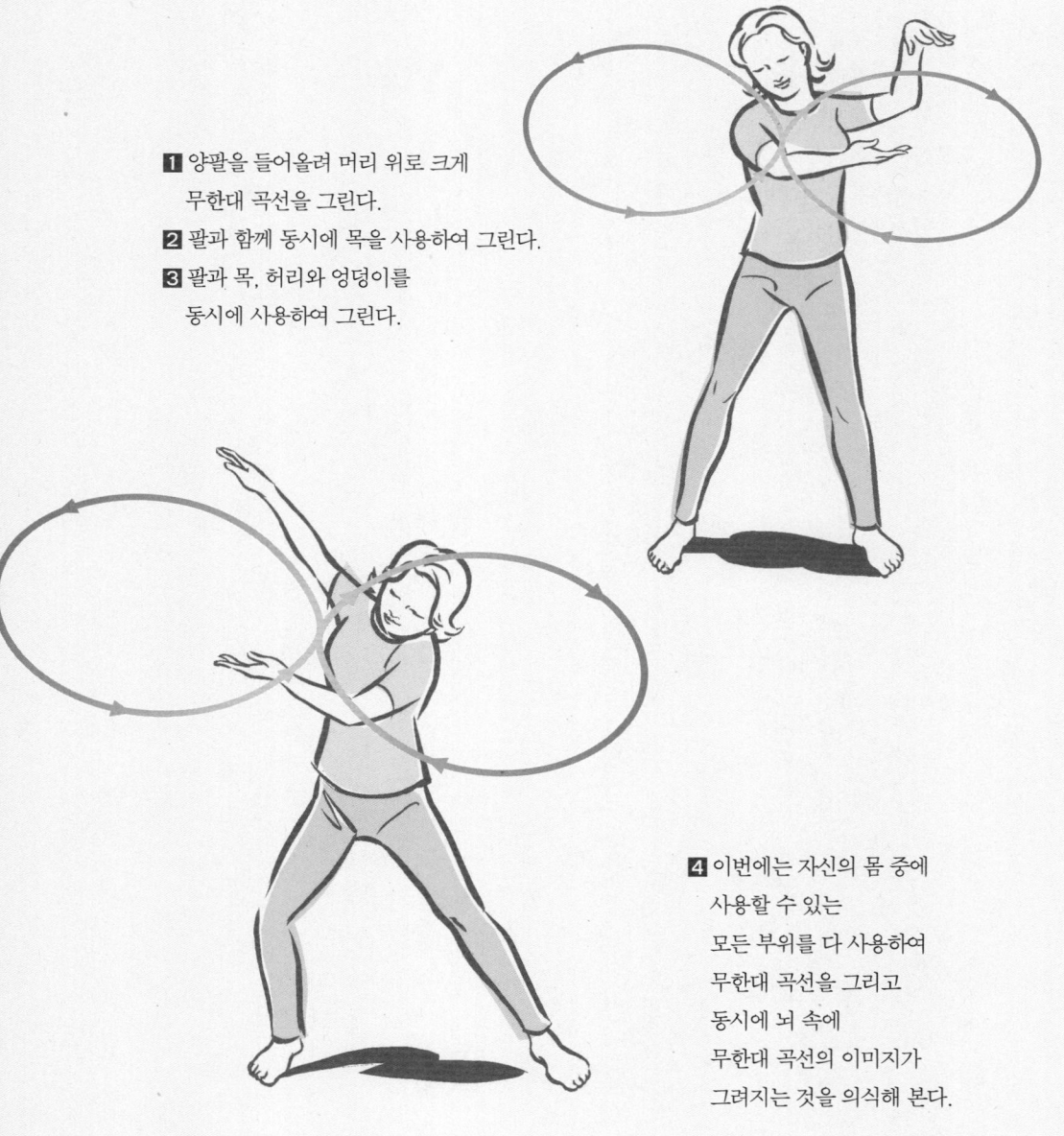

4. 이번에는 자신의 몸 중에 사용할 수 있는 모든 부위를 다 사용하여 무한대 곡선을 그리고 동시에 뇌 속에 무한대 곡선의 이미지가 그려지는 것을 의식해 본다.

5 양손을 허리 뒤로 뒷짐 진 상태로 선다.
상상으로 바닥에 크게
무한대 곡선을 그려 본다.
곡선을 따라 뛰어 준다.
한쪽 무릎을 번갈아 들어올리며
경쾌하게 뛰어 준다.

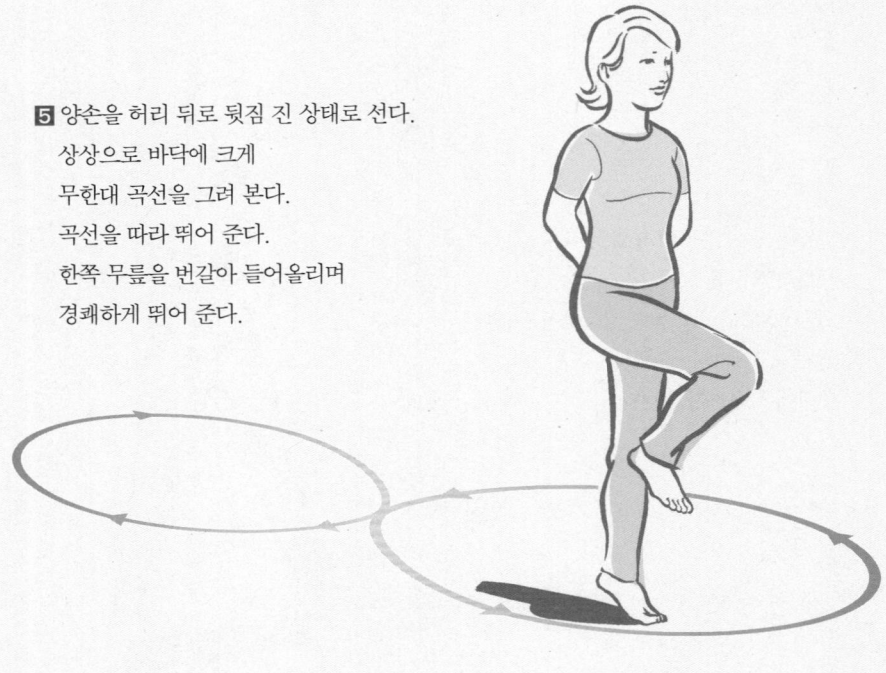

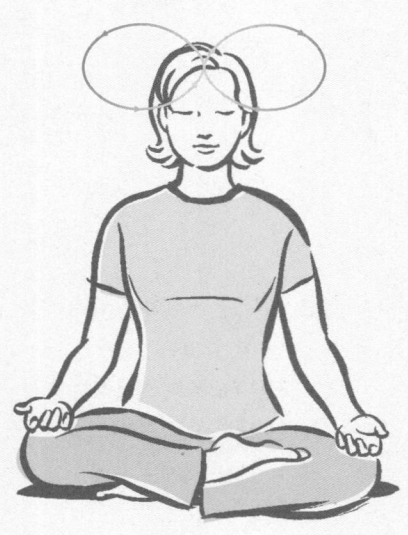

6 동작을 멈추고
반가부좌 자세로 앉는다.
상상을 통하여 뇌 속에
무한대 곡선을 그려 본다.
뇌 속에 무한대 곡선을 그리면
뇌는 동시에 무한대 운동을 한다.

2. 뇌 팽창 수축

물리적인 차원에서는 뇌의 크기를 마음대로 늘이거나 줄일 수 없다. 그러나 에너지의 차원에서는 얼마든지 가능하다. 뇌 팽창 수축은 에너지와 상상력을 이용해 뇌를 마음대로 늘이고 줄이면서 굳어 있던 뇌의 구조와 뇌회로를 풀어 주고, 기능을 원활하게 해 주는 수련법이다. 처음에는 뇌가 호흡과 함께 팽창하고 수축하는 것을 상상하다가, 수련이 깊어지면 심장의 박동에 맞춰 뇌를 늘였다 줄였다 해 본다.

뇌 팽창 수축 수련에 깊이 몰입하는 방법은 손을 이용해 에너지를 느끼는 지감수련의 경험을 뇌에 적용하는 것이다. 이 수련법은 지감수련과 비슷하기 때문에 손 지감과 대비되는 개념으로 '뇌지감'이라고 부르기도 한다.

손과 호흡과 뇌를 하나로 일치시켜 수련하다 보면 숨을 들이마실 때 온몸이 하나의 풍선처럼 크게 부풀었다가 내쉴 때는 점차 작아진다. 주위와 몸을 잊을 정도로 깊게 몰입하면 온몸이 무한대로 커졌다가 하나의 점으로 응축되는 상태를 경험하게 된다. 나중에는 몸도 사라지고 호흡에 따라 무한대로 커졌다가 작아지는 하나의 '의식'만 남는다. 이렇게 머리와 가슴을 하나로 연결시키고, 더 나아가 단전까지 하나로 연결시키면서 깊은 명상에 들어가면 온몸이 하나의 환한 빛으로 변하는 것을 느끼게 된다. 이런 상태로 약 30분이 지나면 세포 하나하나가 완전히 정화되고 몸과 뇌가 신선한 에너지로 충만해진다.

| 뇌 팽창 수축 수련 |

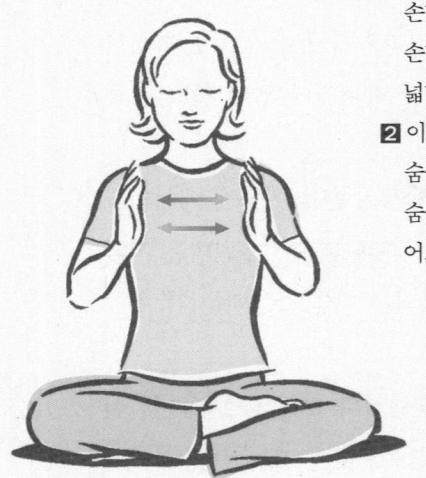

■1 편안하게 앉은 자세에서 양손을 가슴 높이로 올리고
손바닥이 서로 마주보도록 한다.
손바닥이 서로 닿지 않도록 양손 사이를 살짝 벌리고
넓혔다 좁혔다 하면서 지감 수련을 한다.
■2 이제 호흡과 함께 손을 움직여 보자.
숨을 들이마시면서 손을 벌리고,
숨을 내쉬면서 손을 모은다.
어느 순간 저절로 호흡과 함께 손이 움직이게 된다.

■3 이번에는 폐를 상상하면서 수련을 해 본다.
손이 벌어지면서 폐가 부풀어 오르고,
손이 당겨지면서 폐가 작아진다.
숨을 들이마실 때 시원한 바람이 불어오듯 신선한 산소가
폐로 밀려들고, 숨을 내쉴 때는 폐가 수축하면서
정체된 에너지가 몸 밖으로 빠져 나간다고 상상한다.

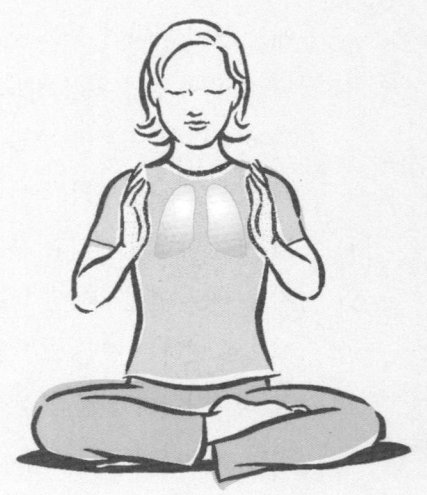

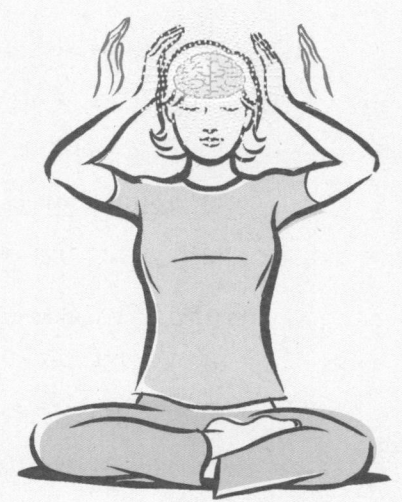

4 천천히 머리 위로 손을 올려 머리와
   손 사이에 약 3~4cm 사이를 두고
   두 손으로 머리를 감싼다. 손에 느껴지는
   에너지에 집중하며 뇌의 감각을 느껴 본다.
5 뇌의 에너지가 손에 느껴지면
   손을 벌렸다 좁혔다 하며 그 느낌을 더욱 키워 본다.
   좌뇌를 왼손, 우뇌를 오른손이라고 상상해 보자.
   상상하는 즉시 손과 뇌가 연결되며
   손의 움직임에 따라 뇌도 함께 움직인다.
   손에 느꼈던 자력감이 뇌에서도 그대로 느껴지며
   좌뇌와 우뇌가 손과 함께 양쪽으로 밀려났다 당겨졌다 한다.

6 이제 손과 호흡과 뇌를 하나로 일치시킨다.
   호흡과 함께 온몸이 하나의 풍선처럼 크게 부풀었다가 작아진다.
7 뇌 주위에 둥근 빛이 환하게 빛난다고 상상해 보자.
   손이 벌어지고 뇌가 커지면 그 둥근 빛도 무한대로 커지고,
   손이 당겨지고 뇌가 작아지면
   그 원이 점점 작아져 하나의 점으로 모인다.
8 어깨의 긴장을 손끝으로 빼내면서 손을 가볍게 무릎 위에 올려놓는다.
9 의식을 단전에 집중하고 숨을 크게 들이마시고 내쉰다. 호흡을 3번 반복한다.
10 박수를 10번 빠르게 치고 손을 뜨겁게 비빈 후 얼굴과 목, 가슴을 쓸어 준다.

3. 뇌 마사지

뇌 마사지는 뇌에 집중하면서 에너지로 뇌의 균형을 바로잡는 수련이다. 정도의 차이는 있지만 우리의 뇌는 저마다 약간씩 불균형하다. 뇌가 불균형해지는 원인은 여러 가지다. 외과적 손상에 의해, 유전적 요인이나 스트레스 혹은 쇼크 상태와 같은 정신적인 충격에 의해서도 뇌는 물리적 변화를 일으킨다. 이와 같은 뇌의 형태상의 문제나 습관적인 긴장은 정서적인 문제나 성격 장애를 야기할 수 있다.

뇌 마사지하기는 심기혈정의 원리를 이용해 뇌의 모양을 에너지로 느끼고 교정이 필요한 부분에 지속적으로 에너지를 보내 뇌의 균형을 맞추는 수련법이다. 뇌 마사지 수련의 효과는 상상을 통해 훨씬 강화된다. 상상과 집중의 힘이 강할수록 그 느낌도 강하다. 상상과 결합된 뇌 마사지를 통해 뇌의 불균형한 상태를 개선할 수 있다. 근육의 피로를 마사지로 푸는 것처럼 뇌 마사지는 뇌의 긴장과 피로를 풀어 주고 뇌에 이완과 휴식을 주며 활력을 되찾아 준다.

| 뇌 마사지 수련 |

1. 편안하게 앉은 자세에서 양손을 가슴 높이로 올리고
손바닥이 서로 마주보도록 한다.
손바닥이 서로 닿지 않도록 양손 사이를 살짝 벌리고
두 손 사이를 넓혔다 좁혔다 하면서 지감수련을 한다.
지감수련을 할 때 마음속으로 '내 손은 세상을 치유하는
밝은 빛이다' 라는 말을 되내이면 손에 치유의 에너지가 형성된다.
2. 손이 점점 따뜻해지며 양손에 맑은 기운이 모이기 시작한다.
손에서 쿵쿵 맥박 뛰는 것이 느껴지기도 한다.
손이 치유의 에너지를 뿜어내며 투명한 빛의 손이 된다고 상상한다.
3. 조용한 호흡과 함께 뇌를 바라보고 느껴 본다.
비뚤어진 부분이나 뭉쳐진 부분, 어둡거나
위축된 부분이 느껴진다.

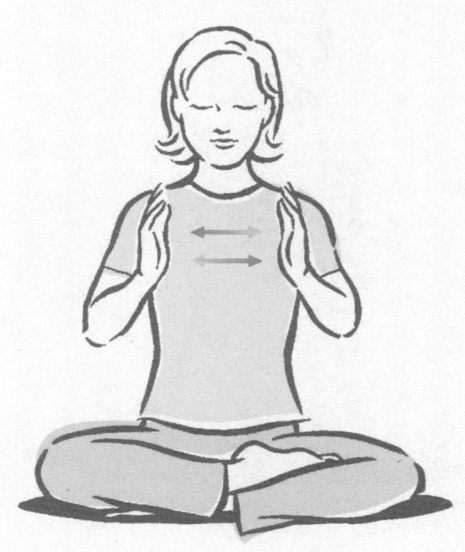

4 이제 두 손으로 뇌를 감싸 가슴 앞에 내려놓는다고 상상한다.
빛이 가득한 치유의 손으로 자신의 뇌를 감싼다.
수련을 통해 맑은 기운 덩어리 자체가 된 손으로
마치 고무 찰흙을 가지고 놀듯이
뇌를 만진다고 상상하며 자유롭게 움직인다.

5 찌그러진 부위는 반듯하게 펴 주고,
긴장으로 많이 위축되어 있거나 유달리 뭉쳐 있는 부분이 있으면
부드럽게 쓰다듬어 주고 살살 누르다 둥그렇게 비벼 준다.

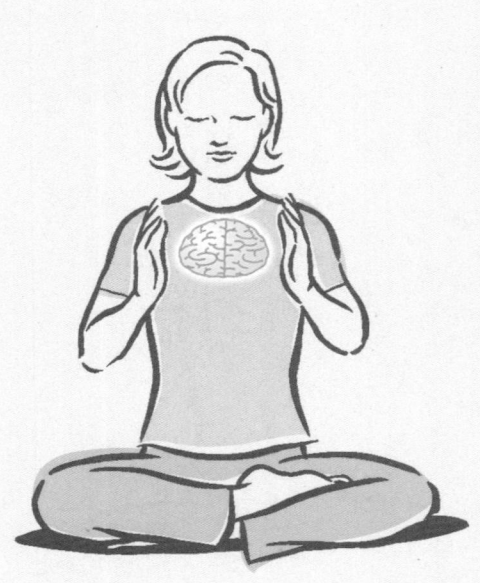

6 뇌를 사방으로 늘여 보자.
먼저 위, 아래로 길게 늘이고,
좌우로, 대각선 방향으로도 늘여 본다.
사람에 따라 수직으로 늘였을 때
편안함을 느끼는 사람이 있고,
수평으로 늘였을 때 편안해지는 사람이 있다.

7 뇌를 장난감 공처럼 여러 방향으로 돌려 본다.
좌우로 돌렸다가 위, 아래로 돌렸다가
마음대로 돌려 본다.

8 의식을 단전에 집중하고 3번 숨을 크게
들이마시고 내쉰 후 눈을 뜬다.

9 손을 뜨겁게 비벼 얼굴을 문지르고
머리 전체를 쓸어 주는 것으로 수련을 마친다.

4. 이름 다시 붙이기

　우리는 수많은 이름들에 둘러싸여 살아간다. 이름 때문에 편하게 정보를 주고받지만, 그 틀 때문에 우리의 인식과 뇌 역시 일정한 틀에 갇히게 된다. 주위를 둘러보며 이름을 떠올리지 않은 상태로 어떤 사물을 볼 수 있는지 실험해 보자. 우리는 이름을 통해 사물을 인식하고 지식을 쌓는 훈련을 받아 왔기 때문에 어떤 사물을 보게 되면 원하든 원치 않든 자동적으로 이름부터 떠올리게 된다. 어떤 의미에서 우리는 이름 있는 것들만 본다.

　그런데 사물의 이름이 그 사물의 실체를 얼마나 표현할 수 있는가? 우리의 고정된 이름이 우리 자신을 얼마나 설명할 수 있는가? 이름은 부호이고 상표이지 내가 아니다. 어떤 사물의 이름을 알 때 우리는 그 사물을 안다고 말하지만, 사물의 이름은 이름이지 그 사물 자체가 아니다. 이름으로부터 자유롭지 못한 상태에서 사물을 본다면, 우리는 그 사물의 실재를 보고 있는 것이 아니라 단지 하나의 기호로서 그 사물을 읽고 있을 뿐이다.

　우리 뇌 속에는 사물을 다양하게 보기를 거부하는 많은 고정관념들이 있어서 뇌의 유연하고 창의적인 기능을 제한한다. 수많은 이름들의 체계라고 할 수 있는 언어는 가장 강력한 고정관념 중의 하나이다. 이름 다시 붙이기는 우리가 평소에 얼마나 이름이란 틀에 매여 있는가를 느끼고, 고정관념을 깨고 뇌회로를 바꾸는 데 도움을 준다. 우리가 사물을 다양한 시각에서 볼 수 있을 때 새로운 인식의 지평이 열리고 이 새로운 인식은 새로운 시냅스와 새로운 뇌회로를 만든다.

　이 게임은 많은 사람들이 웃고 즐기는 가운데 뇌호흡에 가장 좋은 '웃음 수련'도 함께 할 수 있어 더욱 효과적이다.

| 이름 다시 붙이기 게임 |

1. 단순한 사물이 그려진 유아용 그림책이나 사진을 여러 장 준비한다.
2. 사람이 많을 경우에는 두 팀으로 나눈다.
3. 한 팀은 리더를 뽑고, 다른 팀은 멤버들끼리 순서를 정한다.
4. 리더가 다른 팀의 멤버들에게 그림을 빠르게 보여 주면,
   멤버들은 0.2초 안에 그림과 다른 사물의 이름을 대도록 한다.
   순서대로 돌아가며 이름을 말한다.
5. 머뭇거리며 얘기하거나 사물과 연관성이 있는 단어를 얘기하면
   그 멤버는 다음 순서권이 박탈되고, 그림이 모두 끝날 때까지
   더 많은 사람이 남아 있는 팀이 이기게 된다.
6. 이때 추상명사는 이야기하지 않도록 한다.
   추상명사는 특별한 형태나 이미지를 갖고 있지 않기 때문에
   사물과 이름 사이에 부조화나 상충을 경험할 수 없고,
   '이름 다시 붙이기'가 의도하는 수련의 효과를 얻을 수 없다.
7. 혼자서 할 때는 주위에 있는 사물이나 그림 등을 보며
   0.2초 안에 그 사물과 다른 사물의 이름을 말해 본다.

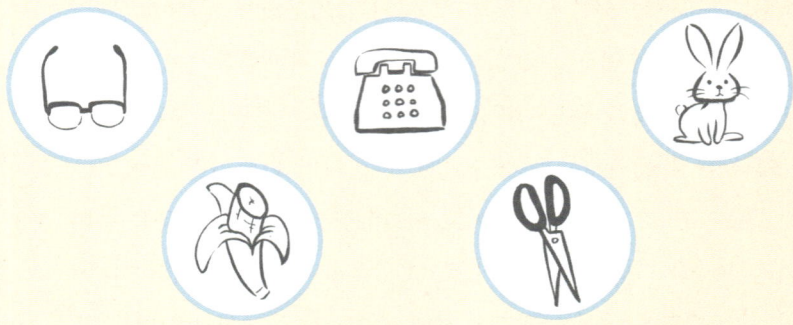

3단계 | 뇌 정화하기 | Brain Refreshing

이제 우리의 여행은 신피질을 지나 감정을 주관하는 구피질의 영역으로 들어서려고 한다. 이 곳은 훨씬 변화무쌍하고 예측하기 어렵다. 곳곳에 즐거움과 재미가 있지만, 동시에 함정과 위험도 도사리고 있다. 특히 우리가 다루기 어려운 것은 분노, 슬픔과 같은 부정적인 감정들이다. 이러한 감정의 밑바닥에는 '두려움'이 있다.

살다 보면 감정적인 문제로 시간과 에너지를 낭비할 때가 많다. 감정에 푹 빠져서 헤어나고 싶은데도 마음대로 안 되어 이러지도 저러지도 못한 경험이 누구에게나 있을 것이다.

우리의 뇌는 어떠한 기억을 받아들일 때 사실적 기억과 감정적 에너지를 함께 받아들이게 된다. 사실적 기억이란 순수한 정보로서의 기억을 의미하고 감정적 기억이란 그 정보에 실린 감정의 에너지가 함께 기억된 것을 말한다. 사실적 기억은 과거의 교훈을 경험 삼아 미래를 개척해 나가는 데 도움이 되지만, 감정적 기억은 우리의 발목을 잡는 경우가 많다.

예를 들어 회사에서 상사의 지시로 기획서를 제출했는데 상사가

'이걸 기획서라고 썼나?' 하고 화를 내며 여러 사람이 보는 앞에서 기획서를 던져 버렸다고 해 보자. 그런 일을 당하면 누구나 심한 모욕감과 수치심, 분노 등을 느낄 것이다. 한번 그런 일을 당하고 나면 기획서를 쓸 때마다, 그 상사를 볼 때마다 당시와 똑같은 감정적 동요를 느끼는 것은, 뇌의 구피질 영역에 저장되어 있는 감정적 에너지가 그때의 감정을 재생해 내기 때문이다. 그래서 우리는 '그 때 일을 생각하면 지금도 소름이 돋아.' 라든가 '그 사람 이름만 들어도 화가 나.' 와 같은 말을 하게 된다.

우리 뇌 속에는 수없이 많은 기억들이 저장되어 있다. 그 기억과 함께 감정적인 에너지가 잔뜩 쌓여 있으며, 제대로 분출되지 않은 채 누적된 감정적 에너지들이 원인을 정확하게 알 수 없는 심인성 질환이나 돌발적인 행동의 원인이 되기도 한다.

뇌 정화하기는 뇌의 3층 구조 중 감정의 영역인 구피질의 영역을 새롭게 정비하는 단계이다. 구피질에 에너지의 형태로 저장되어 있는 과거의 부정적인 감정을 정화하고, 앞으로 다가올 감정적 문제를 긍정적이고 적극적으로 처리할 수 있는 힘을 기르는 과정인 것이다. 구피질의 뇌회로를 내가 원하는 대로 컨트롤해서 내 감정의 주인이 되는 단계, 뇌의 자정능력을 키우는 과정이 바로 뇌 정화하기이다.

1. 뇌 씻기

　뇌 씻기 수련은 과거의 부정적인 기억들을 상상력과 에너지를 이용해 정화하는 수련이다. 상상력은 가장 창조적이고 종합적인 사고 능력이며 우리의 뇌가 가진 가장 차원 높은 기능이다. 상상은 그 자체만으로도 아주 효과 좋은 뇌운동법이다. 머리 속에 레몬을 떠올려 보자. 레몬의 노란색과 약간 길쭉한 모양새를 떠올려 보고 칼로 레몬을 반으로 자르는 모습을 상상한다. 여기까지만 해도 입 안에 신 침이 가득 고일 것이다. 이처럼 상상은 다만 상상으로 그치지 않고 현실적인 힘을 발휘한다.

　뇌호흡 수련의 효과를 극대화하려면 최대한 상상력을 발휘하여 뇌의 변화 과정을 마치 눈에 보이는 것처럼 생생하게 이미지화하는 것이 중요하다. 또한 상상력과 에너지를 이용한 수련이 뇌에 실질적인 변화를 가져온다는 것을 믿고 자신감을 가져야 한다. 믿음이 있을 때 뇌가 변한다.

　뇌 씻기 수련을 하다 보면 수많은 기억이 떠오르는데, 이것은 뇌 속에 저장되어 있던 에너지가 정화되는 과정에서 일어나는 현상이다. 온갖 생각들로 머리 속이 복잡해져도 억지로 그것들을 지워 버리려고 애쓰지 말자. 수련 과정에서 일어나는 자연스런 현상으로 받아들이고, 영화를 보듯 담담한 마음으로 떠오르는 기억들을 바라보고 있으면 어느 순간 잡념이 사라지게 된다. 자신의 의식을 옭아매고 있는 기억과 그 기억에서 비롯되는 감정을 거리를 두고 바라볼 수 있을 때, 비로소 감정의 감옥으로부터 자유로워질 수 있다.

| 뇌 씻기 수련 |

1. 의자나 바닥에 편안한 자세로 앉는다.
   양손을 머리 높이로 들어올려 머리에서
   약 3~4cm 가량 거리를 두고 양손으로
   머리를 감싸는 듯한 자세를 취한다.
   그 자세에서 조용히 눈을 감고 뇌를 느껴 본다.
2. 상상을 통해 손과 뇌를 하나로 연결시키고
   손을 천천히 벌렸다 좁혔다 해 본다.
   손을 벌릴 때 뇌도 함께 늘어나고
   손을 좁힐 때 뇌도 함께 줄어든다고 상상한다.

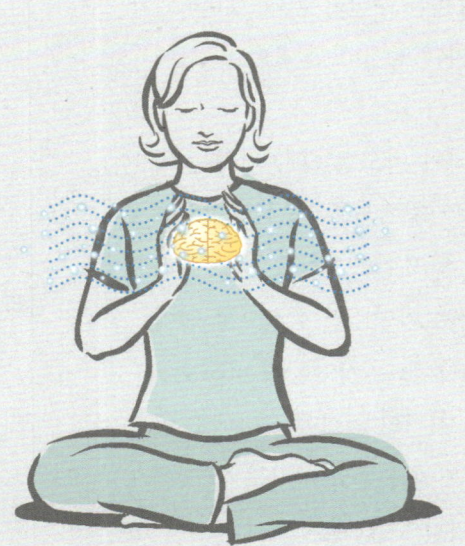

3. 호흡에 맞춰 뇌와 손의 움직임을 일치시킨다.
   손과 뇌가 완전히 하나 되어 움직이며
   숨을 들이쉬고 내쉼에 따라
   뇌가 커졌다 작아졌다 한다고 상상한다.
4. 양손으로 뇌를 조심스럽게 쥐고
   천천히 가슴 앞으로 꺼낸다고 상상한다.
5. 어디가 어두운지, 어느 곳이 찌그러졌는지,
   뇌의 주름 사이에 어두운 때가 끼지는 않았는지
   마음의 눈으로 뇌를 살펴 본다.
6. 깊은 산 속, 누구의 손도 닿지 않은
   청량하고 맑은 시냇물을 상상해 본다.
   나의 뇌를 그 시냇물 속에 담근다고 상상한다.
   맑고 깨끗한 시냇물이 나의 뇌에 와 닿으며
   어두운 부분을 모두 씻어 내리고 있다.

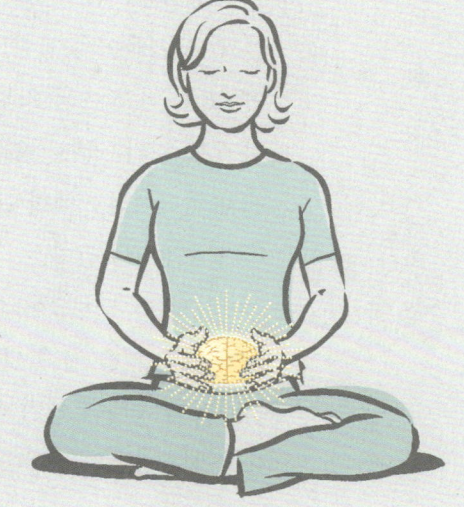

7 뇌를 시냇물에 흔들어 씻는다.
시냇물이 뇌 속 깊은 곳까지 들어와
오랫동안 묻어두었던 감정의 찌꺼기까지 씻어 준다.
뇌 속에 있는 감정의 에너지가
모두 씻겨 내려갈 수 있도록
뇌를 고루 씻어 주고 살랑 살랑 흔들어 준다.
어두운 감정과 스트레스, 긴장이 씻겨 내려가면서
뇌가 시원해지고 빛나는 모습을 상상한다.

8 맑게 정화된 뇌를 조심스럽게 아랫배 단전에 넣는다.
단전 속의 뇌가 호흡과 함께
늘어났다 줄어들었다 하는 모습을 상상한다.
숨을 들이마실 때는 커졌다가 내쉴 때는 작아진다.
단전 속의 뇌가 환하게 빛나며
그 빛이 점점 커져 온몸을 가득 채우고,
나중에는 몸 밖에서 몸을 캡슐처럼 둘러싼다.

9 숨을 깊이 들이마시고 내쉬는 심호흡을 3번 한다.

10 손을 뜨겁게 비빈 후 얼굴과 머리를
고루 쓸어 주고 수련을 마친다.

2. 뇌로 숨쉬기

우리 몸 속에는 기운이 흐르는 길인 경락이 있고, 우주의 기운과 몸 안의 기운이 교통할 수 있도록 기운이 들락날락하는 구멍, 즉 혈이 있다. 이 중에서 외부와 내부의 에너지 교류가 특히 활발한 곳이 몇 군데 있다. '뇌로 숨쉬기'에서 이용할 '백회'가 바로 그런 혈자리 중의 하나이다. '백회'는 백 가지 경락이 만나고 교차한다는 뜻으로 머리 꼭대기에 있다.

어릴 때는 두개골이 완전히 덮이지 않아 이곳이 말랑말랑하고 맥박이 뛰는 것을 쉽게 관찰할 수 있다. 이곳이 굳고 막히면 건망증이 심해지고 치매에 걸릴 확률이 높다고 한다. 따라서 백회는 뇌 질환 예방과도 밀접한 관련이 있는 부위이다. 자연스러운 호흡과 함께 백회에 집중하면 청량한 에너지가 뇌로 들어오는 느낌이 든다. 백회로 들어오는 에너지를 활용하여 뇌를 맑게 씻어 내는 것이 '뇌로 숨쉬기' 수련이다. 이 수련을 계속 하다 보면 머리가 가벼워지고 맑아지는 것을 느낄 수 있다.

백회로 숨을 들이마시고 입으로 내쉬는 것이 익숙해지면 똑같은 요령으로 다른 혈을 통해 뇌로 숨쉬기를 해 본다. 숨을 들이마실 때 태양혈이나 인당혈로 맑은 기운이 들어와 뇌를 구석구석 씻어 내고, 내쉴 때 입을 통해 탁한 기운이 빠져 나간다고 상상한다.

뇌로 숨쉬기는 호흡과 함께 이루어지는 에너지 교환을 상상의 힘을 통해 극대화함으로써 뇌의 정화 작용을 돕는 수련법이다. 상상의 강도가 크면 클수록 뇌의 반응도 그만큼 강해진다.

뇌로 숨쉬기 수련

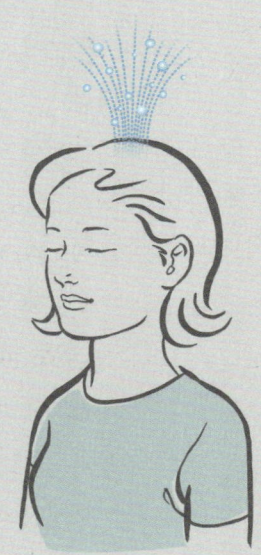

1. 편안하게 자리에 앉아 두 손을 무릎 위에 올리고 눈을 감는다.
   심호흡을 몇 차례 하면서 몸과 마음을 이완한다.
   머리 끝 백회에서 가슴을 거쳐 단전까지
   에너지가 하나로 연결되는 느낌을 느껴 본다.
2. 백회에 집중하며 마음을 담아 조용히 불러 본다.
   "백회, 백회, 백회…"
3. 코로 숨을 들이쉴 때 백회가 넓게 열리면서
   에너지가 들어온다고 상상해 보자.
   그 에너지가 뇌 구석구석을 돌며 막히고 굳은 곳을 씻어 준다.

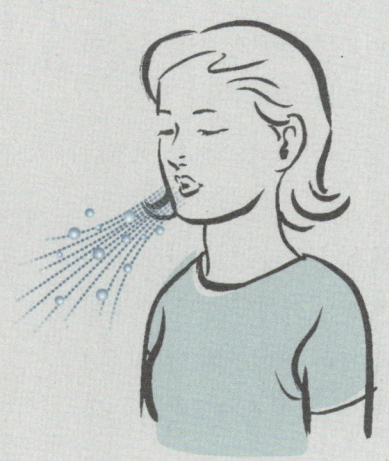

4. 입으로 '후~' 하고 숨을 내쉰다.
   이때 숨과 함께 머리에 정체되어 있던
   낡은 에너지가 빠져 나간다고 상상한다.
5. 들숨과 함께 백회로 들어온
   에너지가 뇌를 깨끗이 씻어내고
   날숨과 함께 정체된 에너지가 입으로 빠져 나간다고
   상상하며 계속 들숨과 날숨을 반복한다.
6. 의식을 단전에 집중하고 3번 숨을 크게
   들이마시고 내쉰 후 눈을 뜬다.
7. 손을 뜨겁게 비벼 얼굴을 문지르고
   머리 전체를 쓸어 주는 것으로 수련을 마친다.

3. 릴리스 수련

똑같이 화나게 하는 상황이나 절망적인 상황에서도 사람마다 서로 다른 반응을 보이는 이유는 무엇일까? 어떤 사람은 툭툭 털고 일어나 앞으로 나아가는 반면, 어떤 사람은 자기 감정을 다스리지 못해 어쩔 줄 모르고 힘들어한다. 이는 저마다 감정을 처리하는 방식이 조금씩 다르기 때문이다.

우리가 감정을 어떻게 처리하는지를 잘 살펴보면 '억제' 아니면 '표출'이라는 것을 알 수 있다. 억제는 내면을 향하고 표출은 외면을 향하여 감정의 에너지가 작용하는 방향은 서로 다르지만 바람직하지 못한 결과를 가져온다는 점에서는 마찬가지다.

부정적인 감정은 억제한다고 해서 사라지는 것이 아니라 감정의 에너지가 실린 감정적 기억으로 뇌 속에 저장된다. 의식 깊숙이 묻어 버린 에너지는 당연히 분출구를 찾는다. 언제라도 기회만 있으면 마음의 표면으로 튀어나와 애써 유지하려고 했던 평화를 깨뜨려 버린다. 우리 자신의 몸을 공격하기도 하고, 다른 사람에게 스스로도 이해할 수 없는 신경질적인 반응을 보이는 것으로 나타나기도 한다. 그러고 나면 우리는 자신의 행동에 죄의식을 느끼고 스스로를 책망하게 된다.

표출은 억제보다는 낫지만 이것 또한 문제가 있다. 일정한 크기의 힘이 어느 한쪽 방향으로 작용하면 역시 똑같은 크기의 힘이 반대 방향으로도 작용하기 때문이다. 마치 로켓을 쏘아 올리려면 그 추진력을 얻기 위해 엄청난 양의 연료가 연소되며 화염을 뿜어내듯이 감정적인 표출이 강하면 강할수록 우리의 의식에도 그만큼 깊은 흔적을 남긴다.

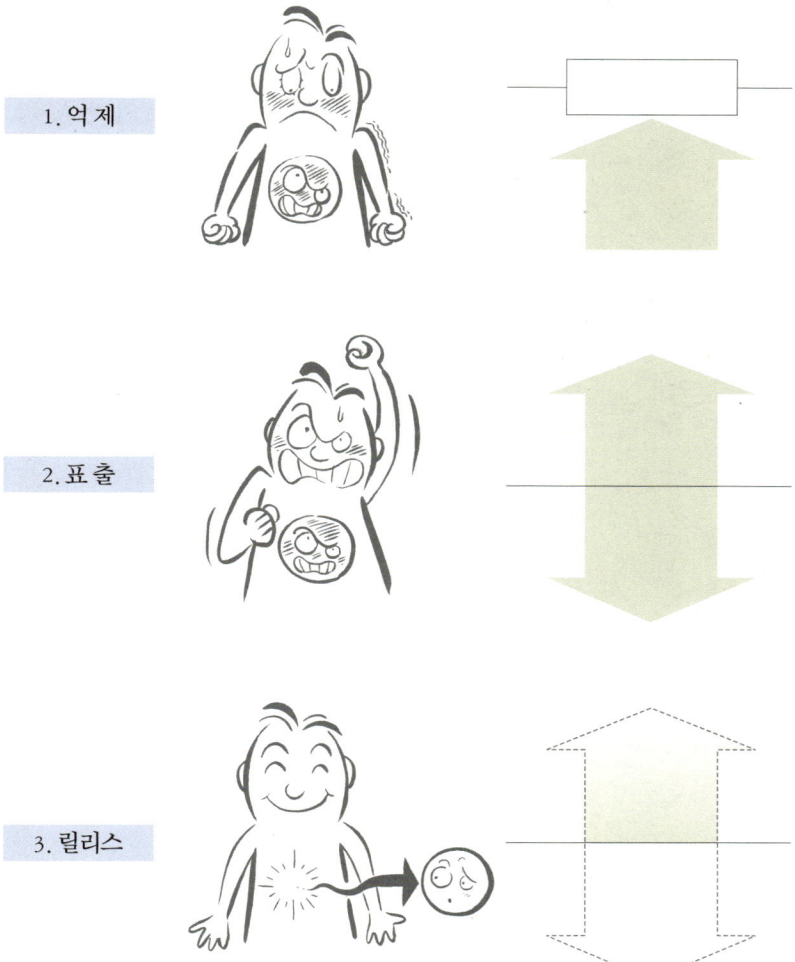

감정을 다루는 세 가지 방법

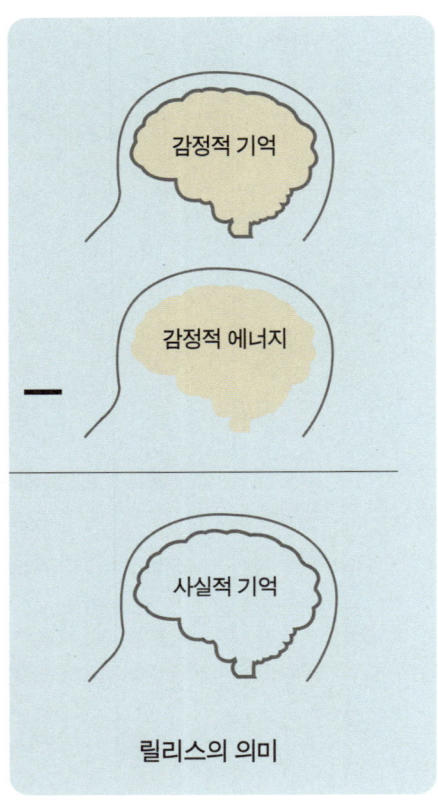

릴리스의 의미

만약 우리가 어떤 정보를 받아들일 때 사실로서의 정보만 수용하고, 원치 않는 감정의 에너지는 정화할 수 있다면 우리의 삶이 얼마나 가벼워지겠는가? 억제도 표출도 아닌 제3의 감정 처리 방식인 릴리스(release, 놓아 버림)가 바로 그런 삶을 가능하게 한다. 릴리스란 감정적 기억과 정보에서 감정의 에너지를 없애고 사실적 기억과 정보로 만드는 것을 의미한다. 이때 사용하는 도구가 바로 '웃음'이다. 웃음을 이용해 릴리스를 하는 것이 어떻게 가능할까?

웃음의 힘

우울한 상태에 있으면 뇌 기능은 현저히 약화된다. 감정은 그 자체가 에너지이며 우리 몸, 특히 뇌의 생체 에너지 활성화 정도에 직접적인 영향을 미치기 때문이다. 두려움에 뿌리를 둔 부정적인 감정은 뇌를 수축시키고 그 기능을 저하시키는 반면 기쁨을 중심으로 만들어지는 긍정적인 감정은 뇌를 팽창시키고 그 기능을 활성화시킨다.

웃음은 15개의 안면 근육을 동시에 수축하게 하고 몸 속에 있는 650여 개의 근육 가운데 230여 개를 움직이게 만드는 자연적인 운동이며 몸의 저항력을 키워 주는 명약이다. 미국 스탠포드 의대 윌리엄 프라이 박사가 웃음과 건강의 관계를 40년간 임상적으로 연구한 결과에 의하면, 웃으면 뇌하수체에서 엔돌핀 등의 자연 진통제가 생성되고, 부신에서 통증과 염증을 낫게 하는 신비한 화학 물질이 나온다. 또한 스트레스 호르몬의 분비량이 줄어들고, 심장 박동수가 높아져 혈액 순환이 좋아진다. 3~4분의 웃음으로도 맥박이 배로 증가되고, 혈액에 더 많은 산소가 공급된다. 뿐만 아니라 혈액과 위장, 어깨 주위의 상체 근육이 운동을 한 것과 같은 효과를 얻게 된다.

기쁘니까 웃는다? 웃으니까 기쁘다!

웃음은 뇌운동 중에서도 가장 좋은 운동이다. 한 번의 웃음은 단순히 한 번의 웃음으로 끝나는 것이 아니다. 한 번 웃음으로 해서 뇌가 바뀐다. 한 번 웃으려면 뇌가 엄청난 운동을 해야 한다. 온몸이 다 웃을 만큼 웃으려면 평소에 쓰지 않던 뇌의 신경과 얼굴의 근육을 모두 써야 한다. 평상시에는 뇌가 위축되어 있어서 산소가 잘 공급되지 않았더라도, 활짝 웃어줌으로써 뇌가 활짝 깨어나며 산소가 활발하게 공급된다. 웃으면 뇌호흡이 저절로 되는 것이다. 또한 웃으면 동시에 전신운동이 저절로 이루어진다. 그래서 5분 간 웃는 것이 5시간 운동하는 것보다 더 낫다. 실제로 10초 간 웃을 때의 운동량은 3분 동안 힘차게 노젓기를 한 운동량과 같다.

웃음은 마음의 기쁨을 표현하는 한 방법이다. 행복을 느낄 때는 누구나 미소를 짓고 웃는다. 그런데 이유 없이 웃는다면 어떨까? 어딘지 어색하고 부자연스러운 느낌이 들지 않을까? 그러나 과감하게 생각을 전환해 보자. 기쁘기 때문에 웃는 것이 아니라, 웃음으로써 기쁨을 만들어 보는 것이다. 입 꼬리를 올리고 일부러라도 웃는 시늉을 하면 기분이 좋아지고, 몸도 거기에 따른 생리적 변화를 보인다는 연구 결과가 있다. 그 반대도 마찬가지여서 일례로 오랫동안 슬픈 역할을 맡은 배우는 실제로도 우울증에 걸릴 위험이 높다.

웃는 훈련을 계속하면 얼굴이 바뀌고 골격이 바뀐다. 건강이 바뀌고 운까지도 바뀐다. 이제 웃음을 아까워하지 않는 사람이 되자. 거울을 볼 때마다, 사람을 대할 때마다, 그리고 혼자 있을 때에도 마음껏 웃자. 웃다 보면 자기도 모르는 사이에 기쁨이 생기고, 애쓰지 않아도 그 기쁨이 점점 더 커진다. 가슴 깊은 곳에서부터 차오르는 그 웃음은 꼭 이유가 있어서 생기는 것이 아니다. 원래 우리 안에 가득 차 있었지만 스트레스와 부정적인 생각들로 인해 막혀 있었던 것뿐이다. 우리의 마음 속 깊은 곳에는 순수한 기쁨이 있다. 기쁨과 행복은 가장 자연스러운 상태이며 웃음은 가장 자연스러운 자기 표현이다.

호흡과 웃음으로 감정을 '놓아' 버린다

우리의 뇌는 한 개의 신경회로에서 성질이 다른 두 가지 정보를 동시에 처리할 수 없다. 하나의 감정 상태에서 다른 감정 상태로 옮겨갈 수는 있지만 동시에 두 가지 감정 상태를 경험할 수는 없다. 즉 슬펐다가 기뻤다가 할 수는 있지만, 슬픔과 기쁨을 동시에 느낄 수는 없다.

모순된 정보의 입력으로 생길지도 모르는 혼란을 막기 위한 뇌의 이러한 방어 장치 덕분에 우리는 웃고 있는 동안에는 부정적인 감정의 에너지 상태를 유지할 수 없으며, 반대로 부정적인 감정의 에너지에 붙들려 있는 동안은 웃을 수 없다.

그렇다면 부정적인 감정의 에너지 상태에서 억지로 웃으면 어떤 일이 일어날까? 처음에는 모순된 에너지의 충돌로 긴장이 느껴지지만 좀더 힘을 내서 웃으면 기적이 일어난다. 부정적인 감정의 에너지가 부서지고 밀려나가 버리는 것이다. 이때의 웃음은 단순한 근육의 움직임이 아니라 '힘'이다. 부정적인 상황에서는 아무리 긍정적인 생각을 하려고 해도 쉽지 않다. 이럴 때는 그저 양쪽 입 끝만 살짝 들어울려 주면 된다. 이러한 원리를 이용해 가장 긍정적인 행동이라고 할 수 있는 '웃음'으로 부정적인 감정 에너지를 날려 버릴 수 있다.

릴리스는 뇌의 이러한 메커니즘을 바탕으로, 호흡과 웃음과 의지를 이용한 수련법이다. 깊은 호흡은 그 자체만으로도 강력한 릴리스의 도구이며 웃음도 마찬가지이다. 이 두 가지가 결합되고 우리의 의식까지 합쳐지면 그 힘은 몇 배로 증가한다. 이 강력한 긍정의 힘 앞에서는 어떠한 부정적인 감정도 모두 부서지고 녹아서 흩어져 버리고 만다.

놓는다는 것이 생각처럼 쉬운 일은 결코 아니지만, 뇌호흡에서 말하는 릴리스는 뇌신경 생리의 원리를 이용한 감정 처리 방식이기 때문에 누구나 쉽게 그 효과를 경험할 수 있다. 릴리스 수련을 매일 습관화하면 스트레스와 부정적인 정보를 좀더 긍정적인 방향으로 처리할 수 있으며 생활 중에서도 쉽게 응용이 가능하다.

내면의 부정적인 감정들을 정화하고 그 빈자리를 기쁨으로 채워 가슴속에 기쁨의 힘이 충분히 쌓이면, 감정을 지배하고 조절하는 것이 가능해진다. 그리고 마치 연주자가 악기를 다루듯이 필요에 따라 다양한 감정의 에너지를 도구로서 활용할 수 있게 된다. 감정은 우리가 싸우고 정복해야 할 대상이라기보다는 즐기고 활용해야 할 도구이다. 우리가 이 능력을 자유롭게 사용할 수 있을 때, 참 멋을 알게 되고 풍류를 알게 되며 삶이 가벼워지고 잘 놀게 된다. 혼자서만 잘 노는 것이 아니라 하늘과 땅의 모든 것과 잘 어울려 놀 수 있게 된다.

| 릴리스 준비운동, 웃음 수련 |

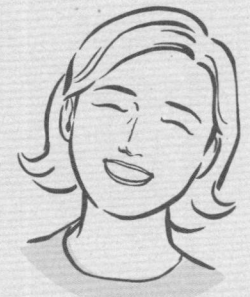 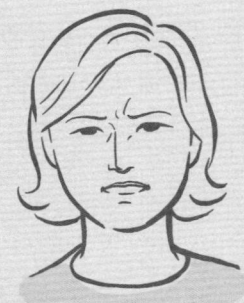

1 어깨의 힘을 빼고 눈을 감은 다음 편안하게 웃는다.
　얼굴과 뇌의 긴장이 편안하게 풀어지는 것을 느낄 수 있다.
　가슴이 편안해지면서 가슴에서 머리로 편안한 느낌이 확산된다.
2 얼굴을 잔뜩 찡그려 본다. 인상을 쓰는 순간
　가슴이 막히고 뇌까지 긴장하는 것을 느낄 수 있다.
3 얼굴을 활짝 펴고 웃다가 찡그려 본다. 여러 차례 반복한다.
　밝은 웃음을 짓다가 얼굴을 꽉 찡그려 본다.
　반복하면 뇌에 좋은 운동이 된다.
4 이제 본격적으로 웃어 볼 차례이다.
　웃을 때 몸에 일어나는 감각의 변화를 주의 깊게 느껴 본다.
　미소로부터 시작해서 웃음을 점점 키워 나간다.
5 다음은 온몸이 흔들릴 정도로 격렬하게 웃어 볼 차례이다.
　처음에는 얼굴이 웃다가 가슴이 웃고 점점 배꼽이 웃고
　나중에는 발가락까지 웃도록 마음껏 웃어 본다.
　뇌가 시원하고 상쾌한 느낌으로 가득 찬다.

| 릴리스 수련 |

1단계 | 내쉬는 호흡과 함께 웃기

1. 자세를 편안히 하고 어깨를 들썩여 긴장을 가볍게 푼다.
2. 몇 번 심호흡을 한 후 손으로
   얼굴을 쓸어 얼굴의 긴장도 풀어 준다.
3. 이제 깊이 숨을 들이쉬고 충분히 들이마셨을 때
   눈을 가볍게 감으면서 미소와 함께 숨을 내쉰다.
   호흡을 억지로 길고 깊게 하려 하지 말고
   자신에 맞게 자연스럽게 하되
   깊고 충분한 호흡이 되게 한다.
4. 내쉴 때는 내쉬는 데 신경 쓰지 말고
   그저 미소 짓는다고만 생각한다.
   몇 차례 반복하면서 미소 짓는 입가로 산들바람처럼
   가볍고 조용히 빠져 나가는 공기를 느껴 본다.
5. 점차 의식을 뇌로 옮겨 본다.
   웃으면서 내쉴 때의 뇌의 느낌을 느껴 본다.
   뇌가 환해지고 시원해지는 느낌이 들 것이다.

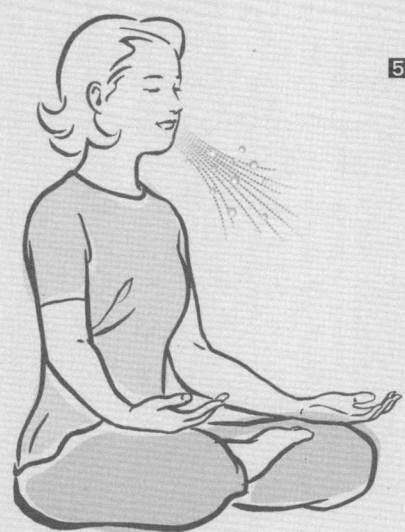

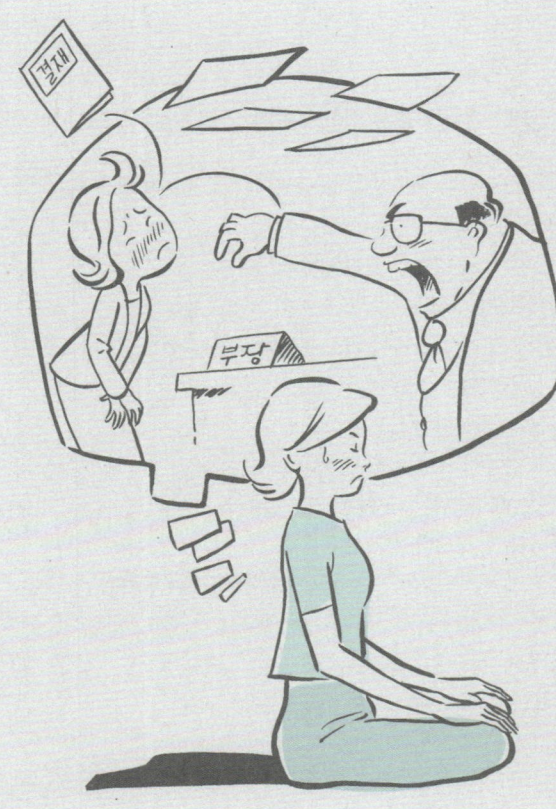

2단계 | 릴리스

1. 감정적으로 힘들었던 기억을 하나 떠올려 보자.
실제 그 장면이 지금 이 자리에서
펼쳐지고 있다고 생각하고
당시의 상황과 감정을 하나하나 모두 재현해 낸다.
2. 충분히 현장감이 들면 서서히 깊은 호흡으로 들어가
내쉬는 호흡과 함께 웃기를 시작한다.
이때 손은 가슴보다 약간 아래쪽에서
손바닥을 마주보게 한 다음,
호흡에 맞추어 들이쉴 때 벌리고 내쉴 때 오므리면서
호흡과 손동작, 웃음을 일치시키면
웃음을 좀 더 쉽게 키워 나갈 수 있다.

3 보일 듯 말 듯한 미소로 시작해서
내쉴 때마다 그 웃음을 키워 나간다.
처음에는 입술에 파르르 경련이 일며,
돌덩이처럼 무겁게 느껴질 수도 있다.
안면 근육도 긴장되어 떨린다.
괴로운 표정과 웃음이
번갈아 교체되기도 하고,
웃음이 자꾸 일그러지기도 한다.
하지만 더욱 용기를 가지고
얼굴의 긴장이 완전히 사라질 때까지
웃음을 활짝 키운다.

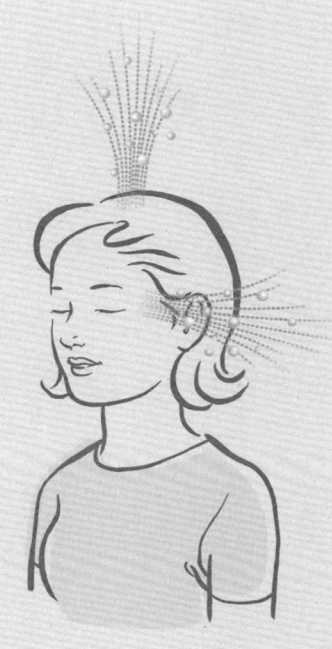

4 어느 순간 마치 밧줄이 끊어지는 것처럼
긴장이 풀리는 것을 느끼게 된다.
얼굴이 편안해지면서 웃음이 환한 꽃처럼 피어나고
얼굴 위를 덮고 있던 벽이 부서져 내리는 듯한 느낌이 든다.
동시에 머리 속이 환해지면서 어떤 가스 같은 것이
관자놀이(태양혈)와 정수리(백회)로 빠져 나가는 느낌이 든다.

5 이때가 감정의 기억으로부터 감정의 에너지가 빠져 나가고
감정의 기억이 사실의 기억으로 바뀌는 순간이다.
이때서야 비로소 그 경험의 깊은 의미가 진정으로 이해되고
가슴으로부터 진실한 감사함이 느껴진다.
기억은 남아 있으나 단지 기억일 뿐
가슴을 짓누르던 감정의 무게는 이제 사라진 것이다.

3 단계 | 릴리스의 습관화

릴리스를 한번 경험하고 나면 그 다음부터는
더 쉽고 빠르게 진행이 된다. 이제 지금까지 당신이
살아오면서 구피질에 쌓아두었던 부정적인 감정의
에너지를 대청소하는 시간을 가져 보자.

1. 내가 릴리스 시켜야 할 부정적인 감정들을
종류별로 나누어 차트를 만들어 보자.
우선 하얀 종이와 펜을 마련하고
그 종이 위에 두려움, 슬픔, 분노, 수치심
죄의식, 질투심 등의 항목을 적는다.

2. 각 항목별로 떠오르는 중요한 기억들을 적어나간다.
그 기억의 자세한 내용까지 다 적을 필요는 없다.
다만 자신에게 그 내용이 무엇인지
기억나게 해 줄 한두 단어면 된다.

3. 리스트가 작성되었으면, 앞에서 했던 것과
같은 방식으로 과거의 기억을 생생하게 재현해 내고
웃는 날숨과 함께 그 감정의 에너지를 밀어낸다.

4. 익숙해지면 릴리스를 한 단계로까지 줄여 본다.
몇 번만 해 보면 그 어떤 부정적인 감정의 기억도
단 한 번 웃으면서 내쉬는 숨으로
바로 청소해 버릴 수 있다.

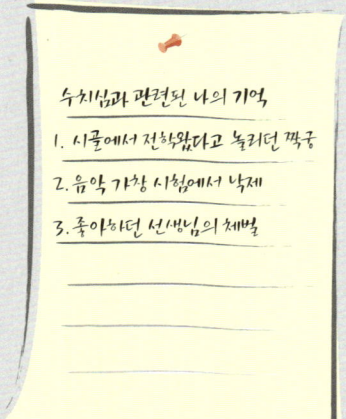

수치심과 관련된 나의 기억
1. 시골에서 전학왔다고 놀리던 깍쟁
2. 음악 가창 시험에서 낙제
3. 좋아하던 선생님의 체벌

릴리스 차트

슬 픔	현재 느낌			릴리스됨
	강함	약해짐	없음	

5 일주일 정도 계획을 세워 하루에 한 종류씩 대청소를 하는 것도 좋은 방법이다. 이렇게 해서 한 번 대청소를 하고 그 다음부터는 스트레스 상황이 주어지고 감정적 반응이 일어나면 바로 그 자리에서 릴리스한다. 그것이 불편한 상황이면 하루 일과를 마치고 잠자리에 들기 전 그날의 스트레스와 감정의 기억들을 모두 릴리스하고 자는 습관을 기르는 것이 좋다.

4단계 | 뇌 통합하기 Brain Integrating

뇌호흡의 3요소는 에너지(기), 메시지(정보), 액션(행동)이다. 뇌의 감각을 깨우고 유연화하며 정화하는 뇌호흡 1~3단계를 거치며 뇌의 에너지를 느끼고 활용하는 법을 배웠다면 이제 진정한 뇌의 주인, 즉 나의 뇌를 움직이는 메시지(정보)의 주체를 찾아 나설 차례이다. 뇌 통합하기는 신피질의 생각과 구피질의 감정을 넘어, 뇌간 속에 있는 우주의 생명, 즉 내 안에 있는 신성을 발견하는 과정이다.

뇌 통합하기의 하드웨어적인 접근 방법은 뇌를 자극하는 특별한 에너지 유형을 이용하여 뇌가 더 높은 기능을 수행하도록 만들어 주는 것이다. 에너지는 빛과 소리와 파장으로 표현되는데, 빛은 모양이나 색깔로 구체화되며, 소리는 리듬과 박자와 음색 등으로 구체화된다. 또한 파장은 우리가 체험하는 여러 가지 형태의 진동, 즉 '전율'이나 '율동' 등으로 표현된다. 특히 단순하고 원시적인 리듬의 진동은 뇌간의 생명력을 깨우는 데 중요한 역할을 한다. 뇌호흡 4단계에서는 에너지의 3대 요소인 빛(모양)과 소리(음성)와 파장(진동)을 모두 활용하여 뇌를 통합한다.

뇌 통합하기의 소프트웨어적인 접근법은 '나는 누구인가, 내 삶의 목적은 무엇인가'를 새롭게 자각하는 것이다. 자신의 정체성을 새롭게 선택하고, 그 새로운 정보가 뇌의 중심에 자리잡으면 다른 모든 정보들과 뇌의 기능은 이 핵심 정보에 봉사하기 시작한다. 이 과정에서 우리는 기존의 신념 체계를 구성했던 정보들을 검색하고 그 정보들이 새로운 정체성과 삶의 목적에 부합하는지를 평가하여 어떤 정보를 취하고 어떤 정보를 버릴지 결정하게 된다.

이 단계를 거치면서 인류의 의식 진화가 시작된 이래로 끊이지 않고 계속되어 왔던 영적 생명체로서의 고민인 '내 삶의 목적은 무엇인가, 어떻게 살아야 할 것인가'에 대한 답변이 봇물 터지듯 터져 나오는 각성을 경험하게 된다.

이 단계에서는 내면으로 깊게 들어가는 수련이 많기 때문에 자신에 대한 강한 믿음과 집중력, 그리고 영혼에 대한 갈망과 간절한 정성이 필요하다. 때문에 뇌호흡 4단계의 수련은 혼자 하기보다 반드시 경험 있는 트레이너의 지도를 받는 것이 좋다.

1. 뇌회로 수련

회로는 사물마다 고유하게 가지고 있는 기운의 형체, 즉 에너지 패턴을 말한다. 우주 만물은 모양이나 색깔, 무게, 크기에 따라 각각 고유한 회로를 가지고 있다. 이 회로는 단순한 모양으로 끝나는 것이 아니라 나름의 고유한 에너지를 뿜어낸다. 어떤 회로는 안정되고 조화로운 에너지를 뿜어내는가 하면, 어떤 회로는 불안정하고 역동적인 힘을 뿜어낸다. 형상과 이미지가 갖는 이러한 힘을 이용하는 명상

법들이 여러 가지가 있는데, 그 대표적인 예가 불교나 힌두교에서 사용하는 '만다라'이다. 또 고대 문명의 여러 가지 기하학적 무늬라든지 중세 성당에서 볼 수 있는 고도의 상징적인 인테리어들도 비슷한 기능을 한다. 에너지의 상태를 형상화한 회로는 그 모양뿐만 아니라 에너지의 수준에 따라 자기 고유의 에너지를 발산한다.

　세모 모양의 회로에서는 세모의 기운이 나오고, 둥근 모양의 회로에서는 둥근 기운이 나온다. 흔히 인간의 마음을 도형에 비유하여 모진 마음, 둥근 마음으로 표현하는데, 이것은 실제로 인간의 뇌가 가진 기적氣的인 형태와 일치한다. 아주 모난 성격의 소유자는 세모꼴의 뇌회로를 보여 준다.

　뇌가 가장 안정되고 정화된 상태에 있을 때 나오는 에너지는 일정한 모양을 이루고 있는데, 이를 형상화해서 그린 그림이 바로 뇌회로 도형이다. 규칙적인 반복의 형태를 이루는 뇌회로 그림은 집중해서 바라보기만 해도 뇌회로가 안정 상태로 바뀌며 뇌파가 알파파로 떨어진다. 다음의 그림들을 보면서 의식으로 회로를 따라가다 보면 뇌 속의 복잡한 생각과 감정들이 정돈되고, 뇌와 의식이 그 회로가 나타내는 조화롭고 안정된 에너지 상태로 바뀌게 된다.

| 뇌회로 수련 |

1. 편안한 자세로 앉아 호흡을 깊게 하고 온몸을 이완한다.
2. 종이 위에 다음의 회로 그림을 화살표 방향대로 따라가며 그려 본다.
   오른손, 왼손 번갈아가며 한 손씩 이용하여 그리기도 하고
   양손을 모두 이용하여 그리기도 한다. 적어도 5번 이상씩 반복한다.
   처음에는 되도록 크게 그린다.
   어느 정도 익숙해지면 크기에 다양한 변화를 주며 그려도 좋다.
3. 뇌회로 그림을 무심히 바라본다. 회로를 보고 있으면
   누구나 거기에 나타나는 에너지에 끌려가게 된다.
   수련이 깊어지면 그림과 같은 형체의 오라가 실제로 눈에 보이기도 한다.
4. 이제 눈으로 회로를 따라간다. 뇌 속의 복잡한 생각과 감정들이 정돈되고,
   뇌와 의식이 그 회로가 나타내는 조화롭고 안정된 에너지 상태로 바뀌게 된다.
   특히 격한 감정 상태에서 헤어나오기 힘들 때 뇌회로 수련을 하면 좋다.

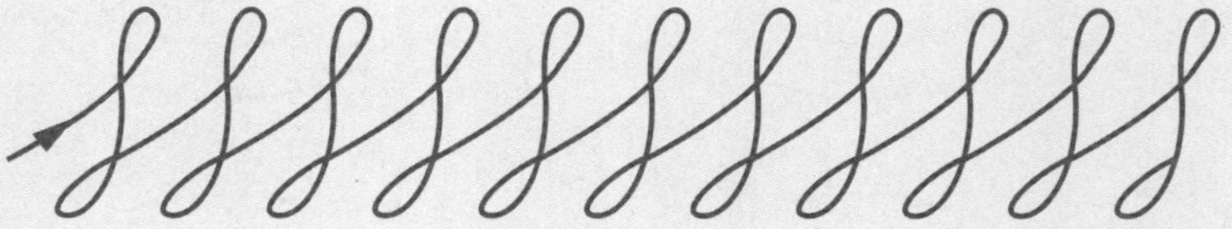

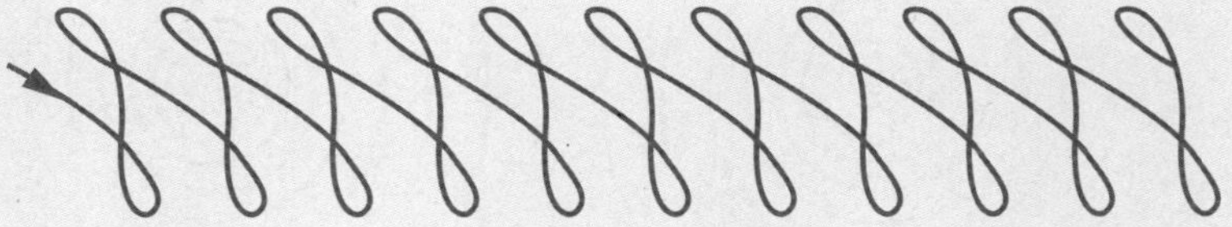

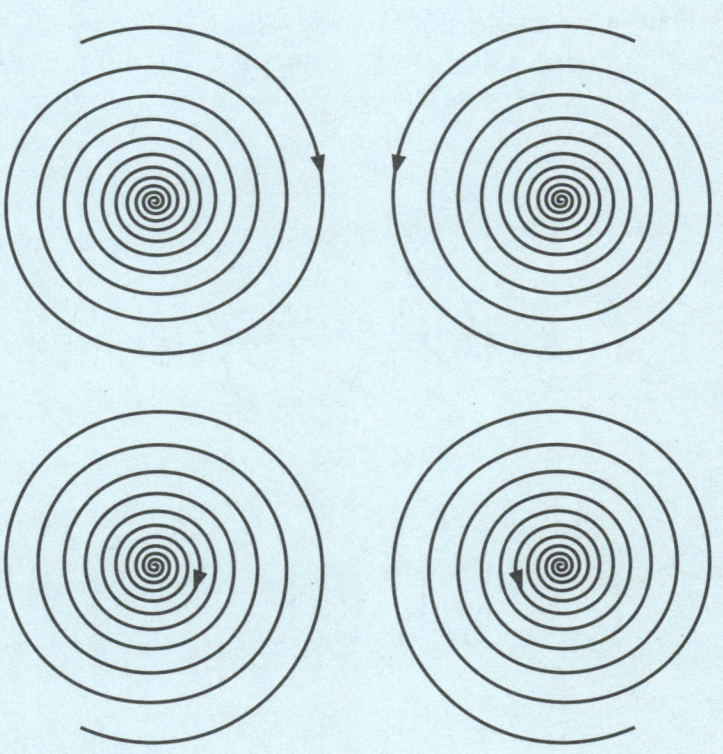

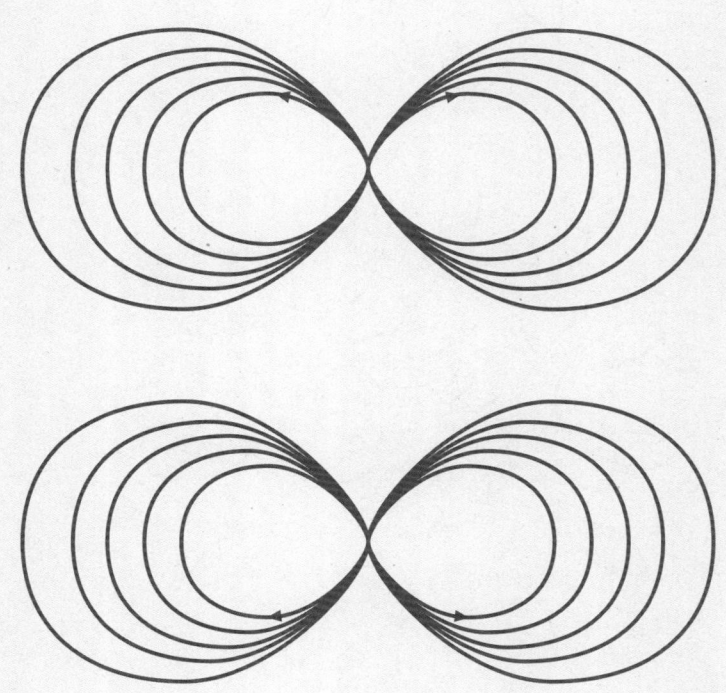

뇌호흡 5단계

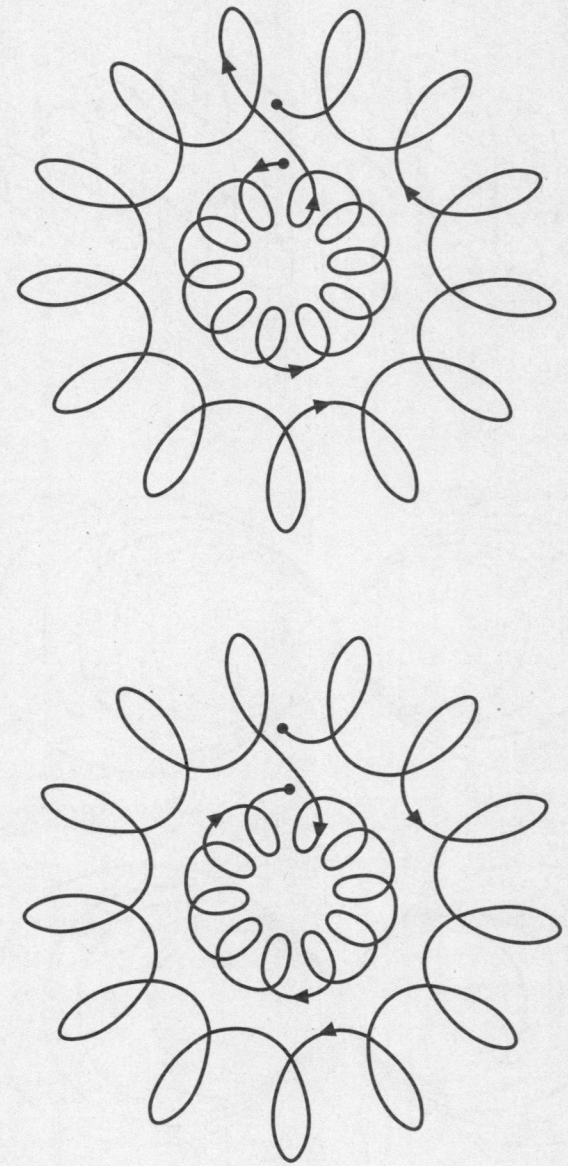

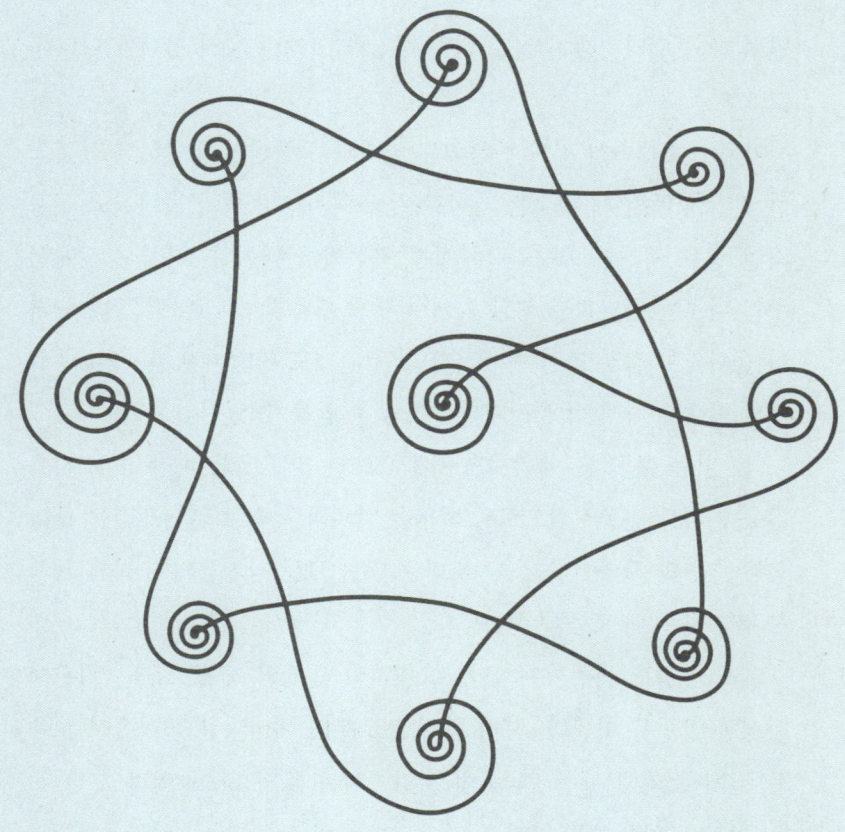

> **슬프거나 괴로울 때는 뇌회로를 그리자!**
> 강한 감정은 뇌를 흥분시키고 뜨겁게 만든다. 뇌회로 그림은 순수한 에너지 상태를 형상화한 것이기 때문에 감정의 파장이 전혀 포함되어 있지 않다. 뇌회로를 눈으로 따라 가거나 종이에 반복적으로 그려 주면 감정으로 들뜬 뇌의 열이 식고 본래의 안정 상태를 회복하는 데 도움이 된다.

2. 옴 진동 수련

우리 뇌에서 나오는 에너지 파장, 즉 뇌파는 두뇌 활동 상태에 따라 여러 가지로 나뉜다. 과다하게 흥분한 상태인 감마파부터 깊은 수면 상태의 델타파까지 서로 다른 파장을 그리며 뇌의 상태를 나타내고 있다.

이 중 1초에 8회 정도 반복되는 알파파는 심신이 평안하고 불필요한 긴장이 풀릴 때 나오는 뇌파로, 창조력과 기억력이 높아지고 긍정적인 정보 처리가 가능한 뇌 기능 최적의 상태이다. 명상 상태에서 주로 나오는 알파파를 생활 속에서 쉽게 활용할 수 있다면 판단 능력이 높아지고 감정 조절이 쉬워져 대인 관계도 원만해질 뿐 아니라 업무와 학습 능력 향상에도 커다란 도움을 받을 수 있다.

'옴 진동 수련'은 에너지의 3대 요소인 빛, 소리, 파장 중 소리를 이용해 뇌를 진동시킴으로써 뇌파를 알파파 이하로 떨어뜨리는 율려 진동 수련의 하나이다. '옴' 소리는 또한 모든 장기들의 조화와 균형을 유지하는 데 도움을 준다.

빛과 파장도 마찬가지지만 소리 역시 인체의 세포, 조직, 기관에 미세한 영향을 미친다. 특히 몸 속으로부터 에너지를 끌어올려 모음을 길게 소리내는 음성내공법(서양에서는 토닝Toning이라고 한다)은 놀라운 치유력을 가지고 있다. 미국 '음악·교육·건강 연구소'의 돈 캠벨 박사는 "토닝이 신체에 산소를 공급하고 호흡을 깊게 하며 근육을 이완시키고 에너지 흐름을 촉진시킨다."고 말한 바 있다. 음성내공법은 슬픔이나 공포심, 격한 감정들을 부드럽게 어루만져 주며 통증을 덜 느끼게 해 줄 뿐만 아니라 체험이 깊어지면 우리 안의 신성을 만나게 해 준다. 언제 어디서나 쉽게 생각과 감정을 끊고

| 옴 진동 수련 |

1 자세는 앉을 수도, 누울 수도, 설 수도 있다.
자신에게 가장 편안한 자세를 취한다.
눈을 감고 작게 "옴~ 옴~ 옴~" 소리를 내며
그 소리가 뇌에 어떤 영향을 미치는지 관찰해 본다.
'옴' 소리를 낼 때는 짧게 끊어서 발음하는 것이 아니라
'오~옴' 하고 길게 늘이며 몸 안의
미세한 떨림에 집중하는 것이 중요하다.
'오' 소리를 낼 때는 가슴이 울리고,
'옴' 소리를 낼 때는 아랫배에 힘이 들어가는
것을 느낄 수 있다. 소리의 파장이 뇌로 들어가
뇌를 진동시키고 모든 세포 하나 하나를
원형의 진동 운동으로 유도하는 것을 느껴 본다.

2 양손을 가슴에 얹고 소리에 몸 전체가 녹아드는
느낌이 들도록 온 마음을 다해 최대한 길게 소리를 낸다.
처음에는 숨이 가빠 소리가 금세 끊어지지만,
수련을 계속 하다 보면 숨이 깊어지면서
오랫동안 소리를 낼 수 있게 된다.

3 이번에는 '옴'에 리듬을 실어서 노래 부르듯이
소리를 낸다. 특정한 리듬이 아니어도 좋다.
마음이 가는 대로 리듬 속에 몸과 소리를 맡겨 본다.
자신이 커다란 종 안에 들어 있으며,
'옴' 소리가 종에 부딪혀 강렬한 공명을 일으키고 있다고
상상해 본다. 그 파장에 온몸의 세포가 진동하게 된다.

4 3번 숨을 크게 들이마시고 내쉰 후
손을 뜨겁게 비벼 얼굴과 몸을 쓸어 준다.

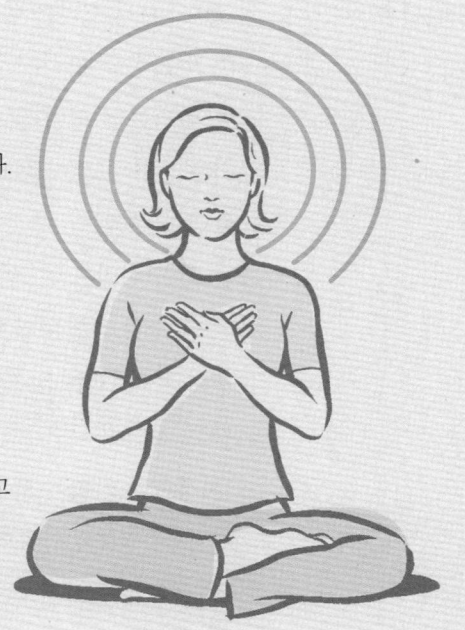

뇌파를 떨어뜨릴 수 있는 옴 진동 수련은 몸과 소리에 집중해 에너지를 충전하는 수련법이다.

장기와 소리의 공명

'아~' 하고 소리를 내면 가슴 부위가 울린다. '아'는 심장에 연결된 소리로 내부의 에너지가 밖으로 터져 나오면서 나는 소리이다. 스트레스를 받아 가슴이 답답할 때 가슴에 손을 얹고 길게 '아~' 소리를 내면 심장의 화火 기운이 빠져 나가면서 가슴이 시원하고 편안해진다. '이~' 소리를 내면 가슴에서 옆구리를 지나 척추까지 울리는 것을 느낄 수 있다. '이~' 소리는 특히 위와 간에 작용한다.

또 '우~' 소리는 아랫배에 힘이 느껴지게 하며 인체의 에너지 중심인 단전을 튼튼하게 해 주고 뱃심을 길러 준다. 동시에 방광과 신장을 울리는 소리이기도 하다. 토해 내듯 '허~' 소리를 내면 폐가 반응하고, '쉬~' 소리를 내면 방광이 자극된다. '쓰~' 소리는 신장을 자극한다. 이처럼 각 장기에 해당하는 소리를 내 주면 주파수 동조 혹은 공명 현상으로 그 부위가 자극되며 건강해진다.

'옴~' 소리에는 오행의 기운이 모두 담겨 있기 때문에 뇌뿐 아니라 우리 몸의 모든 장기, 세포 구석구석에 충만한 에너지를 준다. 눈을 감고 자신이 내는 소리에 의식을 집중하면서 소리의 파장이 이동하는 경로를 따라가 보면 이 소리의 파장이 몸과 뇌에 어떻게 작용하는지 알 수 있다. 원형의 파장이 뇌의 중심에서 시작하여 뇌 전체로, 마치 호수의 동심원 파문처럼 퍼져 나가는 것을 느낄 수 있다. 처음에는 뇌가 진동하지만 곧 몸 전체로 퍼져 나가 온몸이 그 소리에 공명하기 시작한다. 새벽이 옴 진동 수련을 하기에 가장 좋은 시간이다.

3. 자율 진동 수련

　신피질, 구피질, 뇌간은 각각 특성과 하는 일이 다르듯이 반응하는 파장도 서로 다르다. 소리나 진동의 종류를 적절히 조절하면, 원하는 뇌의 부분을 안정시키거나 활성화시킬 수 있다. 신피질은 복잡하고 변화가 많은 파장과 진동에 쉽게 반응하는 반면, 뇌간은 단순하고 규칙적인 파장과 진동에 반응한다. 신피질이 수학적 정교함이 있는 오케스트라를 좋아한다면 뇌간은 원시적 생명력이 느껴지는 아프리카의 토속적인 리듬이나 사물놀이의 리듬을 좋아한다.

　에너지의 3요소 중 빛은 신피질에 영향을 주어 뇌파를 안정시키고, 음은 구피질에 영향을 주어 감정을 변화시킨다. 또한 파장 중 단순한 진동은 뇌간에 영향을 준다. 뇌간에는 근원적인 생명의 리듬인 율려가 진동하고 있기 때문이다. 의식이 신피질과 구피질을 뚫고 뇌간으로 들어갔을 때, 우리는 강하게 물결치는 생명의 에너지와 만나게 된다.

　현대인들은 뇌의 3층 구조 중 특히 신피질이 과도하게 발달되어 있다. 때문에 구피질의 감정 표현과 뇌간의 생명 활동까지 방해를 받는 일이 많다. 이처럼 신피질의 과도한 활동성을 진정시키고, 뇌간의 생명력을 극대화하기 위한 가장 좋은 방법은 단순한 리듬의 진동을 반복하는 것이다. 차를 타면 졸린다든지, 단순한 리듬의 음악을 들으며 머리가 안정되고 전신의 휴식을 경험할 수 있다든지, 어린 아이를 재울 때 등을 토닥토닥 두드려 주거나 자장가를 불러 주는 것도 같은 원리를 이용한 것이다.

　자율 진동 수련은 단순 리듬 진동으로 신피질을 안정시키고 구피질을 활성화시키며, 뇌간의 생명의 파장을 만나 우리의 의식을 그 파장과 일치시키기 위한 수련법이다.

진동, 경락을 통과하는 생명의 떨림

원래 진동은 기를 느끼고 활용하는 과정에서 자연스럽게 터져나오는 현상이다. 호흡 수련을 통해 외부의 생기가 들어오면, 몸 안에 흐르고 있던 기가 자극을 받아 기존의 기맥氣脈을 확장시킴은 물론, 새로운 기운의 길을 개척하고 질병이나 체내 독소 등으로 인해 막힌 경락을 뚫는 작용을 하게 된다. 이러한 현상들이 몸 안에서 지속적으로 일어날 때, 호스가 연결된 수도에 갑자기 물을 틀면 호스가 격렬하게 떨리듯 몸이 요동치거나 흔들리는 현상이 생기는데, 이를 진동이라고 한다.

일반적인 진동 수련과는 달리 자율 진동 수련은 자연스러운 기의 폭발을 기다리는 것이 아니라 의식적으로 시동을 걸어 우리 몸이 진동 상태에 놓이도록 하는 것이다. 자율 진동 수련은 미리 짜여진 순서에 따라 몸을 움직이는 것이 아니라 우리 몸에서 일어나는 자연스러운 생명의 리듬에 온몸을 맡기는 자연 치유 수련법이다.

단순하면서도 반복적이며 리드미컬한 동작은 우리 머리를 쉬게 한다. 복잡하고 어려운 동작을 하면서는 쉴 수 없다. 쌀자루를 좌우로 흔들면 쌀이 자루 아래 부분으로 모이듯이 단순하고 반복적인 리듬을 타면 기운이 저절로 단전으로 가라앉는다. 일부러 기운을 내리려 애쓰지 않아도 자연스럽게 허리 부분에 기운의 중심이 걸린다. 좌우로 움직이면서 허리 쪽의 중심을 느껴 보라. 힘이 서서히 빠지면서 몸 전체가 이완되고 머리는 더 크게 좌우로 흔들릴 것이다.

사람들은 보통 움직이는 것보다 가만히 있는 것이 더 편안하다고 생각한다. 그러나 가만히 멈추어 있는 것이 우리 몸에는 더 부자연스러운 상태이다. 정지가 아닌 운동이 우리 몸의 본질적인 속성이다.

우리는 그동안 몸에서 일어나려는 자율적인 운동을 억제하며 살아

왔다. 이제 그것을 억제하지 말고 가만히 내버려 두어 보자. 어떤 움직임과 흐름이 일어나는지 그냥 지켜보기만 하는 것이다. 그러다 보면 우리 몸에서 자기 진단 능력이 발휘되어 안 좋은 곳으로 기운이 흘러들어가고, 그 부분을 건강한 상태로 복원하려는 움직임이 일어나게 된다.

호흡도 억지로 조절하려 하지 말고 몸의 리듬에 몰입하면 호흡은 자연스럽게 자신만의 흐름을 타게 된다. 자율 진동을 할 때는 저절로 몸의 중심이 이동된다. 뒤꿈치 쪽으로 중심이 갔다가 왼발로 중심이 갔다가 또 엄지발가락으로 중심이 이동한다. 우리 몸의 중심을 바로 잡기 위해서 몸이 자기 치유를 하는 것이다. 이 과정에서 목뼈, 허리뼈, 가슴뼈, 고관절, 무릎관절 등 어긋나 있던 뼈들이 제자리를 찾아 들어간다.

의식의 잠금 장치를 풀어라

자율 진동 수련을 할 때는 무엇보다 마음이 열려야 한다. 몸의 떨림을 이상하게 여겨 멈칫거리다가 리듬을 놓쳐 버리면 기의 흐름이 끊겨 깊이 몰입할 수 없다. 머리로 익히려 하지 말고 몸 전체의 감각을 열어야 느낌이 생긴다. 자율 진동 수련을 할 때는 어디까지 들어가야 하는가? 마치 바다 위에 떠 있는 배가 서서히 물 속으로 가라앉듯이 동작 속에 내 의식이 녹아 들어갈 때까지 들어가야 한다. 의식은 사라져 버리고 오직 진동만이 남을 때까지.

생명의 에너지가 폭발하듯 쏟아져 나올 수 있도록 의식의 잠금 장치를 풀어 버려야 한다. 자율 진동을 하는 동안에도 이러저러한 생각들과 감정들이 떠올랐다 사라지기를 반복한다. 그럴 때는 생명의 바다에 떠오른 현상의 일부라고 생각하고, 떨쳐버리려고도 붙잡으려고도 하지 말고 그냥 지켜보기만 한다.

자율 진동의 클라이막스

　자율 진동에도 클라이막스가 있다. 그 극점에 올라가기까지 어떤 사람은 5~10분이 걸리기도 하고 어떤 사람은 20분 넘게 걸리기도 한다. 이 클라이막스는 몇 번 반복되기도 하고 단 한 번으로 끝날 수도 있다. 또한 육체적인 클라이막스가 있는가 하면 정신적인 클라이막스가 있다.

　육체적인 클라이막스는 온 세포가 호흡을 하고 근육이 움직이며 장기가 춤을 추듯 미세한 진동으로 떨리고 어긋나 있던 뼈마디가 제자리를 찾아들어가는 상태이다. 정신적인 클라이막스는 자신의 감정이 모두 정화되어 정신과 육체의 경계가 사라지고 빛 자체가 된 것처럼 느껴지는 상태이다. 이러한 정신적인 클라이막스 상태에서 강렬한 에너지 체험과 함께 영적인 각성을 하게 된다. 비록 영혼과의 완전한 합일의 느낌을 못 받더라도 몸에 일어나는 진동만으로도 몸과 뇌에 많은 정화작용이 일어나고 뇌 기능이 활성화된다. 자율 진동 수련은 단순한 리듬의 진동으로 신피질을 안정시키고 구피질을 활성화시켜서 뇌간으로 통하는 길을 열어 주는 수련법이다.

　처음 진동을 경험하는 데는 30분에서 1시간까지 소요될 수 있다. 하지만 한번 진동이 일어나고 나면, 다음 번 진동을 유도할 때는 시간을 훨씬 줄일 수 있다. 오랜 시간의 격렬한 진동은 체력 소모를 가져올 수 있으므로, 시간을 자신의 체력에 맞게 조절해야 한다. 특히 전신을 통한 강진동은 10분 내외가 적당한데 이 수련은 혼자 하기보다는 경험 있는 트레이너의 지도를 받는 것이 좋다.

처음 자율 진동 수련을 할 때는 의식적으로 시동을 걸어 진동을 유도한다. 그러다가 어느 정도 리듬이 생기면 그 리듬에 온몸을 맡긴 채 진동 속으로 깊이 몰입해 들어간다. 아주 익숙해지면 진동에 일정한 방향과 질서를 부여하며 강약을 조절하는 요령을 터득하게 된다. 자율 진동은 엄연히 자기 자신이 컨트롤할 수 있는 것이다. 액셀러레이터를 밟듯이 기운을 강하게 쓰면 진동의 강도와 속도가 빨라지고, 기운을 섬세하게 쓰면 진동도 점차 잦아든다. 요약하면 처음에는 의식적으로 발동을 걸고, 그 다음에는 내맡기고, 마지막으로는 자신의 기운을 제압한다. 자율 진동 수련은 기운이 흐르는 대로 몸을 맡기면서 동시에 자신의 의지대로 기운의 흐름을 조절하는 것이다. 이 두 가지는 서로 대립하는 것 같지만 체험이 깊어지면 하나로 연결되어 있음을 알게 된다.

사물놀이는 강력한 진동파를 만들어 내는 놀라운 음악이다. 자율 진동 수련용 음악으로는 사물놀이만한 것이 드물다. 사물놀이는 긴장과 이완, 음과 양의 원리가 적절히 조화를 이루고 있다. 느릴 때는 한없이 느리고 빠를 때는 한 치의 여유도 없이 숨 가쁘게 몰아치는 '맺고 풀기'가 반복되어 그 긴장과 이완이 그대로 우리몸에 전이된다.

사물놀이, 아프리카나 남미의 민속 악기, 그 중에서도 단순하고 반복적인 리듬을 가진 타악기 소리는 진동을 유도하는 데 많은 도움을 준다. 처음 자율 진동을 할 때는 음악이 도움이 되지만 어느 정도 시간이 지나면 음악의 리듬이 몸의 리듬을 압도하기 때문에 계속해서 음악에 의존하는 것은 좋지 않다. 나중에는 음악을 버리고 몸의 리듬과 감각에만 집중하도록 한다. 오직 자신의 몸과 감각에만 의지하여 생명의 리듬 속으로 깊이 들어간다.

| 자율 진동 수련 1 (선 자세) |

1 준비 : 다리를 어깨너비 정도로 벌리고 선다.
손은 그대로 던지듯 놓아 버리고
손이 어깨에 매달려 있는 듯한 느낌을 갖는다.

2 시작 : 무릎과 허리를 중심으로 가볍게 반동을 주며
위 아래로 흔들어 준다. 리듬을 타고 이 동작을 계속 반복하며
점차 몸 전체로 리듬감을 확산시킨다.
어깨, 팔, 목, 머리 등 신체의 모든 부위로
물결이 퍼지듯 리듬감이 확산되어 나가는 것을 느껴 본다.

3 진동 : 서서히 진동 상태에 들어간다.
어떤 동작을 할까 미리 생각하지 말고 몸에서 나오는
자연스런 리듬에 모든 것을 맡긴다.
진동 그 자체에 계속 몰입한다.
입술, 혀, 얼굴 근육도 흔들리는 것을 느낀다.
완전히 이완이 되면 모든 피부가 흔들린다.
상하운동, 좌우운동, 회전운동이 일어난다.
자율적인 호흡이 이루어지고 자율적인 동작이 일어난다.

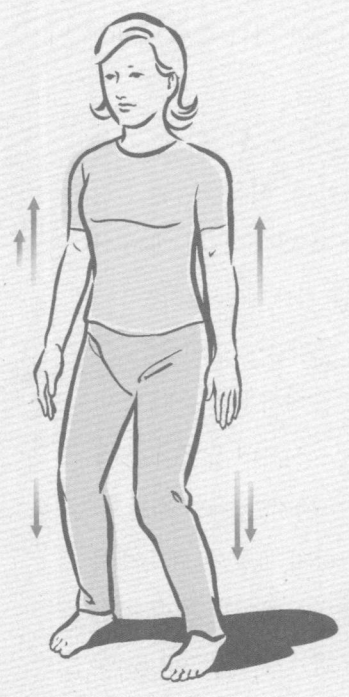

4 합일 : 더 깊은 의식 상태로 들어가면서 계속 진동에 몰두한다.
몸의 굳어 있는 부분, 막혀 있는 부분이 느껴지고
손이 자연스럽게 그곳으로 가서
굳어 있는 부분을 푸는 동작이 나온다.

5 명상 : 몸이 충분히 풀렸다고 생각하면
서서히 진동을 멈추고 조용히 자리에 앉는다.
자신의 맥박, 호흡, 마음 상태가 어떤가를 관찰한다.
계속 관찰하며 호흡을 고르고 마음을 아랫배 단전에 모은다.

6 정리 : 편안한 상태에서 5~10분 정도 머문 뒤
깊은 호흡을 3회 하고 수련을 마친다.

자율 진동 수련 2 (앉은 자세)

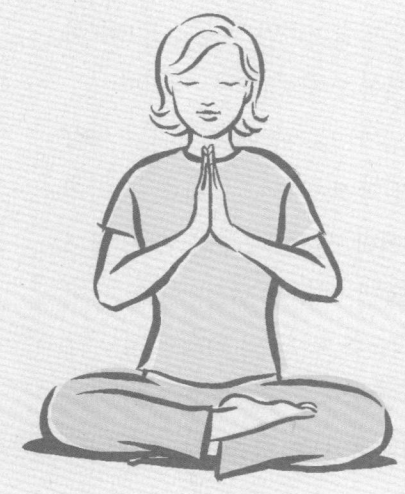

1. **준비**: 반가부좌 자세로 자리에 편안하게 앉는다.
2. **시작**: 양손을 가슴 앞에 모으고
   손과 손 사이의 느낌에 집중한다.
   섬세한 에너지의 흐름이 느껴지기 시작하면
   손을 벌렸다 오므렸다를 반복하며 손 안의 에너지가
   점점 커지는 것을 느껴 본다.
3. **진동**: 두 손바닥을 붙인 채 마음속으로 진동을 불러일으킨다.
   손끝에서 미세한 진동이 일어나면
   그 느낌에 집중하고, 마음속으로 계속 진동을 불러일으키며
   느낌을 키워나간다. 서서히 진동이 눈에 보일 만큼 커지며
   손에서 팔로, 어깨로 퍼져 나간다.
   의도적으로 통제하지 말고 계속 그 느낌을 키운다.
4. **합일**: 이제 진동이 전신으로 확대되고 격렬해진다.
   자기 안의 생명의 힘을 믿고 몸을 완전히 진동에 맡긴다.
   어느 순간 생각이 완전히 끊어지고 강렬한 에너지 체험이 일어난다.
   우리의 몸과 의식이 생명 현상의 극점에서 만나는 것이다.
   이때 뇌의 내부에 빛 덩어리가 보이고 거기에서 나오는
   빛과 소리와 파동이 온몸으로 퍼져 나간다.
   동시에 몸 전체에서는 빠르고도 강력한 정화작용이 일어난다.
5. **명상**: 진동을 멈추고 몸에 집중한다.
   뇌에 남아 있는 진동의 여운을 몸으로 느껴 본다.
   빛이 온몸으로 흩어지고 손끝 발끝으로
   내 몸의 강한 에너지가 뿜어져 나간다.
   가슴의 심장 박동 소리에 집중해 본다.
   합일의 강렬한 느낌이 서서히 가라앉은 뒤 빛과 고요함 가운데 머문다.
6. **정리**: 심호흡을 3번 반복한 후 서서히 눈을 뜨고 수련을 마친다.

4. 비전과 의식 성장

빛(회로), 소리, 진동을 이용한 수련이 뇌를 하드웨어적으로 통합하여 뇌의 구조와 기능을 극대화하는 방법들이라면 뇌를 소프트웨어적으로 통합하는 방법은 바로 자기 정체성을 재정립하는 것이다.

우리가 접하는 수많은 정보 중에서도 뇌의 기능에 결정적인 영향을 미치는 정보는 자기 정체성과 삶의 목적에 관한 것이다. 우리의 뇌는 동기 부여에 의해 움직이기 때문이다. '나는 누구인가, 내 삶의 목적은 무엇인가' 와 같은 최상위 정보들이 바뀔 때 모든 정보들도 이 상위 정보를 중심으로 재편성되기 시작한다. 이는 뇌 전체의 정보 체계가 바뀌어 결국 생각과 말과 행동이 달라지는 것을 의미한다.

현재 인류의 평균적인 뇌 활용도가 지극히 낮은 까닭은 단순히 뇌에 대한 이해가 부족하기 때문만은 아니다. 그보다는 지금까지 우리의 삶을 이끌어 온 기본적인 동기가 '이기심을 바탕으로 한, 경쟁을 통한 가치 추구' 였다는 사실과 밀접한 관련이 있다. 개인주의적인 이기심을 바탕으로 한 삶의 동기는 뇌 전체가 깨어나서 일하기에는 턱없이 작은 동력이다. 뇌를 깨우고 그 기능을 100% 활용하기 위해서는 자신의 정체성과 자기 삶의 목적을 새로운 차원에서 정의해야 한다.

인격, 정보의 집합

뇌는 소프트웨어적으로 보면 우리가 모아 온 무수한 정보의 집합체이다. 그 정보의 집합이 곧 우리의 인격이다. 이 정보의 집합체는 뇌 속에 일정한 프로그램을 형성하고 있다. 우리가 어떤 상황에 처하면 입력되어 있는 프로그램에 따라 뇌가 움직이고 그 결과가 행동으로 나타나게 된다.

우리는 흔히 행동이나 말로 자신의 인격을 표현하고 상대방을 평가한다. 그러나 사실 인격의 수준을 좌우하는 것은 뇌에 프로그래밍되어 있는 정보의 질, 특히 '내가 나라고 생각하는 나' 즉 자기 정체성에 관한 정보들이다. 다음 질문에 답해 보자.

내가 좋아하는 과일은 무엇인가?

내가 좋아하는 색깔은 무엇인가?

내가 좋아하는 꽃은 무엇인가?

지금, 누가 이 질문들에 답하고 있는가? 여기서 우리가 분명하게 이해해야 할 점은, 우리가 경험적으로 인식하는 나와 위의 질문들에 답하고 있는 나는, 뇌 속에 저장된 정보들의 집합에 지나지 않는다는 사실이다. 나뿐 아니라 정의된 모든 것들, 이름 있는 모든 것들이 정보에 불과하다.

이러한 정보들에 의해서 우리는 기뻐하기도 하고 슬퍼하기도 하며, 두려움이나 노여움을 느끼게 된다. 나아가 기뻐하고, 슬퍼하고, 두려워하고, 노여워하는 이 모든 정서적 반응 자체가 사실은 학습되고 기억된 반응 양식, 즉 정보의 재현에 지나지 않는다. 내가 기뻐하거나 슬퍼할 때 실제 일어나고 있는 일은, 어떠한 자극에 대해 어떻게 반응해야 한다는 관념과 이전에 했던 기억의 재생이다. 이러한 관념과 정보의 재생을 통해 우리는 무의식중에 그 패턴을 더 강화하여 다시 저장하고 있는 것이다.

정보는 다만 정보이다. 정보는 활용할 수 있고, 평가할 수 있고, 수정할 수 있으며, 또한 폐기할 수도 있다. 스스로에게 무엇이 내 능력을 한계 짓고 있다고 생각하는지 물어 보자. 처음에는 체력, 학력, 재력, 시간 등 이른바 객관적 조건과 관련된 답들이 떠오르겠지만, 계속 물어가다 보면 정말로 우리의 능력을 한계 짓는 것은 뇌 속에 기억된 '정보의 정보', 다른 모든 정보들을 평가하고 선택하고 조직화하는 상위 정보인 '나는 누구인가, 내 삶의 목적은 무엇인가'와 같은 자기 정의와 자아 이미지임을 알 수 있다.

핵심 정보 1 | 나는 누구인가?

내가 생각하는 나

나는 어떤 회사의 어떤 직책을 가진 사람이다. 나는 누구의 남편이며 누구의 아버지이다. 나는 누구의 아내이다. 나는 어느 학교의 학생이다. 나는 이러저러한 꿈을 가진 사람이다. 나는 누구의 딸 혹은 아들이며 누구의 친구이다.

이와 같은 자신에 대한 정의들은 어떻게 형성되었을까? 자세히 들여다보면 이러한 정의들은 가정, 직장, 학교 등의 환경에서 우리에게 주어진 역할과 관련되어 있음을 알 수 있다. 어떤 사람은 스스로 '누구의 아버지'라는 생각을 가장 많이 하고, 어떤 사람은 '어떤 회사의 경영자'라는 생각을 많이 한다고 해 보자. 두 사람에게 '당신은 주말에 주로 무엇을 하는가'라는 질문을 던지면 어떻게 대답할까? 그 물음은 '나는 누구의 아버지' 혹은 '회사의 경영자'라는 정보의 틀 속에서 처리되기 때문에 첫 번째 사람은 '아이들과 함께 공원에 간다'고 대답할 가능성이 많고, 두 번째 사람은 '회사 중역들과 함께 회의를 한다'고 대답할 가능성이 많을 것이다.

이처럼 우리의 사고와 행동, 말을 좌우하는 것이 무엇인지를 파고 들어가다 보면 결국 그 핵심은 '내가 나라고 생각하는 나' 즉 자기

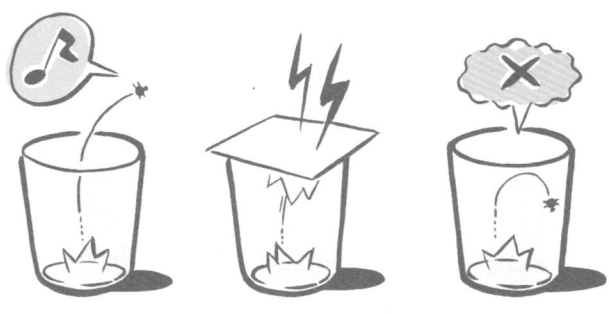

유리 뚜껑에 대한 기억 때문에 컵 속에 갇혀 버린 벼룩처럼 우리는 뇌 속에 자신의 한계라고 입력된 정보에 의해 지배받고 있다.

정체성에 관한 정보들이라는 것을 알 수 있다. 그런데 가만히 생각해 보면 자기 정체성에 대한 정보마저도 우리 스스로 선택한 것이라기보다는 외부에서 입력된 것이 많다. 부모와 학교, 사회 윤리와 도덕, 자신의 종교적 신념 등이 알게 모르게 '나라고 생각하는 나'에 영향을 미친다. 우리는 그러한 정보를 무의식중에 받아들인 채, 마치 자신이 원래 그것이었던 것처럼 살아가고 있다. 우리는 그것이 단지 하나의 정보일 뿐이며, 자신의 정체성에 관한 정보를 새롭게 선택할 수 있다는 사실을 잊어버리고 살아간다.

'나는 무엇이다' 또는 '나는 무엇이 되어야 한다'는 생각도 단지 하나의 정보일 뿐이다. 정보는 언제든지 우리의 선택에 따라 바꿀 수 있고, 그러한 힘이 자신에게 있다는 것을 알아야 한다. 결국 그 힘은 실천력에 바탕을 두고 있다. 신피질은 의심이 많아서, 우리가 아무리 '나는 할 수 있다'고 말해도, 그렇게 말하는 순간마저도 '글쎄, 과연 그럴까?' 하고 속삭인다. 신피질의 의심을 잠재우려면 우리의 생각을 반복하여 실천함으로써 자신에 대한 새로운 정보가 뇌간에까지 각인되도록 해야 한다.

다시 정의하는 나

먼저, 흥미로운 게임을 하나 해 보자.

백지를 앞에 놓고 잠시 눈을 감고서 살아오는 동안 인상에 남는 장면들을 한번 떠올려 본다. 이제 당신이 죽었다고 생각하고, 당신의 묘비에 뭐라고 적혀 있기를 원하는지 적어 보라. 당신은 당신이 이 세상을 떠나고 난 뒤, 뒤에 남은 사람들에게 어떻게 기억되기를 원하는가? 그리고 자신의 비문에 대해 잠시 명상해 본다.

이 게임에는 아주 놀라운 점이 하나 있다. 지금껏 어떤 삶을 살아 왔든지, 자신에 대해 뭐라고 생각하고 스스로를 어떻게 평가해 왔든지 간에 모두가 하나같이 '세상을 위해 그리고 인류를 위해' 뭔가 공헌한 사람으로 기억되기를 원한다는 점이다. 자기 자신이나 자신의 가족이나 자신이 속한 집단이나 자신이 믿는 종교가 아니라 인류(세계)를 위해. 이러한 경향을 어떻게 설명해야 할까? 이것도 인정받고자 하는 일종의 이기심일까? 아니면 교육의 결과일까?

당신의 비문은 이기심이나 계산적인 생각의 결과가 아니다. 우리가 삶 전체를 마감했을 때와 같은 체념과 여유로움 속에서 삶을 돌아볼 때, 그 동안 현란한 생각과 소용돌이치는 감정에 덮여 보이지 않던 내부 깊숙한 곳에서 비쳐 오는 불빛, 우리가 이 세상에 나올 때의 오랜 기억이 나타난 것이다. 인간은 누구나 피해 의식과 이기심과 자만심보다 더 깊은 곳, 감각적 즐거움을 찾는 본능보다 더 깊은 곳에 세상을 위해 뭔가 좋은 일을 하겠다는 '홍익'의 본능을 가지고 있다.

홍익의 본능은 우리를 이 세상에 나오게 한 근본적인 힘이며, 지치고 힘들어도 세상을 끝까지 살아가게 하는 근본 동력이다. 이것이 우리가 일상의 삶 속에서 느끼는 허전함의 원인이고, 근원적인 회의의 뿌리이며, 세상을 마칠 때 느끼게 되는 회한의 이유이다. 우리의 가슴속 깊은 곳에는 '이 세상을 널리 이롭게 하겠다'는 고귀한 소망이 살아 있기 때문이다. 우리에게는 '원죄'가 있는 것이 아니라 '원선'이 있다. 이것이 우리 내부에 숨겨진 신성神性의 씨앗이다.

우리에게는 저마다 꿈이 있다. 그리고 그 꿈이 자기 개인의 이익 추구에만 머무르지 않고 가족과 이웃, 더 나아가 사회 전체와 인류에게 도움이 되기를 바라는 마음이 있다. 어떤 곳에서 어떤 직업을 가지고 어떤 사람들과 함께 일하며 살아가든지 우리는 마음 깊은 곳에서 '세상을 널리 이롭게 하는 사람'이 되기를 원한다. 우리는 원래가 '홍익인간'이다.

자기에만 갇혀 있던 의식에서 벗어나 전체를 바라보고 전체의 성장을 위해 공헌하는 것이 뇌의 무한한 잠재력을 깨우는 열쇠이다. 우리가 세상을 널리 이롭게 하겠다는 홍익의 의식을 가질 때, 비로소 뇌의 잠들어 있던 모든 부분이 깨어나기 시작한다. 우리가 스스로에게 '나는 세상을 널리 이롭게 하는 사람이다, 나는 홍익인간이다'라고 말할 때, 우리의 뇌는 깜짝 놀랄 것이다. 너무나 큰 정보가 들어왔기 때문이다. 처음에는 이러한 자기 정의가 어색할지라도 행동을 통해 자꾸 긍정하고 실천하면, 뇌는 자신의 주인을 자랑스러워하고 존경하며 기쁘게 일하기 시작한다.

핵심 정보 2 | 내 삶의 목적은 무엇인가?

이 시대의 상식, 깨달음

우리 안에 세상을 널리 이롭게 하겠다는 홍익의 본능이 있음을 아는 것, 우리의 참 모습이 홍익인간임을 아는 것, 그것이 곧 깨달음이다. 흔히 깨달음을 뭔가 특별하고 대단한 것, 신비한 것이라고 생각하지만, 깨달음이란 근본적으로 내가 누구인지 아는 것이다.

깨달음은 평소에는 보이지 않던 영상이나 들리지 않던 소리를 통해 전해지는 것이 아니다. 깨달음은 선택이다. 깨달음은 원래 자신 안에 가지고 있는 것을 발견하는 것이고, 자신의 참 모습을 자기라고 인정하는 것이다. 자신의 실체가 몸과 그 위에 덧씌워진 정보가 아니라 자신의 영혼이요, 끝도 시작도 없는 영원한 생명이라는 것을 아는 것이다.

영혼의 각성이 있을 때 비로소 선택의 진정한 의미를 이해할 수 있다. 영혼의 각성을 통해 우리는 선택하는 존재가 되고, 스스로 자기 삶의 주인이 된다. 영혼의 눈을 뜸으로써 모든 정보가 정보라는 것을 알고, 정보의 지배를 받는 것이 아니라 자신의 선택에 의해 정보를 사용하게 된다. 깨달은 영혼은 관념으로부터 자유로운 눈으로 세상을 보고, 지금 세상에 무엇이 필요한지를 알며, 그 필요에 따라 세상을 이롭게 하는 일을 한다.

깨달음은 특별한 사람만이 이를 수 있는 특별한 의식 상태가 아니다. 깨달음은 이제 이 시대의 상식이 되어야 한다. 우리 사회와 인류와 지구의 미래는 평범한 사람들의 깨달음 없이는 희망이 없다. 깨달았다는 것은 삶의 목적을 이룬 것이 아니라 비로소 정상인으로서의 삶을 시작할 출발점에 섰음을 의미한다.

의식의 단계

우리는 하루에도 여러 가지 서로 다른 의식 상태를 경험한다. 상황에 따라 기쁘고, 슬프고, 어둡고, 밝은 의식 상태를 수없이 넘나든다. 개인적인 이해 득실에 따라 불안이나 행복을 느끼다가도, 주변 사람들을 위한다거나 사회와 지구 전체의 문제에 관심을 갖는 차원 높은 의식 상태에 이르기도 한다. 어떤 의식 상태에 있느냐에 따라 표정과 말투, 행동이 다르게 나타나고, 몸으로 느끼는 에너지 상태도 다르다. 감각이 충분히 깨어 있다면 그 느낌을 통해 어떠한 의식이 보다 차원 높은 의식인지 스스로 깨달을 수 있다.

데이비드 호킨스 박사는 『의식혁명 *Power vs Force*』이라는 책에서 의식의 단계를 레벨로 정의하였다. 수치심, 죄의식 등 가장 낮은 차원의 의식에서부터 깨달음과 인류 의식이라는 가장 높은 차원의 의식에 이르기까지, 인간의 의식 상태를 수치화하여 20에서 1000까지의 지수로 나타내었다.

여기서 중요한 것은, 한 사람의 의식이 일정한 수준에 고정되어 있지 않다는 것이다. 한 개인은 각자의 내면에 20에서 1000까지에 이르는 모든 레벨의 의식 범위를 가지고 있으며, 하루에도 몇 차례씩 여러 가지 레벨의 의식 상태를 넘나든다. 모든 사람들의 내면에는 예수와 붓다 같은 경지의 가능성과 사람들로부터 외면 당하는 이기주의자나 그보다 더 어두운 의식 상태의 가능성이 동시에 존재한다.

의식의 밝기	의식의 상태	감정 상태
700~1000	깨달음	언어를 넘어선 경지
600	평화	축복, 자유, 빛, 하나됨
540	기쁨	고요함, 거룩함
500	사랑	존경, 행복, 밝음
400	이성	이해, 조화로움
350	포용	용서, 관대함
310	자발성	낙관, 힘찬 긍정
250	중용	신뢰, 해방감
200	용기	긍정, 원기왕성함
175	자만심	경멸, 과장됨
150	분노	미움, 공격적임
125	욕망	갈망, 구속당함
100	두려움	불안, 긴장, 의심
75	슬픔	외로움, 울적함, 낙담함
50	무기력	우울함, 절망적임, 지침
30	죄의식	황량함, 죄스러움, 자포자기
20	수치심	수치스러움, 굴욕적임

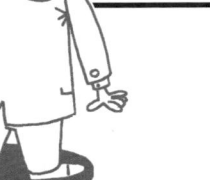

의식의 레벨

목적지와 홈베이스

우리는 의식 수준을 이해력의 수준과 곧잘 혼동하곤 한다. 성경을 읽고 무슨 말인지 안다고 해서 의식 역시 예수와 같은 수준은 아니며, 불경을 읽고 그 의미를 남에게 설명해 줄 수 있다고 해서 부처의 의식 수준과 같을 수는 없다. 의식의 수준은 지식의 수준을 말하는 것이 아니기 때문이다. 그렇다면 의식 수준의 높고 낮음을 구분할 수 있는 근거는 무엇인가? 우리는 무엇을 기준으로 자신의 성장을 확인할 수 있는가?

의식 수준을 판단하는 기준은 크게 두 가지이다. 첫 번째는 삶의 목적이다. 무엇을 위해서 사는가? 같은 일을 하고 살아도 사는 목적이 다르면 그 사람은 다른 사람이다. 이것은 우리가 20에서 1000에 이르는 의식의 스펙트럼에서 어디를 목표로 하는가와도 연결되는 문제이다.

두 번째 기준은 홈베이스, 즉 의식의 스펙트럼에서 일반적인 상황일 때 습관적으로 머무는 곳이 어디인가 하는 것이다. 다음 페이지의 그림에서 보는 것처럼 A, B, C 세 사람의 의식 범위는 모두 같지만 각자가 습관적으로 머무는 위치, 홈베이스는 서로 다르다는 것을 알 수 있다. 새로운 자기 정체성을 바탕으로 삶의 목적을 정했다면 이제 그것에 맞게 생각하고 말하고 행동하도록 스스로를 다듬어 나가야 한다. 끊임없이 노력하는 그 과정에서 자신이 선택한 목적지가 확고한 홈베이스가 될 때 우리의 의식은 새로운 도약을 하게 된다.

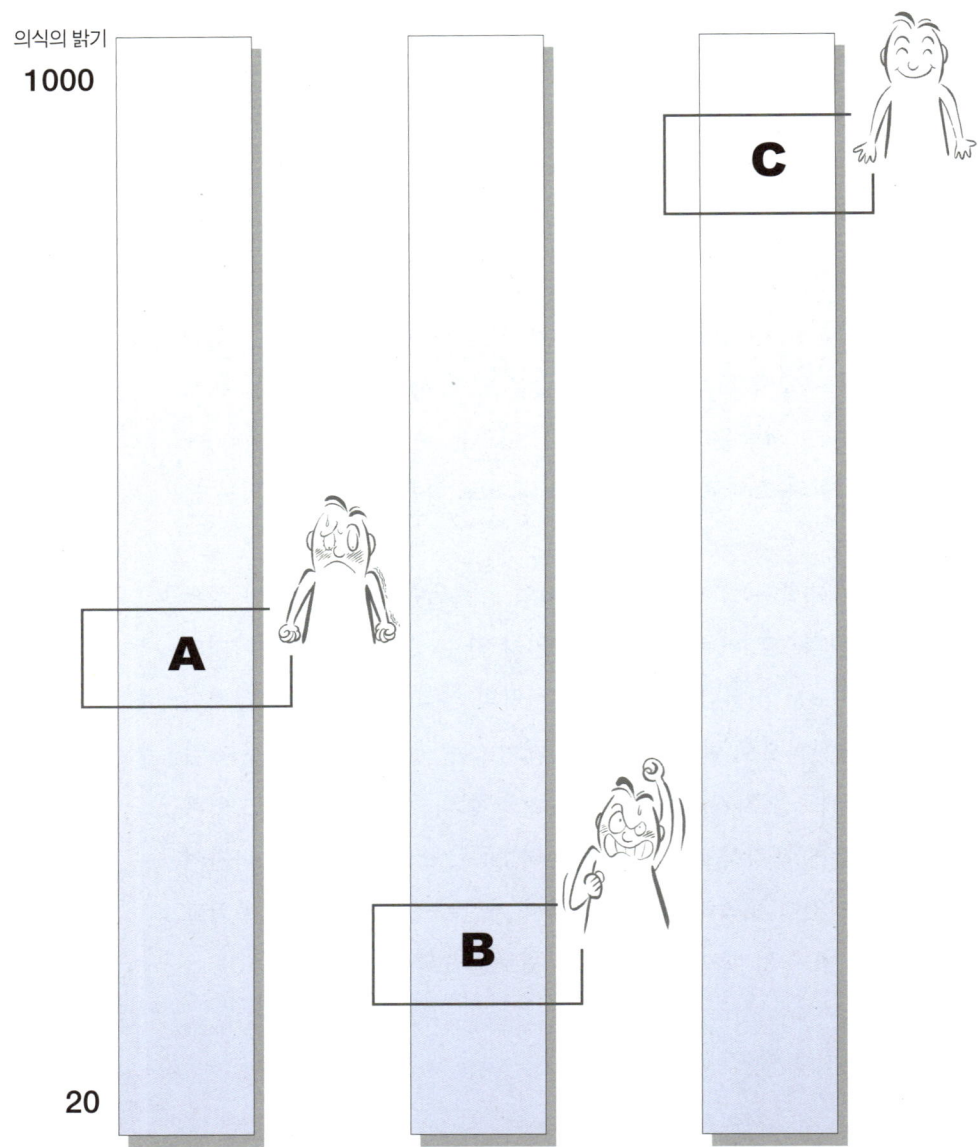

핵심 정보 3 | 비전, 완성에 이르는 길

비전과 성장

우리는 누구나 의식의 성장을 원한다. 하지만 통계에 의하면, 한 개인이 일생을 통하여 이루어 낼 수 있는 의식의 성장 레벨은 그렇게 크지 않다. 앞에서 말한 호킨스 박사의 의식 레벨 도표를 기준으로 하자면 평균 2 내지 3 정도에 불과하다고 한다.

자신의 주된 고민의 주제가 10년 전과 지금 어떻게 달라졌는지 한번 생각해 보자. 혹시 주제는 별 차이가 없는데 고민하는 방법만 좀 더 복잡해지지는 않았는가? 앞에서도 설명했지만 의식의 수준이란 사고의 정교함과는 다른 문제이다. 고민의 주제가 변함없다면 결국 우리의 의식은 성장하지 않고 제자리만 맴돌고 있는 것이다.

어떻게 해야 의식의 한계를 넘어 비약적으로 성장할 수 있는가? 그 답은 비전 속에 있다. 인간은 비전을 통해 성장한다. 비전은 우리가 발휘할 수 있는 최대의 에너지와 최고의 능력과 최선의 지혜들을 짜내야만 하는, 자신의 한계선상에 있는 어떤 것이다. 따라서 비전을 달성하는 것은 현재의 한계를 무너뜨리고 의식의 비약적 도약을 가능하게 한다. 또한 비전을 정하고 이루어 내는 과정을 통해 뇌의 능력 역시 증가한다.

이러한 이유에서 비전을 정할 때는 정직해야 하고 용기 있어야 한다. 모르는 척하고, 아닌 척하는 능청을 그만두고, 자신의 한계를 정확히 보고 그 능력의 한계선상에 있는 목표를 비전으로 삼아야 한다. 조금 귀찮고 두렵다고 해서 한계의 테두리 안에 있는, 그다지 애쓰지 않아도 쉽게 이룰 수 있는 목표를 비전으로 삼는다면, 겉으로는 아무리 분주하고 바빠 보여도 결국 의식의 성장은커녕 제자리걸음만 하게 된다.

옆의 그림은 비전을 통해서 자신의 한계를 극복하고 성장해 나가는 과정을 묘사한 것이다. A를 홈베이스로 가진 상태에서 B영역의 밝기에 해당하는, 지금의 한계선상에 있는 비전을 정하고 그것을 이루어 낼 때, 우리는 A의 한계를 돌파하여 B를 자신의 홈베이스로 갖는 의식의 도약을 하게 된다. 같은 방식으로 B영역을 넘어서고 C영역을 넘어선다면, 비전을 통해 계속 성장할 수 있다.

옆의 그림에서 흰빛은 비전을 하나의 맥락으로 이어주는 가이드 라인이다. 비전은 위의 그림과 같이 하나의 가이드 라인을 따라 삶의 궁극적인 목적을 향해 있어야 한다. 자신이 설정한 비전이 최종 목적지를 향해 있지 않고 각기 다른 방향을 향하고 있다면, 많은 노력과 시간을 들여서 그 비전을 이루어 내도 실제로는 같은 자리를 맴돌 뿐, 자신의 궁극적인 삶의 목표에는 조금밖에 접근하지 못하는 결과를 가져온다.

어떠한 비전을 가져야 하는가

당신은 일생 동안 어느 정도의 성장을 바라는가? 우리가 200의 의식 상태에서 400 수준의 비전을 정한 후 비전을 이루어 내어 400의 의식에 도달했다고 가정하자. 그때에도 400 수준의 비전이 여전히 우리 삶의 목표라면 더 이상의 성장은 이루어지지 않는다. 의식이 200에 있었을 때는 400 수준에 있는 비전이 성장의 견인차 역할을 했겠지만, 의식이 400에 이르게 되면 그것은 이제 더 이상의 성장을 가로막는 족쇄가 되어 버린다.

이런 이유에서 우리는 종교나 사상 같은 자신의 신념 체계가 지금

VISION

인간은 비전을 통해 성장한다.
능력의 한계선상에 있는 비전을 완성함으로써
A에서 B, B에서 C로 의식은 도약하며,
뇌의 능력 역시 증가한다.

의식 성장의 의미

자신에게 어떤 역할을 하고 있는지 스스로에게 냉정하게 물어 보아야 한다. 결국 우리가 완성에 이르기 위해서는 가장 높은 수준의 비전이 필요하다. 우리가 설정할 수 있는 가장 높은 비전이란 무엇인가? 그것은 완성의 자리인 의식 레벨 1000에 해당하는 창조주 자신으로부터 나온 비전이며, 모든 사람이 서로 사랑하고 항상 기뻐하는 세상을 이루겠다는 큰 소망이고 굳은 약속이다.

모든 사람들이 자기 안의 신성을 자각하고, 그 신성을 바탕으로 깨달음의 문화를 꽃피우는 '평화로운 지구 공동체'를 건설하는 것, 그것이 바로 우리가 지향해야 할 궁극적인 비전이다. 자신의 비전이 이처럼 궁극적이고 지구적인 비전을 향해 있을 때, 우리는 자신의 내면적인 요구와 세상의 절실한 필요가 만나는 지점에서 기쁘게 일하며 살아갈 수 있다.

5단계 | 뇌 주인되기 | Brain Mastering

뇌는 우리의 영혼과 맞닿는 우주적 생명의 통로이기도 하지만, 물리적 현상계에서 보면 몸을 움직이는 하나의 거대한 정보 처리 시스템이기도 하다. 어떤 목적을 가지고 뇌를 사용하고 어떻게 정보 처리를 하느냐에 따라 골드 브레인Gold Brain이 될 수도 있고, 다크 브레인Dark Brain이 될 수도 있다.

골드 브레인은 생산적이고 창조적이고 평화적인 정보를 만들어내며, 정보를 긍정적으로 처리해 자기를 힐링하고 더 나아가 다른 사람을 힐링하는 뇌이다. 반면 다크 브레인은 파괴적이고 비생산적인 정보를 만들어 내며, 정보를 부정적으로 처리해 결과적으로 나 자신의 영혼을 킬링하고 주위를 킬링하는 뇌이다.

우리는 뇌 통합하기를 통해 뇌간에서 율려를 만나고, 그 체험을 바탕으로 '나는 누구인가, 내 삶의 목적은 무엇인가'에 대한 개념 정의를 극적으로 확장함으로써 우리의 뇌가 100% 가동될 수 있는 조건을 마련하였다. 또한 이 과정에서 우리의 영혼이 생산적이고 창조적이고 평화적인 정보를 원한다는 것을 알았다. 진정한 뇌의 주인으로서 삶의 목적을 영적 성장과 완성에 두는 진아를 확인했다.

하지만 이 새로운 정보는 아직 힘이 약하다. 아침에 한 번 일찍 일어났다고 해서 다음날도 저절로 일찍 일어나지 않는 것처럼, 우리의 뇌회로 역시 습관과 관념이라는 관성의 벽에 부딪혀 과거로 돌아가려는 경향이 강하다. 그래서 깨달음을 행동으로 바꾸는 훈련을 반복함으로써 통합된 뇌회로가 더욱 견고해지도록 해야 한다.

뇌호흡의 마지막 과정인 '뇌의 주인되기'는 통합된 뇌를 100% 활용함으로써 영혼의 성장과 완성을 위해 나아가는 깨달음의 실천 단계이다. 통합된 뇌를 100% 활용할 수 있는 비결은 무엇일까? 바로 뇌를 깨우는 정보, 뇌를 신나게 하는 정보, 뇌가 기쁨으로 일하게 할 수 있는 정보를 공급하는 것이다. 이 정보를 바로 비전이라고 한다. 비전이라는 목표를 향해 전일집중할 때 뇌는 비로소 방향성을 가지고 힘 있게 움직이며 자신이 가진 기능을 100% 발휘할 수 있다.

'뇌의 주인되기'는 비전에 집중하는 생산적인 뇌를 만들기 위한 '비전 명상'과 뇌에 끊임없이 긍정적이고 창조적인 정보를 입력하여 스스로를 새롭게 만들어 가는 '자기 창조', 그리고 지구의 영혼을 느끼는 '지구 느끼기'를 통해 깨달음을 생활 속에서 실천하는 단계이다. 이러한 수련을 꾸준히 반복하여 하나의 생활습관으로 정착되면, 우리의 뇌는 어느새 생산적이고 창조적이며 평화적인 파워브레인이 되어 있을 것이다.

뇌호흡에서 생산적이고 창조적이고 평화적인 정보인지 아닌지를 판단하는 최종적인 기준은 '지구'와 '평화'이다. 어떤 선택을 할 때 우리가 최종적으로 물어야 할 것은 '이 정보가 나와 내 가족, 나의 회사, 나의 종교에 이로운가'가 아니라, '이 정보가 지구에 이로운가'이고, '이 정보가 성공과 경쟁에 도움이 되는가'가 아니라, '이 정보가 평화에 도움이 되는가'이다. 지구와 평화는 뇌의 정보를 관리하는 일종의 '패스워드'인 셈이다. 지구는 어떤 국가, 종교, 조직보다 우선하는 가치 중의 가치이고, 평화는 우리가 삶에서 추구하는 모든 가치들의 기반이기 때문이다. 뇌 주인되기에서 지구 느끼기 수련을 하는 이유도 바로 여기에 있다.

1. 비전 명상과 비전 기도

불교 용어 중 '오매일여'라는 말이 있다. 깨어 있을 때나 꿈속에서나 매한가지라는 뜻으로 궁극적인 지향점을 향해 온몸과 마음을 다 바쳐 24시간 몰두하는 것을 표현하는 말이다. 실제로 어떤 목표를 향해 온몸과 마음이 장시간 집중되어 있을 때는 수면 중에 그와 관련된 꿈을 꾸기도 한다. 꿈을 통해 메시지나 아이디어를 얻었다는 얘기를 종종 듣는데, 이는 어떤 정보가 내부의식 깊숙이 자리잡을 정도로 전일집중 하고 있었기 때문일 것이다.

비전은 뇌가 깨어나고 기뻐하며 신나게 일할 수 있는 정보다. 비전에 100% 몰입하면 뇌의 모든 회로가 그 비전을 달성하기 위해 한 방향으로 통합되어 움직이게 된다. 신피질의 생각과 구피질의 감정이 하나의 목표를 향해 통합되고 일사분란하게 움직이면 비로소 뇌간이 움직이게 된다. 뇌간은 우주의 무한한 생명력과 닿아 있는 센터로 뇌간이 움직이면 우주의 생명력도 함께 움직인다. 즉 비전이 이루어지는 방향으로 우주의 모든 에너지가 움직여 새로운 창조를 이룰 수 있게 된다.

어떤 계획을 세웠는데, 그 계획에 도움을 주는 사람이나 정보가 주위에서 우연히 제공되어 기대 이상의 결실을 맺게 된 경험이 누구나 한 번씩은 있을 것이다. 이것은 우연의 일치가 아니라 바로 나의 염원이 우주의 에너지에 영향을 미쳐 모든 에너지가 그 결심을 이루는 방향으로 움직이기 때문에 생긴 현상이다. 상식적으로 생각하면 불가능할 것처럼 보이는 일들이 쉽게 이루어지는 것은 바로 이러한 뇌간의 창조력에 의한 경우가 많다.

뇌간의 창조력을 이용한 수련법이 바로 비전 명상 수련이다. 간단한 명상처럼 보일지도 모르지만 자신이 세운 비전을 이미지 명상을 통해 뇌간에 확실히 심고, 뇌간의 창조적 에너지와 아이디어를 얻을 수 있는 파워있는 수련법이다.

가슴에 물어 보고 뇌와 교류하라

우선 진정으로 나의 영혼이 원하는 것이 무엇인지 비전을 세워 보도록 하자. 나의 한계를 넘어서 뇌가 기쁘고 신나게 일할 수 있는 비전을 정해 보자. 그 비전은 자신의 삶 전체를 관통하는 평생의 비전일 수도 있고 10년, 5년, 1년, 1달, 1주일, 하루 중에 이루어야 할 목표일 수도 있다.

자신의 비전을 정할 때는 다음과 같은 조건을 고려해야 한다.

첫째, 비전은 그것이 이루어진 모습을 상상하기만 해도 내면이 기쁨으로 충만해질 만큼 밝은 것이어야 한다.

둘째, 비전은 끊임없이 새로운 동기를 부여하고 우리가 그것을 이루기 위해 쉼 없이 노력할 수 있을 만큼 보람 있고 값진 것이어야 한다.

셋째, 비전은 그것을 성취하기 위해 우리가 가진 최대의 에너지를 써야 할 만큼 현재의 한계선상에 있는 것이어야 한다.

넷째, 비전은 모든 의식을 집중할 수 있을 만큼 매력적인 것이어야 한다.

다섯째, 비전은 주위 사람으로부터 지원과 지지를 얻을 수 있을 만큼 전체를 위해서도 유용한 것이어야 한다.

여섯째, 비전은 비전을 달성했는지의 여부를 명확하게 판단할 수 있을 정도로 구체적인 것이어야 한다. 예를 들어 그림 공부를 시작하겠다는 비전을 세웠다면, 언제까지, 어떤 정도만큼 공부하겠다는 식으로 목표를 설정하는 것이 좋다.

무엇보다 비전이 나의 가아에서 나온 것인지, 아니면 진아가 간절히 원하는 것인지를 스스로에게 끊임없이 묻도록 하자. 자신이 선택하는 비전이 지금까지 유지해 온 삶의 방식을 완전히 바꾸는 것이라면 당연히 많은 생각과 말성임이 따른다. 그러나 생각을 많이 하고 이리저리 계산을 해 본다고 해서 선택이 더 쉬워지지는 않는다. 결국 결정은 단 한 번의 선택이다.

사실 물음은 간단하다. 내가 정말로 원하는 것이 무엇인가? 나의 가슴을 희망과 기쁨으로 벅차게 하는 것이 무엇인가? 자신의 혼에게, 자신의 가슴에 물어 보라. 우리가 어떤 비전을 선택한다 해도, 그 비전이 최선의 것이라고 확인해 줄 사람은 어디에도 없다. 오로지 우리 자신의 가슴에 물어 보고 양심에 따라 판단하는 수 밖에 없다.

자신의 가슴에 물어 자신이 '무엇을' 원하는지를 알았으면, 그 다음 모든 '어떻게'에 대해서는 뇌에게 물어 보라. 자신의 뇌와 대화하고, 자신의 뇌와 영적인 교류를 하라. 우리의 뇌는 영적인 성장이라는 여행을 위해 우리에게 주어진 기본 장비이다. 마치 출장 갈 때 가지고 가는 노트북 컴퓨터와 같다. 비전 명상은 뇌와의 교류를 통해 비전을 실천할 수 있는 힘과 방법을 얻기 위한 수련이다. 영혼은 뇌를 통해서 당신에게 메시지를 전하고, 가슴의 느낌을 통해서 그 메시지가 얼마나 진실한지 말한다.

비전 기도

우리는 의식의 차원에 따라 각기 다른 종류의 기도를 한다. 성장을 가져오는 기도는 대체로 다음의 4단계로 이루어진다. 첫 번째는 참회의 기도이고, 두 번째는 용서의 기도이며, 세 번째는 감사의 기도, 마지막은 비전의 기도이다. 우리는 지금 어떤 수준의 기도를 하고 있는가?

기도는 자신의 허물을 바로 볼 수 있는 성찰과 그 허물을 인정할 수 있는 용기가 있을 때 비로소 시작된다. 그것이 바로 참회의 기도이다. 그 기도가 자라 용서가 되고, 감사가 되며, 감사함과 기쁨이 가슴에 충만할 때 민족과 인류와 온 세상을 널리 이롭게 하고자 하는 전체를 위한 '비전의 기도'를 할 수 있게 된다.

개인의 안일과 행복만을 구하는 것이 아니라 세상을 걱정하고 지구의 문제를 자신의 문제로 생각하는 간절한 기도, 이것이 홍익인간의 기도이다.

비전의 기도에는 창조력이 있다. 비전의 기도에는 그 비전을 실현시키는 큰 힘이 있다. 비전을 위한 최고의 기도는 비전을 실천하는 삶을 사는 것이다. 그랬을 때 삶 전체가 기도가 되고 명상이 된다.

인간이 할 수 있는 가장 강력한 기도는 바라는 바가 이미 이루어진 것을 의심하지 않는 것이다. 그리고 우리의 뇌가 가진 가장 중요한 기능은 우리의 소망과 비전이 이루어지도록 우리를 돕는 일이다.

우리가 비전을 실천하며 살 때 의심은 저절로 사라지고, 비전에 대한 의심 없는 믿음은 뇌의 활동을 더욱 더 강화해 마침내 그 소망과 비전이 현실화되는 것을 눈앞에 볼 수 있게 된다.

| 비전 명상 |

1. 매일 아침이나 저녁, 일정한 시간을 정한다.
2. 편안한 자세로 앉아 심호흡을 3번 한다.
3. 양손을 천천히 들어올리고 지감 수련에 들어간다.
4. 몸 주위를 둘러싼 에너지장이 느껴지고
   생각과 감정이 끊기면 서서히 손을 무릎 위에 내려놓는다.
5. 백회로 밝은 빛이 들어와 뇌가 환해지고
   그 빛이 인당으로 나와 인당 앞에
   환한 빛의 화면이 만들어진다고 상상해 본다.
   5m 앞쪽, 약 15도 정도 위쪽에
   하얀 화면이 나타났다고 상상한다.
   그 스크린 위에 영화가 상영되듯
   자신의 비전이 이루어진 모습을 떠올려 본다.
   이때 가능한 한 상세하고 구체적으로 떠올리는 것이 좋다.
6. 비전을 달성해서 기뻐하는 자신의 모습을 떠올려 본다.
7. 계속 집중하면 비전 달성을 위한
   아이디어가 떠오르기도 한다.
8. 숨을 크게 들이마시고 내쉬는 호흡을
   3번 반복한 후 눈을 뜬다.
9. 일지를 준비해 간단하게 느낌과 아이디어를 적는다.

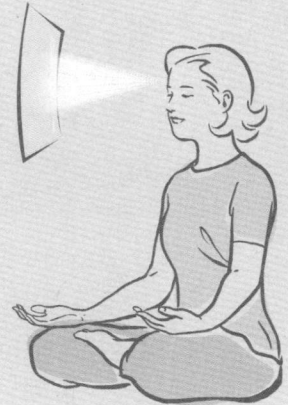

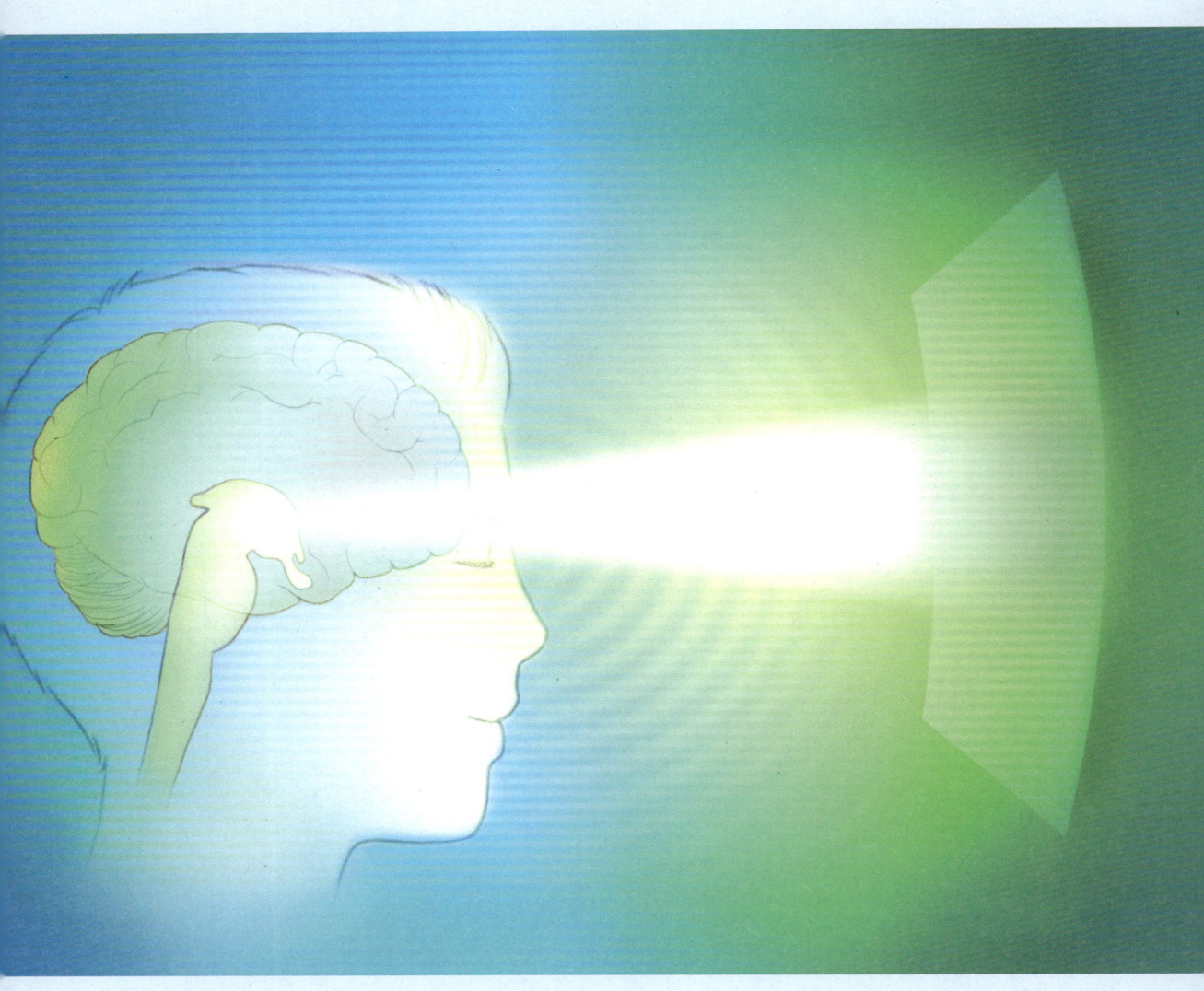

인당(이마) 앞에 환한 빛의 화면을 띄워 그 화면 위에
자신의 비전이 이루어진 모습을 상상한다.

브레인 스크린

2. 자기 창조

자기 창조 수련법은 자신의 뇌에 진아의 정보를 반복적으로 입력하여 생산적이고 창조적이며 평화적인 뇌를 만드는 방법이다. 수동적으로 누군가에게 의존해서 정보를 받고 처리하는 것이 아니라, 내가 원하는 나의 모습, 내 영혼이 진정으로 원하는 메시지를 스스로 선택해 뇌에 입력함으로써 뇌의 진정한 주인으로서 뇌를 활용하고 뇌를 바꾸는 수련법이다.

자기 창조를 위한 최선의 방법은 자신이 선택한 비전과 새로운 자아 개념을 일상생활 속에서 실천하며 살아가는 것이다. 우리는 행동을 통하여 우리가 누구인지를 정의하기 때문이다. 자신에 대해 100%의 믿음을 갖고 자신이 선택한 비전을 반복적으로 뇌에 입력하면 그 정보가 신피질, 구피질, 뇌간에 깊숙하게 각인되기 시작한다. 뇌에 입력한 새로운 정보를 행동을 통해서 실천하고, 다시 입력하고, 또 행동으로 옮기는 과정이 반복되면서 인간이 가진 최고의 능력인 '창조력'을 활용할 수 있게 된다.

일단 우리의 뇌에 들어온 정보는 3단계를 거쳐서 변화하며 그 과정을 거친 후에야 진정한 힘을 발휘하게 된다. 정보가 들어올 때는 처음에 미확인 정보로 들어온다. 이 정보는 비록 내용은 알고 있다고 해도 아직 뇌 속에 확신이 없기 때문에 행동으로 옮겨지지 않는 정보이다. 뇌가 그 정보를 확신하게 되면 행동 정보로 변한다. 행동 정보는 말 그대로 행동으로 옮겨질 수 있는 정보이다. 하지만 그 정보를 행동으로 옮길 때도 늘 크고 작은 망설임이 따르게 마련이다.

우리가 망설임을 넘어 실제로 행동하고 몸으로 체험하는 과정을 통해 정보의 가치를 확인했을 때 비로소 행동 정보는 결정 정보로 변한다. 결정 정보는 뇌간을 움직일 수 있는 정보이다. 이 정보는 필요하다면 우리가 가진 모든 에너지를 동원할 수 있다. 결정 정보만이 항구적으로 우리의 인식 체계와 행동 방식에 견고하게 입력되어 인격을 구성하게 된다. 그렇기 때문에 우리는 스스로 선택한 자신의 정체성과 자기 삶의 목적을 긍정하는 정보를 뇌에 반복해서 입력해 주어야 한다. 그 정보가 행동 정보로 바뀌고 결정 정보로 바뀔 수 있도록.

비전을 몸으로 표현하고 행동으로 긍정하라

우리가 자신에게 입력된 정보를 항구적으로 유지할 수 있다는 것은 그 정보가 결정 정보가 되었음을 의미한다. 결정 정보가 되기까지 우리는 같은 정보를 계속 재입력해 주어야 한다. 어떻게 하는 것이 가장 효과적일까? 가장 강력하고 효과적인 방법은 그 정보를 계속해서 몸으로 표현하고 행동으로 긍정하는 것이다. 몸으로 표현하는 정보는 듣는 정보보다 몇 배나 더 큰 힘을 갖는다. 우리가 몸을 통해 반복해서 표현하고 긍정한 정보는 신피질을 납득시키고 구피질을 안심시킨다. 언행이 일치하고 그 행위가 우리를 기쁘게 하기 때문이다.

어떠한 정보나 판단에 대해 한 점의 의심이나 두려움도 남아 있지 않을 때 그 정보는 뇌간을 움직일 수 있게 된다. 심장을 뛰게 하고 지구를 돌게 하고 태양을 빛나게 하는 생명의 에너지가 비전을 이루기 위해 움직이기 시작하는 것이다. 뇌간은 창조의 원음인 율려를 통해 우주의 에너지원에 연결되어 있기 때문에 뇌간이 움직이기 시작하면 온 우주가 함께 움직인다. 사람이 정한 뜻을 이루어 주기 위해 천지가 함께 나서서 돕는 것이다.

| 자기 창조 |

1 매일 아침이나 저녁, 일정한 시간을 정한다.
2 편안한 자세로 앉아 심호흡을 3번 반복하며 몸을 이완한다.
3 손을 천천히 가슴 높이로 들어올려 지감수련을 한다.
4 손에 기운이 잘 느껴지면 이제 양손을 천천히 머리까지 들어올린다.
   머리와 손 사이의 간격을 넓혔다 좁혔다 하며 뇌 지감수련을 한다.
   호흡과 손의 움직임에 따라 뇌도 팽창과 수축을 반복하며 숨을 쉰다.
5 자신의 비전을 소리 내어 이야기한다.
   자신이 원하는 자신의 모습을 반복해서 말하며
   뇌 지감 수련과 함께 그 정보가 뇌에 입력되는 모습을
   상상한다. (두 손을 가슴 앞에 합장한 자세로 해도 좋다.)

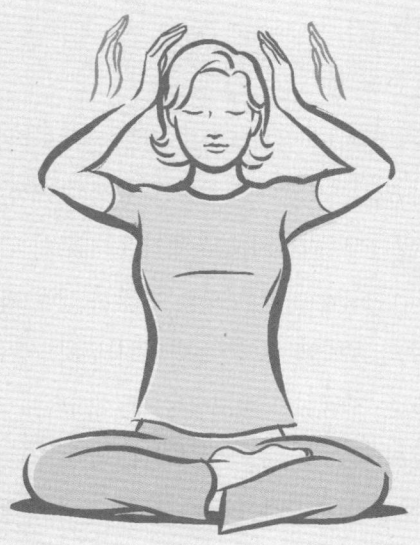

6 단어 하나하나가 황금빛으로 변하며
   신피질을 뚫고 구피질을 지나
   뇌간에 닿는 모습을 상상해 본다.
   뇌간이 밝게 빛나기 시작한다.
7 소리를 내어 이렇게 말한다.
   '나의 뇌는 평화롭다.'
   '나의 뇌는 창조적이다.'
   '나의 뇌는 생산적이다.'
   적어도 3번 이상 반복한다.
8 느리고 깊은 호흡을 3번 반복한 후
   수련을 마친다.

3. 지구 느끼기

문명이 고도로 발달한 미래의 어느 날, 우주 탐사를 나갔다고 상상해 보자. 그 곳에서 우연치 않게 외계인을 만나 대화를 나누게 되었는데, 외계인이 어디서 왔는지를 묻는다. 그때 당신은 뭐라고 대답할 것인가? 아마도 '지구에서 왔다. 난 지구인이다' 라고 대답할 것이다. 이처럼 가족과 동네, 민족과 국가를 떠나 우리를 하나로 묶을 수 있는 가장 큰 범위의 정체성의 기준이 바로 '지구' 이다. 우리는 한국인이나 미국인이나 중국인이기 전에 지구인이다. 우리가 추구하는 어떤 가치나 진리도 지구가 없으면 성립할 수 없다. 지구는 우리가 추구하는 모든 가치들의 토대이고, 우리 삶의 뿌리이며, 우리의 생명 그 자체이다.

인간의 마음이 지구의 마음과 교류할 때

사실 지구는 전체 우주의 크기에 비하면 먼지보다도 작은 존재이다. 우주에는 무수히 많은 은하계가 있고, 지구가 위치한 태양계는 그 한 쪽 구석 가운데 하나에 지나지 않는다. 마찬가지로 인간은 지구의 입장에서 보면 특별한 존재가 아니다. 우리는 지구상의 수많은 생물 가운데 한 종일 뿐이다. 전체 우주의 크기에 비하면, 아니 지구의 크기에만 비교해 보아도 인간 개개인은 지극히 약하고 작은 존재이다.

그러나 지구와 교류하며 지구의 마음을 느낄 때 우리는 푸른 지구를 사랑과 연민으로 바라보며 무한한 책임감을 느끼는 큰 존재로 탈바꿈하게 된다. 이것은 뇌가 전율할 만큼 놀라운 인식의 확장 체험이다. 스스로를 지구인으로 인식할 때 그 동안 자신을 지배해 온 민족

지구 느끼기 수련

1. 편안한 자세로 의자나 바닥에 앉는다.
   심호흡을 3번 반복하며 몸과 마음을 충분히 이완한다.
2. 천천히 손을 가슴 높이로 들어올려 지감수련을 한다.
3. 양손 사이에 푸른 지구가 들어 있다고 상상한다.
   손의 움직임에 따라 지구도 커졌다 작아졌다 하며
   숨을 쉬기 시작한다.
4. 지구를 감싸 안은 두 손을 천천히 이마 쪽으로 가져간다.
   눈썹과 눈썹 사이 제3의 눈, 인당혈로
   탁구공 크기의 작은 지구가 들어간다고 상상한다.
   뇌 속의 지구가 파란 빛을 내뿜으며 빙글빙글 돌고 있다.
   이제 두 손을 가만히 무릎 위에 내려놓는다.

5. 뇌 속의 지구가 파란 빛을 뿜어내며
   그 빛으로 머리 전체가 환하게 밝아지는 모습을 상상한다.
   그 빛이 목을 타고 가슴으로 내려와
   가슴에서 황금색 빛과 이어진다.
   가슴의 황금색 빛은 단전으로 내려가고
   머리와 가슴과 단전을 잇는 일직선의 빛의 기둥이 생기며
   온몸의 형상이 없어지고 환한 빛으로 빛난다.
6. 내 몸의 빛이 점점 커져 내가 있는 공간에
   퍼져나가는 것을 상상해 보자.
   빛은 더 강하게 퍼져 주위 일대를 환하게 비춘다.
   내 몸에서 퍼져 나간 빛이
   지구 전체를 캡슐처럼 둘러싸며
   치유의 에너지를 뿜어낸다.
7. 숨을 크게 들이마시고 내쉬는 호흡을
   3번 반복한 후 수련을 마친다.

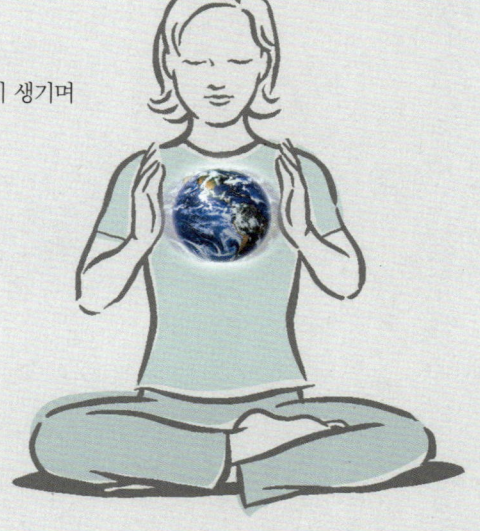

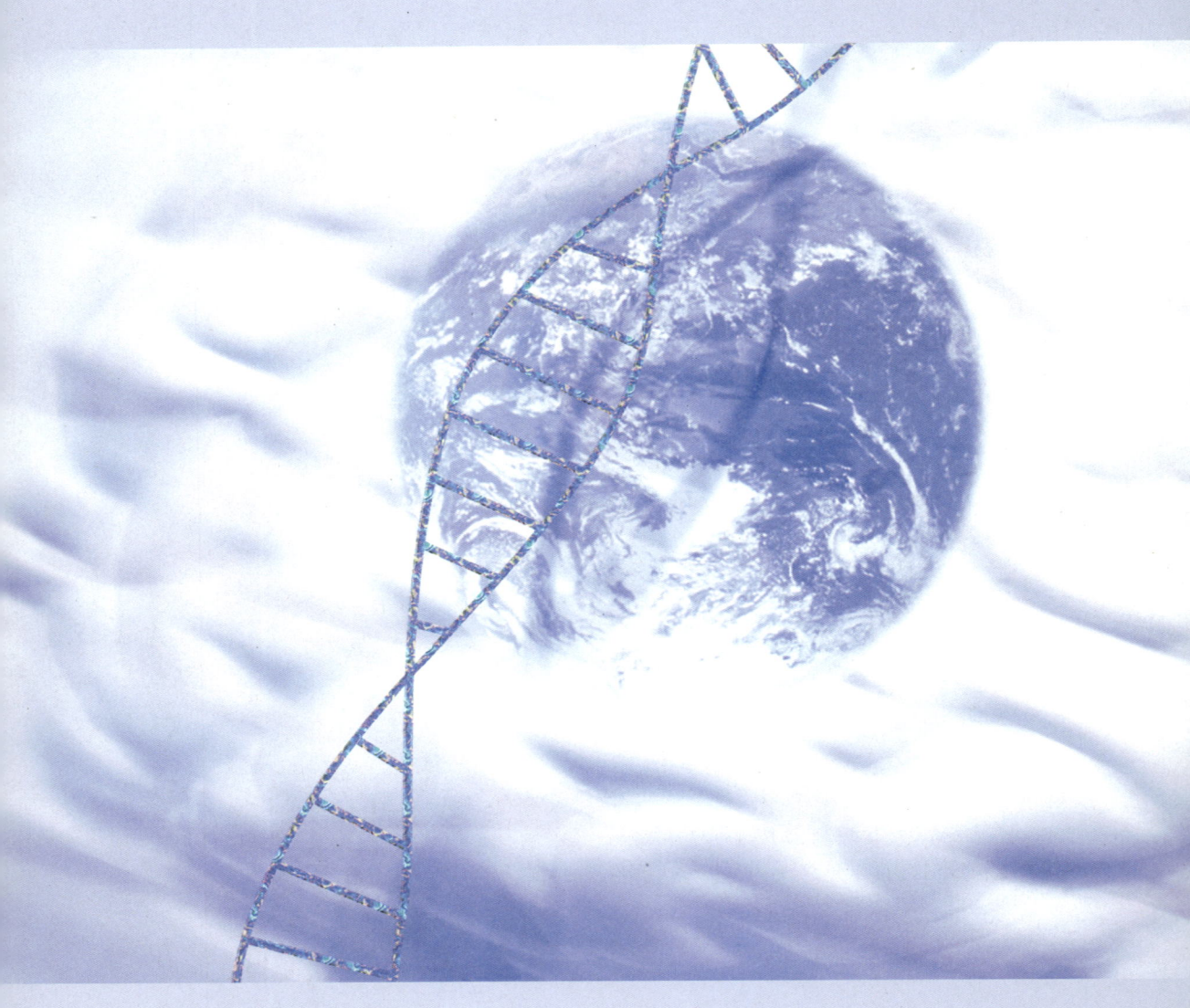

뇌 속으로 들어간 지구가 파란 빛을 뿜으며 빙글빙글 돌면서
머리 전체를 환하게 밝히는 모습을 상상한다.

뇌 속의 지구

적, 인종적, 종교적, 사상적 편견과 관념을 극복할 수 있다. 지금 여기에 살아 숨쉬는 자기 자신, 그리고 자기 주위에 있는 모든 것들의 근원이 하나이고, 결국은 그것이 지구라는 사실을 앎으로써, 민족과 사상과 종교와 문화라는 인식의 한계를 넘어설 수 있다.

지구 느끼기 수련은 에너지를 통해 지구의 영혼을 느끼고, 지구와 나의 영혼을 하나로 일치시키는 것이다. 지구를 단지 거대한 물리적인 대상이 아니라 에너지와 영혼이 깃든 생명체로 느낄 수 있을 때 인간의 마음과 지구의 마음이 교류할 수 있으며, 우리는 인류 사회를 치유하고 지구를 치유할 수 있는 힘을 얻게 된다.

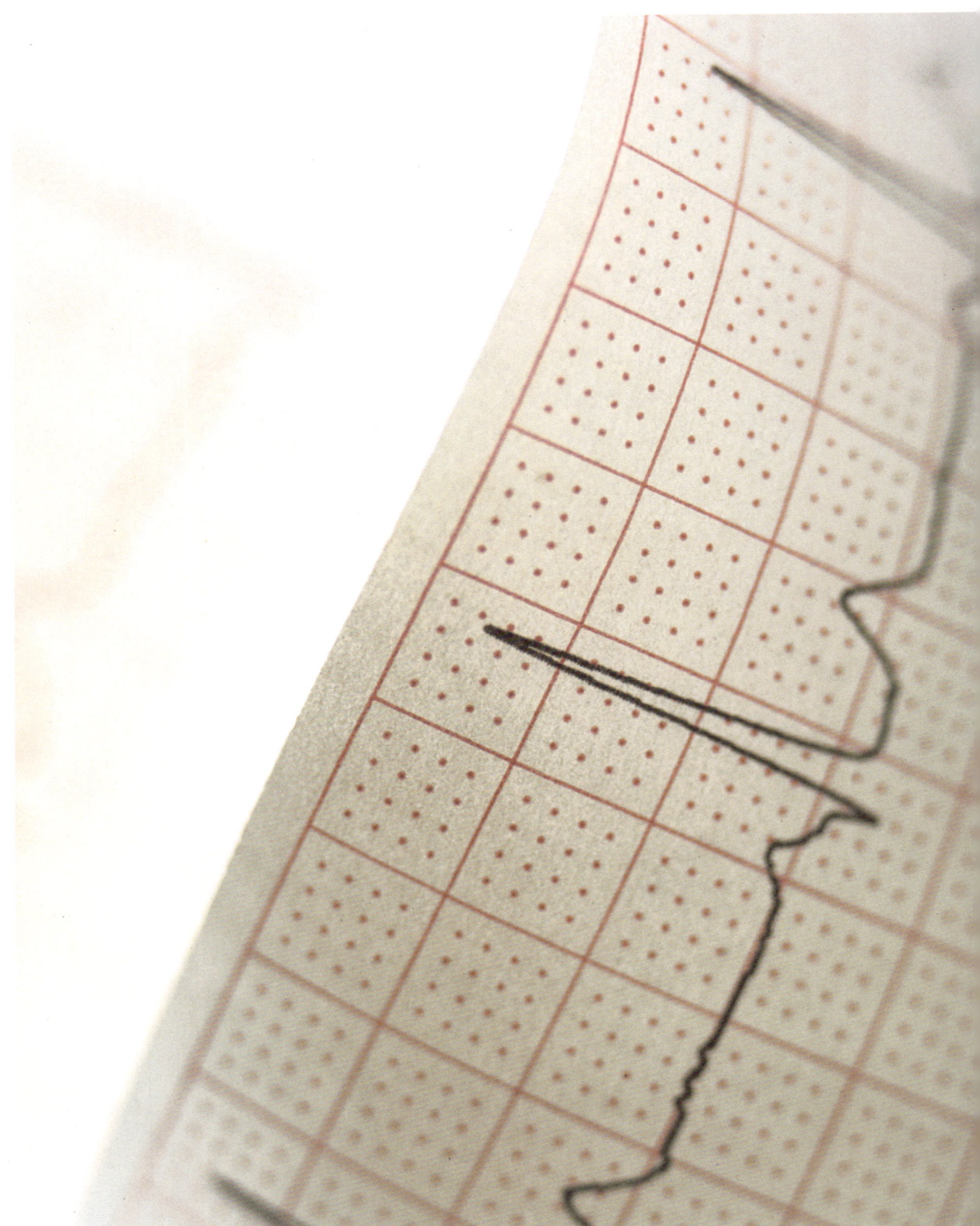

부록

뇌호흡 체험기 및 추천사
논문으로 본 뇌호흡의 효과

1 뇌호흡 체험기 및 추천사

뚱보강사, 마라톤 완주하다

이기성 계원대 전자출판학과 교수, 『컴퓨터는 깡통이다』의 저자

내 별명은 '뚱보강사'다. 책 저술을 비롯하여 TV 출연, 잡지 기고 등의 활동 대부분을 뚱보강사라는 이름으로 하다시피 해서 이제는 본명보다 별명을 기억하는 사람이 많다. 나이 탓인지 신동(?) 소리를 듣곤 하던 머리가 예전 같지 않아 답답하던 차에 뇌호흡을 알게 되었다.

수련을 막 시작할 즈음 한 월간지에서 제안이 들어 왔다. 나의 뇌호흡 수련 과정을 지면에 공개하자는 것이었다. 말하자면 한 달에 한 번씩 내가 하는 초급 단계의 뇌호흡 수련법을 잡지에 싣고, 다음 달에 다시 그 결과를 잡지에 게재함으로써 5개월 동안 뚱보강사의 수련 성적표를 만천하에 공개하겠다는 내용이었다.

나는 흔쾌히 수락했다. 일단 재미있는 제안이었던 데다 혼자 하다가는 게으름을 피우느라 중도 하차하게 될지도 모를 일, 잡지에 실리면 독자들 눈이 무서워서라도 열심히 하지 않을까. 이 참에 뇌호흡

하는 재미에 푹 빠져 봐야지, 내심 이런 계산이 있었기 때문이다.

나의 뇌호흡 수련은 뇌를 유연하게 하고 좌뇌와 우뇌의 기능을 통합한다는 '무한대 그리기'부터 시작되었다. 얼굴과 목은 움직이지 않고 눈동자만 굴리려니 처음에는 여간 힘든 것이 아니었다. 팔이 떨어져 나갈 듯 쑤시고, 눈은 아프다 못해 눈물이 나고…. 이런 걸 꼭 해야 하나 싶은 마음도 들었다.

하지만 얼마 안 가 무한대 그리기의 효과가 나타났다. 굳었던 어깨가 시원하게 풀리고 뻑뻑하던 눈이 한결 편안해진 것이다. 다른 사람들처럼 뇌 근육이 손동작에 따라 풀린다든지 뇌의 모양이나 색깔, 상태가 보이는 일은 없었지만, 어쩐 일인지 뇌호흡 수련을 하고 나면 온몸이 개운했다.

무한대 그리기를 하는 동안 나의 주특기인 '엉뚱한 상상력'이 발동해 나대로 재미있는 수련법도 하나 개발했다. 일명 '기적의 주문!'. 컴퓨터에서 하듯 두뇌에 있는 '저장 키'를 누르는 원리로, 수련한 결과들을 고스란히 뇌에 저장하기 위한 것이었다. 방법은 뒤통수를 '탁' 치면서 '뇌야 깨어라!' 하고 외치는 것. 그렇게 큰 소리로 외치고 나면 나도 모르게 주먹이 불끈 쥐어지고 힘이 솟았다.

내 차를 어디에 세워 두었더라?

뇌호흡 수련 두 달째. 아침에 눈뜰 때마다 나도 모르게 기분이 좋아졌다. 이유인즉, 오십 고개를 넘어선 후 가물가물하다 못해 아예 깜깜해졌던 '그것'이 아침에 눈을 뜸과 동시에 또렷이 생각났던 것. 그것이란 바로 나의 차다. 주차 문제가 유난한 동네에 살다 보니 주차 한 번 하려면 온 동네를 뺑뺑 돌아야 하는데, 막상 어느 한구석에 차를 주차해 놓고 나면 다음날 아침에는 깜깜이어서 차를 찾아 온 동네를 헤매기 일쑤였다. 그런데 뇌호흡 수련 두 달째부터는 아침에 눈을 뜨면 주차한 자리가 저절로 머리 속에 선명하게 떠올랐던 것이다.

내 체험담을 잡지에서 읽은 몇몇 독자가 전화를 걸어 왔다. 자기도 차를 어디에 세웠는지 깜깜할 때가 많은데 치매가 아닌가 걱정된다고. 나는 우스개를 섞어 이렇게 말해 주었다.

"자동차 키를 들고 '어, 자동차 어디 놨지?' 하면 치매가 아니지요. 치매는 자동차 키를 들고 '이게 뭐에 쓰는 물건이더라' 하는 겁니다. 그러니 공연히 사서 걱정하지 말고 뇌호흡이나 열심히 하십시오."

당시 나는 뇌호흡과 함께 '비장의 건강법'을 병행하고 있었다. 하루 600번의 장운동. "날마다 600번씩이나요?" 하며 은근히 떠보는 사람도 많은데, 사실 6분만 투자하면 된다. 아침에 눈뜨자마자 화장실 가서 3분, 화장실 다녀와 TV 보면서 3분이면 족하다.

기억력 회복과 함께 찾아온 두 번째 변화는 동작이 빨라졌다는 점이다. 오죽하면 주위에서 '번개맨' 이라는 별명까지 붙여 주었을까. 사실 별나게 게으르지 않더라도 나이 들수록 무거워지는 것이 엉덩이 아닌가. 밥이라도 먹고 나면 마냥 기대어 쉬고 싶었던 게 수련을 하고 나서는 어찌된 일인지 엉덩이를 떼고 자리에서 일어나기까지가 기막히게 빠르고 수월해진 것이다.

무엇보다 5개월 동안 계속된 뇌호흡 수련중 겪게 된 그 탁월한 효과의 백미는 지난 3월 경주에서 열린 동아마라톤대회에서의 마라톤 완주. 게다가 5,000명 중 1,200등이라니. 이것이야말로 내 인생의 쾌거였다. 보통 이상으로 뚱뚱한 편이라 평소 뜀박질조차 제대로 못하던 나로서는 정말 대단한 일이 아닐 수 없었다. 스스로도 놀랐지만 함께 참석한 동료 교수들이 하도 혀를 내두르는 바람에 어깨가 으쓱

하기도 했다.

사실 뛰기 전까지만 해도 내가 과연 해낼 수 있을까 싶었다. 그런데 해낸 것이다. 뇌호흡 수련을 하고 나서 몸도 몸이지만 자신감이 생긴 덕이라고 믿는다. 나이가 든다는 생각에 공연히 위축되어 지냈는데, 이제 체력도 정신력도 젊은이 못지않다는 자신감이 생겼다.

불쑥불쑥 치솟던 혈압이 내려가다

더욱 반가운 일은 성질이 급하던 탓에 늘 불쑥불쑥 치솟아 걱정이었던 혈압이 뇌호흡을 시작한 이후로는 뚝 떨어졌다는 사실이다. 140에서 90을 오르내리던 혈압이 뇌호흡을 하면서 120에서 90 정도까지 낮아진 것이다. 덕분에 한 달에 한 번 혈압을 체크 하러 가는 병원에서도 의사에게 칭찬을 듣고 있다. 담당의사는 "참 좋습니다. 무슨 좋은 운동하십니까?" 하고 묻곤 한다.

마라톤에 혈압까지, 나는 말 그대로 의기가 충천해서 내친 김에 하루 600번 하던 장운동도 1,000번으로 상향 조정했다. 매달 잡지에 실릴 사진을 찍는다며 요란을 좀 떨었더니, 처음에는 늙어서 무슨 주책이냐며 나무라던 아내도 이제는 활기 찬 내 모습에 아무 말 못한다.

5개월 동안 일 핑계 대고 수련에 제대로 매진하지도 못했는데 이 정도의 변화를 가져오다니 나로서는 대만족이다. 혈압이 안정된 것은 둘째치고라도 일단 기억력이 굉장히 좋아졌다. 물론 머리가 나빴는데 천재로 둔갑한 것은 아니니 엄청난 변화라고는 말할 수 없을지 모르겠다. 그러나 내게는 큰 변화이다. 기억력이 좋아졌다는 것은 달리 말하면 젊어졌다는 것이고, 자가 면역 체계가 강해졌다는 걸 의미하기 때문이다.

이런 내게도 아직 해결하지 못한 숙제가 있다. 다름 아닌 살 빼기. "그나저나 뇌호흡에, 마라톤에, 살 많이 빠지셨겠어요." 하고 주위 사람들이 물을 때마다 나는 거의 기어드는 목소리로 "그러게 말이에요. 그런데 살은 왜 안 빠질까요?" 하고 되묻곤 한다. 다른 사람들은 쏙쏙 잘만 빠진다는데 말이다.

이제 약속했던 5개월도 지나고 독자들에게 내공을 쌓아 다시 돌아오겠다는 작별 인사도 했으니 본격적으로 나의 아킬레스건인 허리둘레 줄이기에 도전해 볼 참이다. 그런데 걱정이 하나 생겼다. 뇌호흡 해서 살이 빠지면 '뚱보강사'라는 정든 별명과도 영영 이별인 게 아닐까?

내가 되고 싶어하던 내가 되다

수잔나 나카모토 - 곤잘레스 미국 커뮤니티 칼리지 전임교수

뇌호흡을 시작한 지 벌써 3년이 다 되어간다. 캘리포니아에 있는 얼바인 단센터에서 수련을 시작할 무렵 나는 2년 동안 매달려 왔던 박사학위 논문을 끝내가는 중이었다. 내 논문의 주제는 '정체성의 정의에 대한 탐구'였다. 매일 매일이 스트레스와 피곤함, 그리고 우울함으로 가득 찬 날들이었다. 교육자로서의 직업적 성공을 위해 매달리는 한편, 완성도 높은 논문을 써야 한다는 이중 압박감 때문에 복통과 불면증에 시달리곤 했다. 건강과 행복을 되찾으려면 무언가 새로운 계기가 필요하다는 생각을 절실하게 하던 차였다.

일본계, 페루계, 유럽계 혈통이 섞여 있는 미국인으로서, 나는 항상 민족과 정체성의 문제를 탐구하는 데 관심이 있었다. 박사 학위 논문의 주제를 정체성으로 정한 것도 그런 이유 때문이었다.

다민족 혈통을 지닌 여성이 살면서 겪게 되는 다양한 경험은 결국 '집'이라는 공간을 찾기 위한 여행이라고 나는 믿는다. 실제의 공간이건 은유적인 공간이건, 그 집은 안락함과 위안과 조화로움을 발견하는 공간이다. 그 공간을 찾기 위하여 나는 민족, 인종 차별, 성, 권력, 배타적 민족주의의 복잡하고도 심오한 측면을 탐구했다. 이런 것들은 다민족적인 삶에 내재해 있으며, 다민족 혈통의 여성이 날마다 맞닥뜨리는 복병이다.

나의 탐구는 사회적 · 정치적 패러다임을 넘어 영성의 영역에까지 이르게 되었다. 왜냐하면 영성의 세계야말로 가슴에서 나오는 거룩한 사랑이 머무는 공간이기 때문이다. 내가 뇌호흡을 만난 때는 바로 이러한 고민이 깊어가고 있을 무렵이었다.

박사 논문의 답을 얻다

나는 뇌호흡의 원리를 채 이해하기도 전에 뇌호흡을 경험하고 '느끼게' 되었다. 얼마 지나지 않아 간단한 수련 몇 가지를 배웠다. 뇌호흡 체조를 통해 내 몸에 기운을 주고, 지감수련을 통해 생각을 끊고 내면으로 몰입하며, 깊이 있는 호흡법을 익히고, 부드러운 에너지의 흐름 속에서 뇌를 느낄 수 있었다. 이 모든 것이 일상적인 수련이 되면서 내 몸은 급격하게 치유되기 시작했다. 수년 동안 나를 따라다니던 정신적, 육체적 피로감이 사라졌다. 앞으로 어떤 어려움이 닥쳐와도 스스로를 치유할 수 있다는 자신감을 갖게 되었다.

건강을 회복하면서 나는 점차 뇌호흡의 깊은 세계를 만나게 되었다. 그 세계에서, 나의 에고를 산산히 부숴버리는 천둥같은 고요를 발견했고, 그토록 많은 고통과 슬픔을 가져다주었던 이기심의 흔적을 지울 수 있었다. 그 고요 속에서 율려의 세계를 발견했고 오랫동안 찾아 헤매던 정체성에 대한 답을 얻었다.

지금까지 공부해 온 서양의 과학은 내가 누구인가를 규정지어 주었다. 나는 유럽계, 일본계, 페루계의 혈통이 섞인 미국인이었고, 교육철학박사이며, 대학교수이며, 여자였다. 그러나 뇌호흡은 내게 경계의 구분은 원래 없다는 것을 경험하고 느끼게 해 주었다. 배타적 태도, 인종 차별, 정체성 혼란, 획일화된 고정관념들은 모두 사라졌다. 나는 뇌호흡을 통해 현자와 철인, 그리고 고대의 전통들이 입을 모아 이야기하는 '하나됨'의 세계를 경험했다.

책에서는 찾을 수 없었던 정체성의 참의미를 나는 율려 속에서 발견했다. 율려는 일체감의 본향이다. 율려는 모든 것이 서로 연결되어 있는 관계 속에서 움직이는 조화의 세계이다. 율려 안에서는 모든 것이 그냥 '있을 뿐' 이었다. 나는 미국인도, 유럽인도, 일본인도, 페루인도 아니며, 여자도, 교수도 아니었다. 그냥 유유히 흐르며 존재하는 하나의 생명일 따름이었다.

식물인간이던 이모가 깨어나다

수련을 시작한 지 4개월쯤 되어가던 어느 날, 나는 페루에 있는 이모가 심각한 발작을 일으키며 쓰러졌다는 소식을 들었다. 이모는 혼수상태에 빠져 사경을 헤매고 있었다. 이모를 만나러 페루로 떠나면서 나를 지도해 준 단센터의 사범님들에게 조언을 구했다. 사범님들은 평화롭고 차분한 마음으로 병실에 들어가 이모의 몸을 마사지해 주고, 온몸을 가볍게 두드려 주라고 했다. 병실은 평화와 차분함이 깨지기 쉬운 곳이니, 그 공간 전체에 생명의 에너지가 충만하도록 정성을 들이라고 조언해 주었다.

병실에 도착했을 때, 이모는 마치 시체처럼 누워 있었다. 입을 반쯤 벌리고 머리조차 제대로 가누지 못했다. 다리는 꼬여 있었으며 온몸이 경직되어 있었다. 눈을 뜨지도, 말하지도 못한 채 죽음만을 기다리는 상태였다. 나는 이모의 축축하고 차가운 손을 잡고, 목소리가 들리면 내 손을 꼭 쥐어 보라고 귀에 대고 속삭였다. 기도하듯 간절하게 이모를 불렀다. 몇 초 후, 이모의 손이 내 손을 약하게나마 쥐고 있음을 느꼈다. 의사소통이 불가능한 식물인간 상태라던 이모는 나를 느낄 수 있었고, 내 목소리를 들을 수 있었다. 나는 흥분을 감출 수 없었다. 마치 마법에 홀린 것 같았다.

혼수상태에 있는 이모를 돌보는 동안 나는 이모에게 수련 과정 중에 익혔던 활공(기 마사지)을 해드렸다. 그 방법은 효과적이기는 했지만 이모를 '깨어나게' 하지는 못했다. 이모가 혼수상태에 빠진 지 3주 째, 나는 고심 끝에 이모의 단전을 강화하는 수련을 하기로 결심했다. 처음 일 주일간은 이모의 아랫배를 내 손으로 두드렸지만, 나중에는 이모의 힘없는 손과 팔을 잡고 이모의 손으로 자신의 아랫배를 직접 300번 두드리게 하였다. 그렇게 하기를 며칠 째, 너무나 놀랍게도 이모는 긴 잠에서 깨어났다. 마치 뜻밖의 장소에 도착했다는 듯이 눈을 크게 뜨더니 주위를 둘러보았다. 다른 가족들은 놀라서 입을 다물지 못했다.

이런 경험을 통해 나는 뇌호흡이 모든 사람에게 잠재된 치유력을 일깨워 준다는 사실을 알게 되었다. 처음에는 건강 때문에 수련을 시작했지만, 점차 뇌호흡이 제공하는 인간과 세계에 대한 새로운 통찰에 매료되었다. 그리고 뇌호흡을 교육에 접목해야겠다는 생각을 하게 되었다.

뇌호흡을 대학 강의에 접목하다

기존의 방법과는 다른 방법의 '앎'을 알리기 위하여, 나는 대학 강의 시간에 뇌호흡을 활용하기 시작했다. 나는 본격적인 강의를 시작하기 전에 학생들과 함께 간단한 뇌호흡 수련을 한다. 교육자로서 나는 뇌호흡의 무한한 교육적 가능성에 새삼 놀라고 있다. 뇌호흡은 우리 마음을 움직여 '머리로 이해하기보다는 경험으로 느끼는 인간'이 되도록 해 준다.

최근에는 페루에서 뇌호흡을 가르칠 기회가 있었다. 나의 교육 커뮤니티 워크숍에서 강의 프로그램과 뇌호흡 프로그램을 통합하여 활용하였다. 워크숍에 참석한 여러 초등학교 및 고등학교의 교사, 운영자, 학부모들은 뇌호흡에 열렬한 반응을 보였다. 또한 국립농업학교 교수들과 인근의 농촌에서 온 농부들도 우리와 함께 뇌호흡 수련을 하였다.

강의실은 활기와 생동감이 넘쳤고 워크숍 참가자들은 훨씬 적극적으로 수업에 열중했으며 여느 강의실에서는 보기 힘든 협동심을 보여 주었다. 모두들 즐거워했다. 참가자 중 한 명은 다음과 같이 자신의 소감을 밝혔다.

"마음이 느긋해지고 긴장감이 사라지는 것을 느꼈습니다. 덕분에 강의도 더 잘 이해되고 배우려는 열의가 강해지는 것 같아요."

어떤 교사는 "뇌호흡은 모든 아이들에게 활용할 수 있는 수련이지만, 우리 교사들에게 큰 도움이 됩니다. 일상적인 긴장에서 벗어날 수 있기 때문이죠."라고 말했다.

두 학기 동안 뇌호흡 수련을 꾸준히 한 나의 학생은 이렇게 말했다.

"더 많은 대학생들이 뇌호흡을 경험했으면 해요. 자기 자신을 탐구함으로써 자신에 대해 더 많은 걸 알게 될 테니까요. 그런 자기 탐구가 우리를 더 나은 인간으로 만들어 준다고 생각해요."

그 학생의 말은 나를 감동시켰다. 그것은 내가 하고 싶은 말이기도 했다. 뇌호흡은 나를 더 나은 인간으로 만들어 주었다. 나는 내가 되고 싶어했던 내가 되었다. 나와 가족, 그리고 내가 몸담은 교육공동체에서, 뇌호흡은 치유와 창조의 에너지를 내뿜으며 모든 공간을 진정한 '집'으로 변화시키고 있다.

뇌호흡을 말한다

데이비드 호킨스 『의식혁명』의 저자

이 책은 세 차원에서 큰 공헌을 하고 있다. 첫째로 기란 무엇인가, 그리고 심신의 건강은 물론 깨달음에까지 이르는 과정에서 기의 활용이 어떤 의미를 갖는가에 대한 새로운 이해를 담고 있다는 점이다. 둘째로는 기를 운용하는 방법에 대한 실제적이고 편리한 지침서 역할이다. 셋째로는 유한한 개아로부터 무한자인 진아에 이르는 저자 자신의 정체성의 변화에 대한 기록을 담고 있다는 점이다.

흔히 깨달음이라고 하는 이러한 현상을 경험할 수 있는 통계적 확률은 천만 명에 하나 꼴인데, 그 희소성으로 인해 이러한 개인적 기록은 영적 성장을 추구하는 수행자에게 뿐만 아니라 인류 전체에 대해서도 귀중한 의미를 갖는다.

영적 성장을 추구하는 사람에게는 극복해야 할 여러 가지 장애가 있다. 첫 번째는 자아의 집착과 망상이고, 두 번째는 인간 의식과 사고의 전영역이 자아에 미치는 중력적 영향이며, 세 번째는 수행자가 묶여 있는 진화의 시간적 틀이다. 이들 중 처음의 두 가지는 많은 영적 저서들에서 거론되었지만 세 번째 것은 이제껏 논의되지 않은 것이어서 약간의 설명이 필요한 듯하다.

인간 두뇌의 생물학적인 진화는 여전히 기본적이고 원시적인 수준에 머물러 있다. 인간은 특유의 자기 중심성과 허영심으로 인해 자신의 정신적 힘을 과대평가하는 경향이 있지만, 아직 인간의 정신 및 두뇌는 기능상 많은 결함을 가지고 있고, 대체로 예측 불가능한 방식으로 작동한다.

보통의 비즈니스맨은 아침에 출근해서 열쇠가 자기 주머니에 있으면 안심한다. 자기들의 삶의 대부분을 물리적, 경제적, 그리고 감정적인 생존 그 자체를 위해서 바치고 있는 수많은 보통 사람들의 침묵 속의 좌절이나 찰나적인 행복은, 그러한 망각과 부정에 근거하고 있다. 대부분의 인류가 아직 그 수준에서 비틀거리며 살아가고 있다.

결국, 진화가 덜 된 뇌가 문제다

지금의 인류 사회는 높은 범죄율과 이혼율, 증가하는 정신질환과 자살, 비만과 정서불안을 특징으로 하고 있다. 이러한 경향은 이제 거리의 몇몇 광인의 문제를 넘어서서 사회 전반에 유행병처럼 퍼져가고 있다. 대부분의 사람들은 후회와 분노, 공포와 걱정, 근심, 탐욕과 불안정, 증오, 복수 등에 근거해서 자신들의 삶을 이어가고 있다. 그들은 후회와 죄의식과 수치와 패배의식에 젖어 살면서 도박이나 과식, 쇼핑 따위의 생각 없는 오락에서 도피처를 찾기도 한다. 록 음악이나 거친 스포츠, 폭력물 따위의 오락물들은 지속적인 무의식 상태를 보장해 주는 마취제와 같다. 인간의 감각에 대한 이러한 것들의 계속적인 공격은 사람들의 분별력을 둔화시키고 마비시킨다.

나의 저서인 『의식혁명』에서 이미 밝힌 바와 같이, 현재 세계 인구의 85%는 지수 200(용기)이하의 의식 레벨에 머물러 있다. 오직 세계 인구의 0.4%만이 지수 500(사랑)의 의식 레벨에 도달한다. 그리고 한 개인이 일생 동안 이룰 수 있는 의식 레벨 성장은 지수 5가 고작이다. 그래서 세계 인구 전체를 의식 레벨에 따라 정리해 보면, 지수 200을 경계로 기울기가 급하게 변하는, 끝이 뾰족하고 밑이 아주 넓은 피라미드 형태가 된다.

현재의 진화 과정을 인체의 각 기관별로 나누어 그 가운데 두뇌의 현재 위치를 다시 한번 확인해 보자. 신장이나 간은 진화의 오랜 역사를 가지고 있고 매우 좋지 않은 조건에서도 잘 작동한다. 나는 그것들이 작동을 멈추려면 완전히 '때려 죽이지' 않으면 안 될 것이라고 사람들에게 농담 삼아 말하곤 한다. 그 기관들은 심지어 사람이 죽었다고 확인되고 나서도 꽤 오랜 시간 작동을 계속한다. 그러나 인간의 두뇌는 이와는 대조적으로 진화 과정에서 비교적 최근에 나타난 기관이다. 그것은 잘 잊고, 기분 나빠하며, 실수하며, 착오를 일으키는 등 사실 제대로 작동하고 있다고 할 수 없다.

현재의 진화 수준에서는 인간의 정신과 두뇌가 참과 거짓을 모른다는 것조차 그 의미를 온전히 받아들이기 어려울 정도로 우리의 두

뇌는 겸손하지도, 지혜롭지도 못한 것이 사실이다. 전 역사를 통해 되풀이되는 전쟁과 기근과 질병과 빈곤에 관한 인간의 딜레마는 뇌의 낮은 진화 수준 때문인지도 모른다.

뇌호흡으로 우주 정보의 데이터베이스에 접속한다

뇌호흡은 인간 두뇌의 구조와 기능에 관한 해부학적 사실을 기초로 한 쉽고 편한 수련법을 통해 현대 세계가 처한 그 모든 딜레마에 대한 포괄적인 대안을 제시하고 있다는 점에서 특히 야심찬 기획이다.

우리 자신의 일부이면서도 우리가 가장 잘 이해하지 못하고 있는 우리의 뇌는, 우주의 기원에서부터 시작된 의식 진화의 모든 과정과 그 속에 축적된 모든 영적인 지혜들이 저장되어 있는 값진 정보의 창고이다. 그렇기 때문에 잠재된 뇌의 기능을 활성화하고 좌·우뇌를 균형적으로 발달시키는 것은 개인적인 능력 개발의 차원을 넘어서서 21세기 교육의 중요한 목표가 되어야 한다.

우리의 뇌는 우주 정보의 데이터베이스에 연결된 하나의 터미널인 셈이다. 우리의 뇌가 이러한 수련법의 도움으로 급속한 진화를 이루고 기능적으로 완벽해져서 우주 정보를 자유로이 활용할 수 있게 된다면 인류의 의식과 문화는 어떤 모습으로 달라질까? 흥분을 감출 수 없다. 이 책의 말미에서 저자가 '뇌의 통합'이라고 표현한 깨달음의 순간까지 가는 과정은 그러한 공부를 하는 많은 사람들에게 귀중한 나눔이 될 수 있을 것이다. 나의 개인적인 경험도 저자의 그것과 유사한 것이었다.

정신적으로 어둡기만 했던 밤의 끝, 극심한 고통의 마지막 순간에 나는 내 존재의 가장 깊은 곳으로부터 나를 놓아 버렸고, '벼랑 끝에서의 마지막 한 걸음'을 내딛었다. 그 순간 갑자기 예기치 않게 내가 항상 '나'라고 생각해 왔던 것이 사라졌고 무한한 사랑과 평화와 기쁨이 찾아왔다.

사람들은 '참존재'가 무엇인지 자신이 잘 알고 있다고 착각하고 있다. 사실 그들은 무엇이 그들의 삶을 영위시키고 그들의 생존을 책임지고 있는지, 전혀 모르고 있다. 우리의 개인적 자아는 마치 스스로가 생명을 유지하는 실체인 것처럼 허세를 부리지만, 우리 안에 존재하는 기를 통해 스스로를 현시하는 그 무한한 생명의 에너지가 아니라면, 우리의 자아가 그렇게 허세를 부리는 그 순간만큼도 우리는 생명을 유지할 수 없을 것이다.

보이는 혹은 보이지 않는 모든 존재의 근원인 진아의 경험은 너무도 강렬하여 1965년 그 날 이후로 내 자아는 영구히 입을 다물었고, 영원한 침묵이 그 자리를 대신했다. 모든 인간적인 동기들이 지워져 버리고 보편자에 의해 대치되었기에, 나는 그 침묵 가운데서 말하는 법과 일상적인 일을 처리하는 법을 새로이 배워야 했다.

의식의 진화를 위한 뇌호흡

깨달음은 관념적인 의식의 변화가 아니다. 그것은 우주의 에너지와 하나 되는 놀라운 체험이다. 내가 그 의식 상태에 있는 동안, 숭고한 기쁨의 에너지가 나의 등줄기를 타고 나의 머리까지 흘러넘쳤다. 그 에너지는 강렬한 쾌감을 가져다주었고, 내가 의식을 집중하는 어느 곳으로나 흘러들었다. 내 행동에 있어서 내 의지는 전혀 없었고, 그 에너지가 내 모든 움직임과 행동을 결정했다. 내가 애쓰지 않아도 몸이 스스로 움직였다. 나는 마치, 애초에 나를 필요로 하지 않는 카르

마(業)의 태엽에 의해 움직이는 인형과 같았다.

나중에 그 에너지는 내 머리에서부터 가슴으로 흘러들었다. 그 에너지는 가슴으로부터 막힘없이 방사되어 치유를 비롯한 여러 가지 기적적인 일들을 스스로 해냈다. 이것은 나의 개인적인 자아와는 전혀 무관한 일이었다. 사람들은 깨달은 사람이 어떤 일을 수행함에 있어서, 개별적인 그의 인성이 그 주체이며, 그것이 그들과 같은 개인이라고 생각하지만, 이것은 그들의 자아가 분리된 개아의 상태에 머물러 있기 때문에 생기는 착각이다. 그러한 분리된 개체는 존재하지 않는다. 사실은 의식 그 자체가 스스로의 진화를 위해 말하고 행동하는데 이 진화 과정은 본질적으로 모든 사람, 모든 사물들을 포함하는 것이다. 궁극적으로 우리 모두는 완성되어야 하며, 우주의 섭리는 그것을 위한 우리의 노력을 돕고 있다.

이승헌 총장의 가르침은 그의 개인적인 생각이 아니라 신령한 우주 에너지의 자기 표현이다. 그가 이야기하는 기란 우주와 그 안에 있는 모든 존재를 통해 스스로를 표현하는 에너지를 가리키는 것이다. 이 책은 그러므로, 우리로 하여금 진리에 도달하도록, 우리의 실체인 진아를 구체적으로 경험할 수 있도록 이끌어 주는 중요하고도 값진 지침서이다. 이 지침서를 통해서 우리가 만날 수 있는 우리의 실체는 시간을 초월해서 과거와 미래, 그리고 모든 세계와 모든 우주의 처음과 끝을 넘어서 있는 그러한 존재이다.

2 논문으로 본 뇌호흡의 효과

뇌호흡이 스트레스성 호르몬 분비에 미치는 영향

이건호 경희대 동서의학대학원 교수, 박상규 뉴휴먼건강센터 원장, 김덕환 충남대 수의학과 교수

뇌호흡은 스트레스성 호르몬 분비를 저하시켜 스트레스에 대한 저항력을 높이고 인체의 항상성 유지에 도움을 주는 것으로 나타났다.

뇌호흡 수련을 하고 있는 20세 이상의 성인 남녀 14명을 대상으로 4차에 걸쳐 채혈 분석을 한 결과, 스트레스성 호르몬인 코티졸, 노르에피네프린의 혈중 농도가 감소하여 뇌호흡이 뇌하수체와 부신피질에 영향을 미치며 인체의 신경생리학적 기능을 변화시킬 수 있음을 증

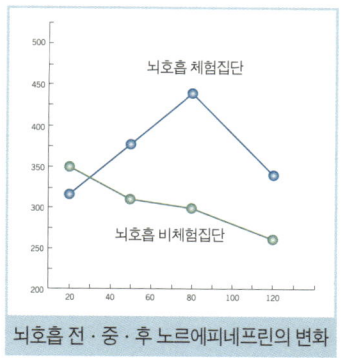

뇌호흡 전·중·후 노르에피네프린의 변화

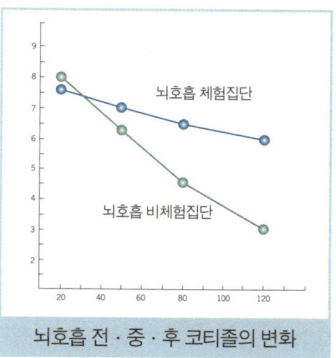

뇌호흡 전·중·후 코티졸의 변화

명하였다. 따라서 뇌호흡은 스트레스로 인해 나타나는 인체의 정신적, 육체적 증상을 완하시키는 데 매우 효과적인 방법임이 입증되었다.

학습능력 향상을 위한
뇌호흡 수련의 가능성에 대한 실증적 연구

유성모 고려대 통계학과 교수, 장휘용 인하대 경영학부 교수

뇌호흡은 학생들의 기억력과 직관력, 감성지수를 높임으로써 학습능력 향상에 큰 도움을 주는 것으로 나타났다.

초등학생 및 중학생 282명을 대상으로 8주 동안 뇌호흡 수련을 받은 실험집단과 수련을 받지 않은 통제집단을 비교 분석한 결과, 뇌호흡 수련을 받은 학생들의 기억력과 직관력, 감성지수가 받지 않은 학생들보다 훨씬 높은 것으로 나타났다. 감성지수는 3.8%, 단기 기억력은 16.6%, 직감력은 94.5% 높은 것으로 나타났다.

뇌호흡을 통한 학습능력 향상 지표 비교

측정척도	뇌호흡 비체험집단	뇌호흡 체험집단	뇌호흡 순수효과	순수효과 비율(%)
감성지수	3.61	4.04	0.14	3.88
단기 기억력	22.54	26.29	3.57	16.64
숫자순서 기억력	3.12	4.23	1.11	35.58
기호순서 기억력	1.73	2.57	0.84	48.55
숫자차트 기억력	4.85	5.60	0.75	15.46
낱말차트 기억력	6.84	7.31	0.47	6.87
복합차트 기억력	5.99	6.59	0.60	10.02
직감력	0.37	0.72	0.35	94.59

뇌호흡을 통한 아동들의 뇌파 변화 연구

김수용 한국과학기술원 뇌정보처리실 교수 외

뇌호흡 수련을 한 아동들은 수련을 하지 않은 아동들에 비해 집중과 안정, 창조의 뇌파인 알파파가 증가하는 것으로 나타났다.

7~11세 어린이 24명을 실험군과 대조군으로 나누어 뇌파 측정 및 심리 테스트를 한 결과, 뇌호흡 수련을 한 실험군은 대조군에 비해 뇌 중심부에서 후두부에 걸쳐 넓은 부위에서 세타파가 감소하는 현상이 나타났다. 또한 뇌 전체 부위에서 베타파가 감소하고, 전두엽에서 알파파가 증가하였다. 이는 뇌호흡 수련을 한 어린이들이 그렇지 않은 어린이들에 비해 안정된 감정을 더 잘 유지하며, 고등 정신 통합과 창조력에 영향을 미치는 전두엽의 알파파 활동성이 증가됨으로써 뇌호흡이 뇌기능 활성화에 영향을 미친다는 사실을 입증하였다.

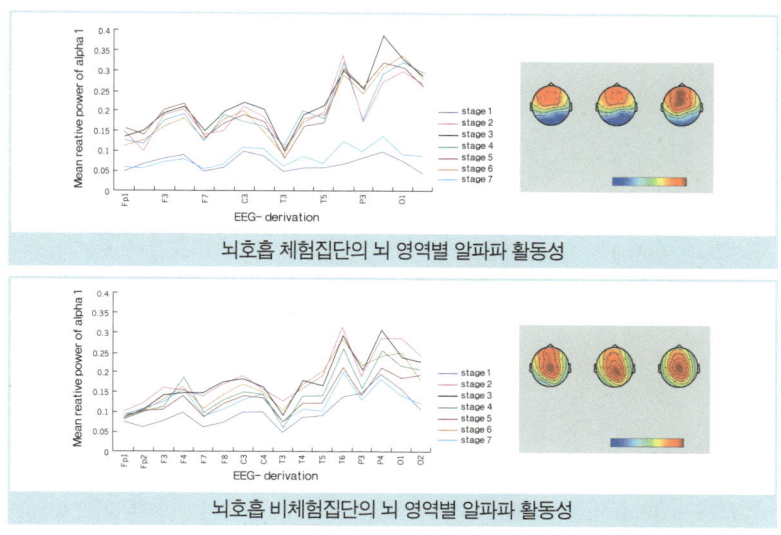

뇌호흡 체험집단의 뇌 영역별 알파파 활동성

뇌호흡 비체험집단의 뇌 영역별 알파파 활동성

뇌호흡의 교육적 의미에 대한 문화기술적 연구

신혜숙 서울대 교육학 박사

뇌호흡 수련 과정의 교육적 의미를 이해하고자 하는 질적 연구를 통해, 뇌호흡 수련은 '인간다운 인간'을 키우는 효과적인 교육 방법이라는 결론에 도달하였다. 아동과 청소년 집단을 대상으로 참여관찰과 인류학적 면담을 실시하여 기초 자료를 수집하고 그 자료를 분석하고 해석하는 순환적인 과정을 거친 결과, 다음과 같은 점을 알게 되었다.

1. 뇌호흡 수련 과정은 학습자에 해당하는 수련자와 교수자에 해당하는 지도자가 유기적인 협동을 통해 '배우는 기쁨'과 '가르치는 기쁨'을 함께 누림으로써, '교육'의 의미를 실현하는 '교육다운 교육'의 과정이다.

2. 수련자는 지도자와 함께 상호작용을 하는 과정에서 주체의식 발달, 몸을 통한 직접적인 체험, 인식의 질적 전환을 이룬다.

3. 수련자는 뇌호흡 수련을 배우고 익히는 동안 점차 자신의 배움을 생활 속에서 실천하는 능력을 키워 '홍익인간'이라는 뇌호흡 수련의 목표에 더 가깝게 다가간다. 이러한 자료에 근거하여 뇌호흡 수련은 '인간다운 인간'을 키우는 효과적인 교육 방법이라는 결론에 도달하였다.

뇌호흡의 교육적 의미에 대한 참여관찰 연구

조용환 서울대 교육학과 교수

뇌호흡은 기존 교육 제도에 대한 비판과 보완에 그치지 않고, 대안적인 평생 교육 체제 수립에 크게 기여할 수 있을 것이다.

뇌호흡의 교육적 의미에 대한 참여관찰 연구를 통해 뇌호흡은 자발적이고 구도적인 활동으로서 다음과 같은 많은 교육적 가능성을 지니고 있음이 드러났다.

1. 뇌호흡에서 교사와 학습자는 선택과 합의를 존중하는 열린 관계를 지향하며, 따라서 양자가 흔쾌히 교육적 관계에 충실할 수 있다.

2. 교육이 다양한 자료와 매체(음악, 음향, 색채, 그림 등)를 활용한 여러 활동들(체조, 명상, 활공 등)로 이루어짐으로써 학습자의 흥미와 각성을 유지하고 교육 효과를 극대화할 수 있다.

3. 교수자가 학습자의 필요와 개성을 파악하여 각자에게 맞는 수련 시기, 과제, 방법 등을 배려하기 때문에 효율적이고 소외되지 않은 교육을 실시할 수 있다.

4. 수련에 대한 평가가 절대적, 내재적, 진단적, 총체적 기준에 의해 평가되기 때문에, 평가가 교육을 끌고 다니는 부조리와 본말전도에서 벗어날 수 있다.

뇌호흡이 면역세포와 스트레스 호르몬 분비에 미치는 영향

심준영 조선대 체육학 박사

뇌호흡 수련은 면역기능을 증가시키고, 스트레스에 대한 저항력을 높여 인체의 항상성 유지와 건강증진에 도움을 주는 것으로 나타났다.

뇌호흡군 12명, 이완체조군 8명, 비교군 8명, 총 28명을 대상으로 한 12주간의 실험 연구에서 뇌호흡이 스트레스성 호르몬인 노르에피네플린, 코티졸의 분비를 저하시키고, 면역 능력의 중요한 지표인 Th/Ts의 비율을 증가시킴으로써 면역기능을 높였음이 증명되었다. 이는 뇌호흡 수련이 면역기능과 스트레스 호르몬의 축인 뇌하수체와 부신계에 영향을 미쳐 인체의 신경 생리학적 기능을 변화시킬 수 있음을 암시, 뇌호흡 수련이 인체의 항상성 유지와 건강증진은 물론 운동수행과 관련한 다양한 접근이 가능함을 나타냈다.

Th/Ts 비율과 에피네프린의 각 집단별 실험 전후 비교

변인	집단	실험전 M ± SD	실험후 M ± SD	t값	유의확률
Th/Ts (%)	뇌호흡	1.20±0.34	1.33±0.28	-2.425	.034*
	이완체조	1.14±0.34	1.29±0.36	-2.005	.085
	통제	1.27±0.33	1.26±0.47	.055	.958
Epinephrine (pg/dl)	뇌호흡	35.9±11.7	19.2±6.0	4.976	.000***
	이완체조	34.5±3.6	35.2±7.4	-0.245	.814
	통제	34.5±3.6	31.9±8.5	-0.245	.164

*p<.05 ***p<.001

0